TRANSTORNOS PSICOLÓGICOS

TERAPIAS BASEADAS EM EVIDÊNCIAS

TRANSTORNOS PSICOLÓGICOS

TERAPIAS BASEADAS EM EVIDÊNCIAS

Editores

Paulo R. Abreu

Juliana H. S. S. Abreu

manole
editora

Capa: Ricardo Yoshiaki Nitta Rodrigues
Produção editorial: Juliana Waku
Projeto gráfico: Departamento Editorial da Editora Manole
Editoração eletrônica e ilustrações: Formato Editoração

CIP-BRASIL. CATALOGAÇÃO NA PUBLICAÇÃO
SINDICATO NACIONAL DOS EDITORES DE LIVROS, RJ

T696

Transtornos psicológicos : terapias baseadas em evidências / editores Paulo R. Abreu, Juliana H. S. S. Abreu. – 1. ed. – Santana de Parnaíba [SP] : Manole, 2021.
23 cm.

Inclui bibliografia e índice
ISBN 978-65-5576-456-7

1. Psicologia clínica. 2. Saúde mental. 3. Psicoterapia. I. Abreu, Paulo R. II. Abreu, Juliana H. S. S.

21-70091 CDD: 616.8914
CDU: 616.8-085.851

Meri Gleice Rodrigues de Souza - Bibliotecária - CRB-7/6439

1ª edição – 2021; 1ª reimpressão – 2022; 2ª reimpressão – 2025

Editora Manole Ltda.
Alameda Rio Negro, 967, conj. 717
Alphaville – Barueri – SP - Brasil
CEP: 06454-000
Fone: (11) 4196-6000
www.manole.com.br | https://atendimento.manole.com.br/

Impresso no Brasil | *Printed in Brazil*

Editores

Paulo Roberto Abreu

Autor do livro *Ativação Comportamental na Depressão* (Ed. Manole, 2020). Coordenador do Instituto de Análise do Comportamento de Curitiba (IACC). Doutor pelo Departamento de Psicologia Experimental da Universidade de São Paulo (USP). Psicólogo clínico e professor de cursos de formação e treinamentos, em nível de pós-graduação, do Instituto de Análise do Comportamento de Curitiba. *Behavioral Activation Trainner*. Foi editor-chefe da *Revista Brasileira de Terapia Comportamental e Cognitiva*. Autor de capítulos, artigos nacionais e internacionais sobre depressão, terapias comportamentais contextuais e análise do comportamento.

Juliana Helena dos Santos Silvério Abreu

Autora do livro *Ativação Comportamental na Depressão* (Ed. Manole, 2020). Coordenadora do Instituto de Análise do Comportamento de Curitiba (IACC). Mestre em Psicologia Experimental pela Pontifícia Universidade Católica de São Paulo (PUC-SP). Doutora pelo Departamento de Psicologia Experimental da Universidade de São Paulo (USP). Psicóloga clínica e professora de cursos de formação e treinamentos, em nível de pós-graduação, do Instituto de Análise do Comportamento de Curitiba. *Behavioral Activation Trainner*. Autora de capítulos, artigos sobre depressão, terapias comportamentais contextuais e análise do comportamento.

Autores

Alan Souza Aranha

Mestre e Doutorando pelo Departamento de Psicologia Clínica da Universidade de São Paulo (USP). Especialista em Terapia Comportamental pelo Instituto de Terapia por Contingências de Reforçamento (ITCR-Campinas). Psicólogo clínico em consultório particular, psicólogo em instituições para dependência química e docente universitário em cursos de graduação e pós-graduação.

Ana Karina C. R. de-Farias

Diretora e Psicóloga Clínica, no Centro de Atenção Multiprofissional (CaMtos). Graduação em Psicologia e Mestrado em Psicologia – Processos Comportamentais pela Universidade de Brasília. Atua principalmente nos temas análise comportamental clínica e psicologia da saúde.

Carmem Beatriz Neufeld

Psicóloga pela Universidade da Região da Campanha. Doutora e Mestre pela Pontifícia Universidade Católica do Rio Grande do Sul. Pós-Doutora pela Universidade Federal do Rio de Janeiro. Livre-Docente pela Universidade de São Paulo. Professora Associada do Departamento de Psicologia – Faculdade de Filosofia, Ciências e Letras de Ribeirão Preto da Universidade de São Paulo (USP). Fundadora e Coordenadora do Laboratório de Pesquisa e Intervenção Cognitivo-Comportamental – LaPICC-USP. Bolsista Produtividade do Conselho Nacional de Pesquisa. Professora convidada do Mestrado da Universidad de Granada – Espanha. Presidente da Federación Latino Americana de Psicoterapias Cognitivas y Conductuales (ALAPCCO) – gestão 2019-2022. Ex-Presidente da Federação Brasileira de Terapias Cognitivas (FBTC) – gestões 2011-

2013 e 2013-2015. Terapeuta certificada pela Federação Brasileira de Terapias Cognitivas com mais de 20 anos de experiência clínica. Autora de mais de 30 livros, mais de 70 capítulos de livros e mais de 60 artigos. Ministra *workshops* como convidada em diversos países sobre terapia cognitivo-comportamental e sobre terapia cognitivo-comportamental em grupos.

Claudia Kami Bastos Oshiro

Docente do Departamento de Psicologia Clínica no Instituto de Psicologia da Universidade de São Paulo (IP-USP). Cientista afiliada ao Center for the Science of Social Connection, da University of Washington – Seattle/EUA. Coordenadora da Clínica-escola Durval Marcondes do IP-USP. Graduada em Psicologia pela Universidade Federal de São Carlos. Mestre em Educação Especial (Educação do Indivíduo Especial) pela Universidade Federal de São Carlos. Doutora em Psicologia Clínica pela Universidade de São Paulo. Vencedora do Prêmio Capes de Tese 2012 na área da Psicologia.

Cristiane Maluhy Gebara

Psicóloga, Mestre em Ciências pela Faculdade de Medicina da Universidade de São Paulo (FMUSP) e Especialista em Medicina Comportamental pela Universidade Federal de São Paulo (UNIFESP). Atua como Supervisora do Setor de Pesquisa e Tratamento do Amor Patológico e Ciúme Excessivo do Ambulatório Integrado dos Transtornos do Impulso (PRO-AMITI) do Instituto de Psiquiatria do Hospital das Clínicas da FMUSP (IPq-HCFMUSP). Professora do curso "Especialização em Terapia Cognitivo-comportamental em Saúde Mental" do Programa Ansiedade (AMBAN) do IPq-HCFMUSP.

Eduarda Rezende Freitas

Psicóloga, Mestre e Doutora em Psicologia pela Universidade Federal de Juiz de Fora. Professora do Programa de Pós-graduação em Gerontologia e Graduação em Psicologia da Universidade Católica de Brasília. Possui formação em Terapia Cognitivo-comportamental pelo Núcleo de Estudos Interdisciplinares em Saúde Mental. Participou da diretoria da Associação de Terapias Cognitivas de Minas Gerais - ATC-Minas (gestão 2015-2017 e 2017-2020). É uma das organizadoras do livro *Terapias cognitivo-comportamentais com idosos.*

Flavia Salomoni Mansano

Psicóloga formada pela Universidade Federal da Grande Dourados (UFGD) e Mestre em Psicologia pelo Programa de Pós-graduação em Psicologia da UFGD. Psicóloga clínica e pesquisadora na área da Terapia do Esquema e abuso de substâncias psicoativas. Autora de publicações na área.

Isabela Lamante Scotton

Psicóloga pela Universidade de São Paulo. Especialista em Terapia Cognitivo-comportamental pelo IPECS. Formação em Terapia do Esquema pelo LaPICC-USP. Mestranda pela Universidade de São Paulo. Membro do Laboratório de Pesquisa e Intervenção Cognitivo-Comportamental – LaPICC-USP.

Jorge José Ramírez Landaeta

Professor da Universidad Simón Bolívar – Departamento de Ciencia y Tecnología del Comportamiento. Psicólogo pela Universidad Central de Venezuela, Maestría en psicología pela USB e Máster en Metodología de las Ciencias del Comportamiento y de la Salud, Universidad Complutense de Madrid. Doutor em Ciencias de la Educación pela Universidad Nacional Experimental Simón Rodríguez – Venezuela.

Juliana Helena dos Santos Silvério Abreu

Autora do livro *Ativação Comportamental na Depressão* (Ed. Manole, 2020). Coordenadora do Instituto de Análise do Comportamento de Curitiba (IACC). Mestre em Psicologia Experimental pela Pontifícia Universidade Católica de São Paulo (PUC-SP). Doutora pelo Departamento de Psicologia Experimental da Universidade de São Paulo (USP). Psicóloga clínica e professora de cursos de formação e treinamentos, em nível de pós-graduação, do Instituto de Análise do Comportamento de Curitiba. *Behavioral Activation Trainner.* Autora de capítulos, artigos sobre depressão, terapias comportamentais contextuais e análise do comportamento.

Karen Priscila Del Rio Szupszynski

Psicóloga, Mestre e Doutora pela Pontifícia Universidade Católica do Rio Grande do Sul (PUCRS). Pós-Doutora em Psicobiologia pela Universidade Federal de São Paulo (UNIFESP). Professora permanente do Programa de Pós-graduação em Psicologia da Universidade Federal da Grande Dourados (UFGD). Professora Colaboradora e PNPD no Programa de Pós-graduação em Psicologia da PUCRS. Assessora de Comunicação e Marketing da Federación Latinoamericana de Psicoterapias Cognitivas y Conductuales (ALAPCCO).

Leopoldo Barbosa

Doutor em Neuropsiquiatria e Ciências do Comportamento pela Universidade Federal de Pernambuco. Pós-Doutorado em Ciências da Saúde pela Universidade Federal do Rio Grande do Norte. Coordenador do Mestrado Profissional em Psicologia da Saúde pela Faculdade Pernambucana de Saúde. Psicólogo e Preceptor da equipe de saúde mental do Instituto de Medicina Integral Prof. Fernando Figueira (IMIP).

Luis Valero Aguayo

Departamento Personalidade, Avaliação e Tratamento Psicológico. Facultad de Psicología, Universidad de Málaga.

Mara Regina Soares Wanderley Lins

Psicóloga pela Pontifícia Universidade Católica do Rio Grande do Sul (PUCRS). Mestre em Psicologia Social pela PUCRS. Doutora em Psicologia Clínica (Tese sobre Terapia Comportamental Integrativa de Casal – *Integrative Behavioral Couple Therapy* – IBCT) pela UNISINOS. Especialista em Psicologia Clínica pelo CFP. Especialista em Terapia de Casal e Família. Docente e Supervisora de cursos de pós-graduação. Diretora da Faculdade do Centro de Estudos da Família e do Indivíduo (FACEFI). Membro da ACBS e Presidente na gestão de 2020 do Chapter da ACBS-Brasil. Tradutora de livro e autora de capítulos de livros sobre a IBCT. Formação nas Terapias Comportamentais Contextuais, atuando principalmente nos seguintes temas: terapia comportamental integrativa de casal, terapia comportamental dialética e terapia de aceitação e compromisso.

Marcelo Andrés Panza Lombardo

Psicólogo por la Universidad Nacional d Rosario. Doctor en Psicología por la Universidad de Palermo. Se dedica desde 2007 a la psicología clínica, es docente de Psiquiatría y Psicología Médica en la carrera de Medicina de la Universidad Nacional del Este, y de prácticas profesionales en la Universidad Católica. Es tutor e investigador de proyectos del Consejo Nacional de Ciencias y Técnicas del Paraguay.

Marina Galimberti

Psicóloga Clínica (Universidad de la Marina Mercante). Especialista en Psicoterapia Cognitiva Individual, Vincular, Familiar y Grupal (Universidad de Mar del Plata, Fundación Aiglé en Convenio con Ackerman Institute fot the Family New York). Doctorado en Psicología con orientación en Psicología Positiva (Universidad de Palermo). Training Faculty y Associate Fellow del Albert Ellis Institute de New York. Formación con el Dr. Aaron Beck y Judith Beck en Beck Institute de Filadelfia. Primary Level and Advanced Level en REBT Rational and Emotive Behavioral and Cognitive Therapy en Albert Ellis Institute de New York. Externship en Emotionally Focused Couple Therapy en ICEEFT con la Dra Sue Johnson (New York). Pasantía (Externship) en Ackerman Institute for the Family Therapy New York. Instructora en Arteterapia aplicada a población infantil y adultos mayores (Facultad de Medicina Buenos Aires , Argentina).

Olivia Gamarra

Doctora Ph.D en Psicología por la Universidad De Palermo, Buenos Aires. Pos graduada en Psicopatología por la Universidad de Barcelona, España. Licenciada en Psicología por la Universidad Católica "Nuestra Señora de la Asunción" Docente en la Universidad Católica "Nuestra Señora de la Asunción", Filial CDE. Terapeuta con 15 años de experiencia. Realizó presentaciones en congresos y cursos en Paraguay, Latinoamérica y España. Co-creadora y docente en el Diplomado de Terapias Basadas en la Evidencia, certificado por Sensorium. Docente de la Universidad Católica Nuestra Señora de la Asunción Filial Alto Paraná en la carrera de Psicología. Sus investigaciones se basan en aplicaciones regionales de tratamientos y protocolos Cognitivos Conductuales.

Paulo Roberto Abreu

Autor do livro *Ativação Comportamental na Depressão* (Ed. Manole, 2020). Coordenador do Instituto de Análise do Comportamento de Curitiba (IACC). Doutor pelo Departamento de Psicologia Experimental da Universidade de São Paulo (USP). Psicólogo clínico e professor de cursos de formação e treinamentos, em nível de pós-graduação, do Instituto de Análise do Comportamento de Curitiba. *Behavioral Activation Trainner*. Foi editor-chefe da *Revista Brasileira de Terapia Comportamental e Cognitiva*. Autor de capítulos, artigos nacionais e internacionais sobre depressão, terapias comportamentais contextuais e análise do comportamento.

Ramiro Figueiredo Catelan

Doutor em Psicologia pela Pontifícia Universidade Católica do Rio Grande do Sul (PUCRS). Mestre em Psicologia Social pela Universidade Federal do Rio Grande do Sul (UFRGS). Especialista em Terapia Cognitivo-Comportamental (CEFI). Tem treinamento intensivo em Terapia Comportamental Dialética (Behavioral Tech/The Linehan Institute, EUA). Psicólogo e supervisor clínico. Sócio-proprietário da Sínteses – Psicoterapia, Psiquiatria e Ensino. Pesquisador de Pós-Doutorado no Instituto de Psiquiatria da Universidade Federal do Rio de Janeiro.

Rayana Cartibani Lima Brito

Atua em consultório particular como Psicóloga Clínica Analista do Comportamento de adultos, casais, famílias e acompanhamento psicológico pré e pós-cirurgia bariátrica. Instrutora de *Mindfulness* Funcional. Supervisora Clínica particular e no Instituto Brasiliense de Análise do Comportamento (IBAC). Graduada em Psicologia e Mestre em Psicologia com ênfase em Educação, pelo Centro Universitário de Brasília (UniCEUB). Formada em ACT pela Atitude Cursos e, em *Mindfulness* Funcional pela Escola de *Mindfulness* Funcional. Colunista no Portal Comporte-se e membro da Associação Brasileira de Psicologia e Medicina Comportamental (ABPMC) e da Association for Contextual Behavioral Science (ACBS).

Taisa Borges Grün

Psicóloga pela Universidade Federal do Paraná. Mestre em Psicologia pela Pontifícia Universidade Católica de Campinas. Máster en Metodología de las Ciencias del Comportamiento y de la Salud, Universidad Autónoma de Madrid e Doutora em Psicologia pela Universidad Complutense de Madrid.

Tito Paes de Barros Neto

Especialista em Psiquiatra pela Faculdade de Ciências Médicas da Santa Casa de São Paulo. Mestre em Medicina pela Faculdade de Medicina da Universidade de São Paulo (FMUSP). Atuou como colaborador, pesquisador e supervisor de residentes no Instituto de Psiquiatria do Hospital das Clínicas da FMUSP (IPq-HCFMUSP). Atualmente é professor e supervisor do curso "Especialização em Terapia Cognitivo-comportamental em Saúde Mental" do Programa Ansiedade do IPq-HCFMUSP.

Wilson Vieira Melo

Doutor em Psicologia (Universidade Federal do Rio Grande do Sul/University of Virginia, EUA). Mestre em Psicologia Clínica pela Pontifícia Universidade Católica do Rio Grande do Sul (PUCRS). Tem treinamento intensivo em Terapia Comportamental Dialética (Behavioral Tech/The Linehan Institute, EUA). Psicólogo e supervisor clínico. Presidente da Federação Brasileira de Terapias Cognitivas (gestões 2019-2021 e 2021-2023).

Dedicatória

"Alice e Benício,
música que dá ritmos
aos nossos passos."

Sumário

Introdução

TERAPIAS BASEADAS EM EVIDÊNCIAS E OS TRANSTORNOS PSICOLÓGICOS

Muitas das práticas adotadas por terapeutas em sua clínica são produto de exaustiva pesquisa científica. O interesse pelo estudo dos efeitos da terapia vem de longa data.

É possível que a origem da preocupação com resultados mensuráveis tenha ganhado vulto com o trabalho de Rosenzweig (1936). O autor publicou uma tese na qual afirmava que a eficácia de uma terapia não atestava sua superioridade sobre a outra, mas que fatores comuns, da aliança terapêutica, seriam os fatores relevantes responsáveis pela melhora dos pacientes. Não haveria, portanto, qualquer fator específico a determinado manual ou protocolo que atestasse um resultado superior. Dentro desse entendimento, diferentes abordagens seriam comparativamente eficazes. Desde então muitos foram os direcionamentos na investigação sobre os resultados da terapia.

A pesquisa de resultados foi dividida historicamente em três importantes gerações, cada qual com seus métodos e preocupações próprias de investigação.

A Geração I foi iniciada ao longo dos anos 1950 e basicamente estava preocupada em responder ao questionamento de se a terapia é efetiva em promover mudanças de personalidade.

Nos anos 1960 e 1970, com o início da terapia comportamental, os estudos da Geração II compararam diferentes métodos para problemas de comportamento específicos. Era comum nesses tipos de investigação a seleção de pacientes com problemas-alvo, a exemplo da falta de habilidades sociais ou de atividades reforçadoras em pacientes com depressão. Nesses tipos de desenhos de pesquisa, era comum o uso de procedimentos baseados em diretrizes sistematicamente descritas e a atribuição randômica dos participantes em diferentes intervenções psicoterápicas.

A Geração III teve início nos anos 1980 e foi reflexo dos crescentes movimentos políticos vigentes. Naquela época o financiamento das pesquisas em psicoterapia patrocinadas pelo National Institute of Mental Health (NIMH), importante instituição médica americana de pesquisa em saúde, começou a exigir um redirecionamento metodológico de encontro ao modelo biomédico. No Programa Colaborativo para o Estudo da Depressão do NIHM, por exemplo, era necessário que escalas diagnósticas fossem adotadas na seleção dos participantes de pesquisa. Os populares Inventário Beck e o Inventário Hamilton para depressão, por exemplo, foram extensamente exigidos na seleção dos participantes com interesse na publicação de revistas conceituadas. Na depressão outras escalas eram também aplicadas para excluir da amostra participantes que tivessem qualquer outro diagnóstico de comorbidade, como os transtornos de ansiedade ou de personalidade. O modelo psiquiátrico vinha perseguindo o construto conceitual de síndrome, conforme a tradição histórica da medicina, pautada na descrição de critérios sintomatológicos assumidos como sendo exclusivos a determinada realidade fenomenológica.

As terapias começaram a ser avaliadas segundo os mesmos critérios metodológicos utilizados na pesquisa médica. A repercussão desse movimento foi a adoção crescente do uso dos manuais diagnósticos sindrômicos, como o *Manual Diagnóstico e Estatístico de Transtornos Mentais* (DSM), da Associação Americana de Psiquiatria, e a priorização do ensaio clínico randomizado (ECR) e das metanálises enquanto métodos de pesquisa clínica. Hoje o *Research Domain Criteria* (RDoC) do NIMH lidera grande parte das políticas para esses estudos nos Estados Unidos e Europa, com interesse biomédico renovado nas investigações envolvendo as relações das ações, comportamentos, cognição, circuitos neurais e a psicopatologia (Vaidyanathan et al., 2020).

Provar a eficácia para os mais diversos transtornos passou a ser um desafio para as terapias, interessadas em obter legitimidade social, com consequente cooptação de recursos para pesquisa e melhor qualificação junto ao mercado de companhias de seguro de saúde.

Esse movimento teve como consequência a criação na década de 1990 da Divisão 12 da Associação Americana de Psicologia, chamada de Society for Clinical Psychology. O objetivo fundamental da criação dessa divisão foi promover a expansão das terapias baseadas em evidências. Hoje a Divisão 12 tem a missão de representar o campo da psicologia clínica por meio do encorajamento e suporte na integração da ciência da psicologia clínica com as práticas na educação, pesquisa, aplicação, leis e políticas públicas, atentando para a importância da diversidade.

Preocupada em não perder a identidade teórica e empírica da tradição psicológica, a investigação tem variado suas metodologias de modo a dar conta de abarcar o rico fenômeno psicológico humano. Atualmente a prática baseada em evidências em psicologia (PBEP) é conceituada como um processo de tomada de decisão clínica a partir da integração da melhor evidência disponível com a perícia clínica no contexto das características, cultura e preferências do cliente (American Psychological Association, 2006). Interessa as variáveis do cliente, mas também as do terapeuta e do contexto. Sensíveis a essa complexidade, para além dos ECR, a pesquisa tem redirecionado a atenção para outros objetivos, a exemplo da inclusão do processo terapêutico. Atualmente vem aumentando o interesse nas pesquisas de análise de componentes e também de delineamentos de sujeito único. Nelas se investiga quais intervenções pontuais do terapeuta, orientadas por procedimentos, são responsáveis pelas mudanças críticas do comportamento do cliente. Esses tipos de métodos são interessantes por demonstrar algumas vezes porque alguns clientes depressivos ou ansiosos, embora não apresentem remissão dos sintomas, melhoram em outras áreas da vida, como nos relacionamentos interpessoais, na habilidade de resolver problemas matrimoniais ou na comunicação no trabalho.

O livro *Transtornos Psicológicos: Terapias Baseadas em Evidências* foi um esforço contemporâneo de autores internacionais de divulgação das melhores práticas comportamentais e cognitivas. Contamos com cientistas da Espanha, Brasil, Venezuela, Argentina e Paraguai. Queríamos algo diferente do formato de um *handbook* habitual, pois a esse respeito, já existiam publicados inúmeros e excelentes textos. O projeto foi ousado. Nasceu então a concepção de um livro que priorizou as contribuições originais, conceituais ou clínicas, alinhadas com a evolução das terapias comportamentais e cognitivas.

Paulo Abreu e Juliana Abreu
Curitiba, verão de 2021

REFERÊNCIAS

1. American Psychological Association. (2006). *Evidence-based practice in psychology: APA presidential task force on evidence-based practice.* American Psychologist, *61*(4), 271-285. https://doi.org/10.1037/0003-066X.61.4.271
2. Rosenzweig, S. (1936). Some implicit common factors in diverse methods of psychotherapy. *American Journal of Orthopsychiatry*, *6*(3), 412-415. https://doi.org/10.1111/j.1939-0025.1936.tb05248.x
3. Vaidyanathan, U., Morris, S., Wagner, A., Sherril, J., Sommers, D., Garvey, M., Murphy, E., & Cuthbert, B. (2020). The NIMH Research Domain Criteria Project: A decade of behavior and brain integration for translational research. In S. C. Hayes, & S. G. Hofmann (Eds.). *Beyond DSM: Towards a process-based alternative for diagnosis and mental heath treatment.* Context Press.

1

Ativação comportamental - IACC no tratamento da depressão: evolução da concepção comportamental funcional

Paulo Roberto Abreu
Juliana Helena dos Santos Silvério Abreu

A ativação comportamental (BA) é recomendada como primeira escolha no tratamento da depressão pela Divisão 12 da American Psychological Association (Depression Treatment: Behavioral activation for depression, n.d.), pelos National Institute for Health and Clinical Excellence (NICE, 2009), Canadian Network for Mood and Anxiety Treatments (Parikh et al., 2016) e, ainda, pela Organização Mundial da Saúde (Depression, n.d.). Metanálises prévias fornecem evidência de que ela é eficaz em reduzir sintomas depressivos em adultos (Cuijpers et al., 2019; Cuijpers et al., 2007; Ekers et al., 2014; Mazzucchelli et al., 2009; Sturmey, 2009), com tamanhos de efeito indicando a diferença entre a BA e as condições controle de aproximadamente 0,74 no pós-teste. Cuijpers et al. (2007) encontraram no pós-teste uma grande diferença dos tratamentos entre a condição de intervenção baseada em agendamento de atividades da BA e a condição do grupo controle, com tamanho de efeito grande de 0,87. Já Ekers et al. (2014) revisaram os ensaios clínicos comparando a BA com os controles ou os antidepressivos, concluindo que a BA é um tratamento efetivo, com resultados no mínimo tão efetivos quanto as medicações antidepressivas. Ainda, com respeito à comparação com as medicações, Sturmey (2009) encontrou menos recaídas e recorrências nas condições de tratamento com a BA.

De consenso entre os pesquisadores, a concepção comportamental fundamental de depressão contida na BA descreve a diminuição da taxa de respostas contingentes ao reforçamento positivo (Lewinsohn et al., 1976) como um processo determinante para o desenvolvimento da sintomatologia depressiva (RCPR; do inglês, *response-contingent positive reinforcement*). A diminuição da RCPR produz os sentimentos de disforia[1] característicos dos transtornos depressivos (Abreu & Abreu 2020). Os tratamentos de ativação derivados dessa concepção propõem como meta principal aumentar a frequência de reforçadores positivos a uma taxa suficiente para a promoção da melhora ou a recuperação clínica[2]. Para isso, têm adotado como aplicação comum o monitoramento e o aumento de atividades diárias reforçadoras (Dimidjian et al., 2011).

AS ATIVIDADES REFORÇADORAS DA BA E OS EFEITOS CONTEXTO-DEPENDENTES SOBRE O HUMOR

O monitoramento de atividades foi originalmente proposto por Peter Lewinsohn, criador da BA, em colaboração com diferentes profissionais com quem trabalhou ao longo de toda a sua carreira. Lewinsohn desenvolveu um instrumento para monitoramento de atividades diárias, e chamou-o de Agenda dos Eventos Prazerosos (PES; Lewinsohn & Libet, 1972; Lewinsohn & Graf, 1973). Mais especificamente, a PES é uma escala para medição de atividades reforçadoras, mas também um instrumento para a intervenção clínica.

Na PES, o indivíduo deve selecionar 160 opções de eventos prazerosos em uma lista de 320 atividades (p. ex., "estar no campo", "ouvir piadas", "ir a um concerto de rock", "ir a um evento esportivo"). As atividades abrangem áreas diversas, como entretenimento, interações sociais, excursão, esportes, jogos, dentre outras. O objetivo do fornecimento da lista é que o indivíduo em depressão possa contar com múltiplas opções de escolha, o que, na prática, leva-o a contatar possibilidades para além das que consegue relatar. Segundo Abreu e Abreu (2020), a razão para a adoção da agenda é a possibilidade do relato mais pontual das atividades semanais e dos seus efeitos contexto-dependentes sobre o estado de humor.

A PES traz dois escores de três pontos cada, sendo um relacionado à frequência da atividade no último mês (não aconteceu, aconteceu poucas vezes, frequentemente aconteceu) e o outro ao prazer subjetivo (não prazeroso, algumas vezes prazeroso e muito prazeroso). Esses escores apontam para a ênfase dada por Lewinsohn à frequência e ao efeito reforçador descritos no conceito de RCPR.

---

1 Sentimentos observados na depressão, como a tristeza e a irritação. Esse conceito faz a diferenciação dos sentimentos de euforia, relacionados à mania e à hipomania dos transtornos bipolares (Sadock et al., 2015).

2 Melhora é quando o indivíduo não mais é qualificado para o transtorno depressivo maior (TDM) após tratamento. Recuperação é definida quando o indivíduo não mais se qualifica para o TDM após tratamento e também pontua escore menor que oito no Inventário Beck de Depressão (BDI-II).

O escore final é obtido pela média dos produtos cruzados da multiplicação da frequência e prazer de cada item. E como intervenção derivada dessa escala, ao longo de trinta dias são testadas e selecionadas as dez atividades com efeito comprovadamente reforçador. O reforçamento positivo produz efeito antidepressivo, desde a perspectiva da RCPR (Abreu & Santos, 2008).

A agenda teve várias adaptações ao longo da história, como as propostas por Teri e Lewinsohn (1982) com pessoas da terceira idade, Meeks et al. (2009) para uso em asilos, Logsdon e Teri (1997) em pacientes com Alzheimer e, mais notadamente, Beck et al. (1979) como componente da terapia cognitiva. Hoje a agenda é tida como variável dependente da BA usualmente comparada nas pesquisas de resultado envolvendo diferentes intervenções (Cuijpers et al., 2007).

Abreu e Abreu (2020) têm nomeado como enriquecimento de agenda toda intervenção de aumento de atividades reforçadoras, de forma semelhante à guiada pela PES. O enriquecimento envolve contingências que comumente exigem habilidades simples, e com reforçadores históricos efetivos e bastante prováveis. Atividades como, por exemplo, assistir a um jogo de basquetebol e ligar para um amigo não oferecem grande grau de dificuldade. Nesse sentido, dificilmente trazem alguma complexidade.

As versões mais modernas da agenda são associadas à adoção de valores (Lejuez et al., 2001, Martell et al., 2001, Kanter et al., 2009), e por não abordarem de forma tão pontual as análises de contingências, proporcionam também um aumento simples de atividades potencialmente reforçadoras. Entendemos que, comparativamente à PES, a agenda orientada por valores pode conter alguma resolução de problemas. Um valor familiar como "cuidar dos pais", por exemplo, oferece dificuldades para o cliente pelos diversos desafios envolvidos.

O enriquecimento de agenda se constitui como um componente importante da BA para a mudança clínica. Mas da mesma forma que as outras terapias de terceira geração são baseadas não em um, mas em um conjunto de componentes, o enriquecimento de agenda não é, ou deveria ser, o equivalente ao complexo tratamento de BA. Assim também que o componente de *mindfulness* não resume a terapia de aceitação e compromisso (Hayes et al., 1999), ou o treinamento de habilidades a terapia comportamental dialética (Linehan, 1993).

ENRIQUECIMENTO DE AGENDA – COMPONENTE DOS PROTOCOLOS/MANUAIS OU A TERAPIA EM SI?

O uso da agenda tem confundido terapeutas e pesquisadores. Com o tempo a agenda se tornou sinônimo de BA. De fato, a maior parte dos programas tem dado protagonismo ao enriquecimento de agenda semelhante ao da PES (Dahne et al., 2017; Heffner et al., 2019; Ly et al., 2014). Existem ainda algumas intervenções históricas orientadas pela PES que não apresentam qualquer aliança com os modelos e a teoria comportamental (Burkhart et al., 1980). E mesmo algumas versões mais modernas formuladas sob a perspectiva comportamental, e as baseadas em atividades valoradas (Lejuez at al., 2001; 2011), não orientam qualquer esforço de análise funcional dos comportamentos dos clientes.

As limitações daí decorrentes são inúmeras. E a pesquisa tem evidenciado isso. Duas investigações foram conduzidas apresentando nenhuma mudança significativa no humor do grupo de sujeitos instruídos a utilizar a agenda em comparação com os grupos controles (Dobson & Joffe, 1986; Hammen & Glass, 1975). Hammen e Glass (1975), por exemplo, compararam as intervenções de agendamento de atividades com os grupos controles, concluindo que embora os participantes do grupo do agendamento tenham significativamente se engajado em mais atividades prazerosas, acabaram não apresentando melhoras de humor.

Quais seriam as variáveis que estariam contribuindo para esses resultados, já que em outras investigações o enriquecimento de agenda apresentou resultados favoráveis no tratamento da depressão?

A questão pode ser visualizada nas dificuldades corriqueiras encontradas na prática clínica. Como exemplo considere os problemas de comportamento determinados pelo contexto da pandemia da Covid-19. Muitos dos fatores que podem levar ao desenvolvimento de um episódio depressivo maior estão relacionados aos problemas complexos que interferem na RCPR. Nesse sentido o enriquecimento de agenda pouco contribui no tratamento, como por exemplo o engajamento em conversas ao telefone, a prática de atividades físicas ou o entretenimento com filmes e séries. Em uma análise cuidadosa, observa-se que o que afeta o depressivo é a falta de dinheiro após o desemprego, a preocupação com a saúde de um ente querido que foi contaminado, as brigas intermináveis com os filhos e cônjuges sob quarentena, ou os padrões de insônia de tudo isso decorrentes. Para a resolução desses problemas serão exigidos estratégias específicas e o aprendizado de um repertório de enfrentamento muito mais complexo (Abreu & Abreu, 2020).

Curiosamente, as concepções comportamentais da depressão, pioneiras e atuais, não autorizam somente o enriquecimento de agenda, em razão dos fenômenos complexos envolvidos na depressão. Dada preocupação com a psicopatologia veio desde a origem da BA, e pode ser observada já no pioneiro trabalho de caracterização comportamental da depressão de Lewinsohn et al. (1976).

Lewinsohn et al. (1976) descrevem três contextos responsáveis pela diminuição da RCPR, que são: a perda da efetividade do reforçador, a interrupção de sua disponibilidade e a falta de repertório habilidoso para a sua produção.

A perda da efetividade do reforçador pode ser observada nos estados de falta de motivação e anedonia característicos da depressão. A interrupção de sua disponibilidade acontece na mudança de ambiente em que o indivíduo já não mais dispõe das fontes de reforçamento usuais. Por último, a falta de habilidades aparece em mudanças ambientais em que o repertório atual não produz adaptação do indivíduo às novas demandas. Os três contextos analisados denunciam características de contingências que, senão impedem, dificultam a produção direta dos reforçadores positivos.

Sensíveis a essa complexidade, os autores propuseram como componentes de sua BA, além da PES, o treinamento de habilidades sociais, a abordagem da insônia, a observação do padrão de interação familiar do depressivo e, na década de 1980, algumas estratégias de reestruturação cognitiva (Abreu, 2006; Abreu & Abreu, 2017). E, ainda, preocupados com o efeito do controle aversivo na supressão da RCPR, Lewinsohn e Talkington (1979) desenvolveram logo em 1979 a Agenda dos Eventos Não Prazerosos (UES) – sendo esse, infelizmente, um trabalho pouco citado.

A UES foi formulada para medir eventos não prazerosos como indicadores do contato com punidores e reforçadores negativos. De forma semelhante à PES, a UES contém 320 eventos, porém não prazerosos, como "ficar sozinho", "ir a um funeral", "apresentar-se em público", "ficar em um lugar lotado" ou "ter muitas coisas para fazer". A UES é um instrumento de escores subjetivos, do tipo escala de três pontos, e o seu produto é uma aproximação das experiências com as taxas de respostas contingentes à punição e também ao reforçamento negativo.

É possível concluir que embora a PES-componente do engenhoso programa de Lewinsohn et al. (1976) tenha ganhado protagonismo na história, em nenhum momento os autores sugeriram (ou se contentaram com) uma BA sob a perspectiva do enriquecimento de agenda. A sua concepção comportamental de depressão e todos os componentes de tratamento propostos, além do uso da UES, são evidências dessa preocupação.

REVISITANDO OS DADOS HISTÓRICOS SOB UMA NOVA PERSPECTIVA DE ANÁLISE

Um dado importante do cruzamento dos estudos envolvendo a PES e a UES diz respeito ao quanto essas escalas são sensíveis na diferenciação de grupos depressivos dos não depressivos. Estudos com a UES apresentaram correlações positivas entre os eventos não prazerosos e o humor depressivo, com *rs* aproximadamente 0,50 ou acima (Lewinsohn & Talkington, 1979; Sweenwyet al., 1982). Essas correlações são maiores do que as correlações negativas entre eventos prazerosos da PES e o humor depressivo, que apresentaram *rs* aproximadamente 0,30 ou abaixo (Lewinsohn & Amenson, 1978, Lewinsohn & Graf, 1973). Os dados sugerem que as contingências de controle aversivo de fato são importantes e, por isso, devem ser adequadamente apreciadas em um completo modelo conceitual/aplicado de BA.

Contingências de controle aversivo estão envolvidas na resolução de problemas de comportamento. A questão pede especial atenção, e pela relevância que traz, urge o aprofundamento. A diminuição da RCPR não acontece no vácuo, e diz respeito às relações comportamentais contexto-dependentes. Nesse sentido, as contingências de controle aversivo determinantes do repertório depressivo devem ser prioritariamente abordadas para uma adequada avaliação e intervenção da depressão (Abreu & Santos, 2008; Abreu & Abreu, 2015; 2017; 2020).

Martell et al. (2001), sensíveis a essa complexidade, e a partir da releitura do trabalho conceitual de C. Ferster (1973), propuseram uma BA focada em repertórios depressivos de fuga e esquiva. Os autores estavam preocupados em abordar os repertórios que os clientes depressivos desenvolviam para lidar com a aversividade. Porém, não obstante, a proposta continuou apresentando lacunas marcantes na explicação do fenômeno clínico, pois de certa forma abordou os comportamentos-problema sob uma classificação topográfica (p. ex., fuga e esquiva), e não funcional[3]. Faltou organizar e sistematizar uma concepção com base na relação dos comportamentos de fuga e esquiva com toda a contingência de reforçamento.

CONTINGÊNCIAS DE CONTROLE AVERSIVO QUE INTERFEREM NA RCPR

Afinal, quais são as contingências que instalam e mantêm os comportamentos de fuga e esquiva? Como esses repertórios mantêm a disforia e interferem na RCPR? E existiriam ainda contextos aversivos sem possibilidade de fuga e esquiva? Qual seu efeito na desorganização do comportamento?

Abreu e Abreu (2020), em seu manual BA-IACC, tentam responder a essas questões, em um esforço de atualização conceitual da depressão, com o objetivo de possibilitar decisões clínicas funcionalmente orientadas.

Os autores descrevem três tipos de controle aversivo que interferem na RCPR. São eles: (1) os contextos de punição, (2) de incontrolabilidade com eventos aversivos e (3) de extinção operante. Abreu e Abreu (2020) são bastante enfáticos afirmando que análise e intervenção nessas contingências são mais importantes do que atentar somente para o enriquecimento de agenda.

---

3 No seu manual, os autores apresentaram vinhetas clínicas, com análises funcionais dos repertórios de fuga e esquiva. Contudo, não é observado nenhum esforço de sistematização de análise de contingências de controle aversivo para além do relato naturalístico dos estudos de caso.

PUNIÇÃO SOCIAL NA APRENDIZAGEM DE COMPORTAMENTOS DE FUGA E ESQUIVA PASSIVAS

A punição ocorre com grande frequência nas relações humanas. Os efeitos colaterais da punição são a produção de respondentes intensos (p. ex., disforia), a aprendizagem de comportamentos de fuga e esquiva e o estabelecimento de novas fontes aversivas relacionadas à punição (Skinner, 1953/1968). Eles interferem diretamente na RCPR, pois o cliente passa extensa parte do seu tempo envolvido com fuga e esquiva, comportamentos reforçados negativamente (Abreu & Abreu, 2020). Abreu e Abreu (2015; 2017; 2020) destacam a complexidade da convivência social, afirmando que na punição o agente punidor normalmente é também quem, sob algumas circunstâncias, reforça positivamente outros comportamentos do cliente depressivo. Relacionamentos escolares e depressão em adolescentes ilustram a questão. O aluno que tem seus comportamentos punidos no ambiente escolar precisa continuar frequentando a instituição e se relacionando com colegas e professores ao longo do semestre. E a escola, ao seu turno, precisa da matrícula desse aluno. A despeito das relações conflituosas nesse ambiente, existe a necessidade da obtenção de reforçadores relevantes que mantêm esses personagens permanentemente ligados.

A punição contribui diretamente para o desenvolvimento e manutenção de repertórios de esquivas passivas (Abreu & Santos, 2008). Falta de reconhecimento e de oportunidades profissionais são exemplos. Problemas dessa qualidade no trabalho podem ser o contexto para a instalação (ou agravamento) do repertório de esquiva passiva, como o absentismo. Posteriormente, o contato com a cobrança dos familiares pode manter o indivíduo dormindo a maior parte do dia, cronicamente em depressão.

Existem experiências com estimulação aversiva que se repetem e que não apresentam possibilidade de esquiva. Os ambientes sociais são bastante dinâmicos. Por vezes, ocorre a impossibilidade da emissão da esquiva passiva, como em situações nas quais o cliente precisa conviver com um familiar com quem guarda profundo desafeto. Situações como essa produzem ansiedade. A ansiedade acontece na obrigatoriedade da interação, e é característica do TDM com sintomas ansiosos.

Segundo a concepção comportamental mais aceita, após repetido histórico de pareamento de estímulos, a ansiedade acontece no contato com a circunstância pré-aversiva antecedente associada à punição, sempre quando não há possibilidade da esquiva (Estes & Skinner, 1941).

De acordo com o DSM-5 (5th ed.; American Psychiatric Association, 2014), a depressão com ansiedade tem como critérios diagnósticos: (1) sentir-se nervoso ou tenso, (2) sentir-se anormalmente inquieto, (3) dificuldade de se concentrar em decorrência de preocupações, (4) temor de que algo terrível aconteça e (5) sentimento de que o indivíduo possa perder o controle sobre si mesmo. E além do TDM com sintomas ansiosos, pode ocorrer também a comorbidade com algum transtorno específico de ansiedade (Brown & Barlow, 2009).

INCONTROLABILIDADE COM EVENTOS AVERSIVOS

Indivíduos depressivos também relatam experiências de insucesso na fuga envolvendo contextos aversivos de incontrolabilidade, a exemplo dos casos de violência doméstica. Esses casos são caracterizados pelos comportamentos agressivos do cônjuge, e ocorrem sem previsibilidade e controlabilidade para as vítimas, normalmente representadas por uma esposa e/ou pelos filhos. Investigações de pesquisa básica com o modelo do desamparo aprendido (DA; Maier & Seligman, 1976) demonstram como eventos aversivos incontroláveis interferem na aprendizagem de comportamentos de fuga. O conhecimento proporcionado pelo laboratório é precioso, e por isso pode ser adequadamente estendido para o entendimento da violência como um importante contexto de controle aversivo.

A incontrolabilidade com eventos aversivos contida no experimento do DA talvez produza consequências mais pervasivas do que as da punição, pois nesta última, em alguma medida, ainda é possível a aprendizagem de comportamentos efetivos de fuga e esquiva. A evitação do contato com as circunstâncias aversivas tem valor adaptativo, e sob a perspectiva da evolução das espécies, configura-se como uma herança filogenética relevante (Abreu & Abreu, 2020). Já no DA nenhuma fuga é selecionada. Tampouco existe possibilidade alguma para qualquer comportamento reforçado positivamente. Nesse sentido ocorre uma expressiva diminuição da RCPR.

EXTINÇÃO OPERANTE E A PERDA DE FONTES DE REFORÇAMENTO

Alguns casos de depressão ocorrem em razão do processo de extinção operante decorrente do luto. Na extinção, um comportamento anteriormente reforçado passa a não produzir mais qualquer reforçador positivo. A extinção é um tipo de controle aversivo, pois (1) elicia respostas emocionais incapacitantes e ainda (2) confere função aversiva para os contextos associados à perda do reforçador (Abreu & Santos, 2008; Abreu & Abreu, 2020). São exemplos de extinção a morte de um ente querido, a aposentadoria ou a "síndrome do ninho vazio". Na extinção ocorre também a aprendizagem de comportamentos de fuga e esquiva passivas. Assim, por exemplo, após a morte de um ente querido pode ser difícil para o cliente retomar os antigos círculos sociais ligados à pessoa querida. Relacionamentos suportativos são fonte de múltiplos reforçamentos positivos, dispostos pelo outro ao longo de muitas interações (Abreu & Abreu, 2020). Suporte, carinho, cumplicidade e sexo são exemplos. Na extinção acontece a gradativa diminuição global da RCPR. E caso as fontes alternativas de reforçamento positivo sejam escassas, o cliente estará mais vulnerável. Poderá, portanto, desenvolver novo episódio depressivo maior, ou o agravamento do episódio atual (Abreu & Abreu, 2020).

QUARTA GERAÇÃO DA ATIVAÇÃO COMPORTAMENTAL: DIRECIONAMENTOS E NÃO DIRECIONAMENTOS PARA A EVOLUÇÃO

Recentemente, um grupo de terapeutas comportamentais e cognitivos encabeçou um movimento de contracultura científica, sob a ideia de uma psicopatologia e tratamentos psicoterápicos baseados em processos[4]. A justificativa básica é de que os processos críticos para a mudança clínica, validados empiricamente, seriam comuns aos diversos protocolos e manuais de terapia (Hayes & Hofmann, 2018/2020). Por esse motivo, as terapias já teriam desenvolvido arsenal próprio para avaliação e intervenção. E estas seriam de melhor escopo e precisão do que as propostas baseadas no modelo biomédico, hoje representadas pelo *Research Domain Criteria* (RDoC), que procura relacionar ações, comportamentos, cognição, circuitos neurais e psicopatologia (Vaidyanathan et al., 2020).

O movimento de terapias baseadas em processos notadamente reedita a luta de classes histórica da psicologia *versus* a psiquiatria. Foge ao escopo deste capítulo discutir as implicações para a saúde mental de uma forma mais global, mas qualquer análise lúcida terá de levar em conta os interesses políticos e econômicos em jogo. E mesmo a falsa justificativa dada por esse grupo de que a psiquiatria não avançou com suas intervenções prioritariamente farmacológicas não corresponde aos dados. Em um grande ensaio clínico randomizado controlado por placebo (N = 241) comparando a BA, a terapia cognitiva e a paroxetina, foi evidenciado que, para pacientes em extratos graves de depressão, a BA teve resultados superiores à terapia cognitiva, mas semelhantes à medicação (Dimid-

---

4 É importante pontuar a falta de consenso no conceito do que seria processo em psicoterapia. O termo pode fazer referência (1) aos processos psicológicos básicos (p. ex., discriminação, generalização) envolvidos, (2) aos "componentes" ou procedimentos dos protocolos/manuais de psicoterapias (p. ex., exposição, reestruturação cognitiva) e, ainda, (3) como um tipo de pesquisa em psicologia clínica (p. ex., delineamentos de sujeito único).

jian et al., 2006). A importância única da medicação desponta, ou ao menos, sob análise de evidências, apresenta-se dificilmente questionável.

Acreditamos que é imprescindível já serem ponderados os possíveis impactos desse movimento para o futuro científico da BA.

Primeiramente, o modelo de processos baseados em evidências - e dos procedimentos derivados baseados em evidências - força seus proponentes a identificarem os supostos processos e procedimentos comuns aos diferentes manuais e protocolos de BA. E essa não é uma tarefa exatamente fácil.

O entendimento dos processos que afetam a RCPR basicamente vem sendo diferente ao longo das gerações de BA. Por exemplo, Lewinsohn et al. (1976) descreveram problemas potenciais nos três elementos da contingência responsáveis pela diminuição da RCPR. Martell et al. (2001) concederam protagonismo aos repertórios de fuga e esquiva e, mais recentemente, Abreu e Abreu (2020) acrescentaram uma sistematização de análise de contingências de controle aversivo que mantém determinados repertórios, e que por isso interferem na RCPR. O que pode ser percebido na comparação dessas propostas são diferentes entendimentos.

E quais seriam os procedimentos comuns da BA? Segundo Martell (2018/2020), sob o prisma da BA baseada em processos,

> "Assim, todo o programa de BA, seja ele o protocolo altamente estruturado de Lejuez et al. (2011), seja ele a abordagem mais idiográfica defendida por Martell et al. (2001; 2010), gira em torno da estruturação e do agendamento de reforço de atividades que o cliente realiza durante o tratamento." (p. 237)

Nota-se que o autor, embora tenha historicamente se posicionado defensor de uma BA idiográfica, fundamentada na análise funcional para compreensão do repertório do cliente a das barreiras para ativação, acaba apontando o enriquecimento de agenda como elemento comum. Porém, mesmo essa constatação vai ter de passar pelos rígidos cânones da pesquisa empírica.

Por exemplo, até o presente momento, ainda que estudos sugiram fatores comuns dentre semelhantes procedimentos, como o que comparou a terapia cognitiva com a BA componente da terapia cognitiva (Jacobson et al., 1996; Gortner et al., 1998), outras investigações podem se fazer necessárias. A pesquisa sobre os mecanismos de trabalho (relacionados à aliança terapêutica e fatores de *setting*) e os componentes (ditos moderadores) sempre foi correlacional, e no esforço de provar que um componente é de fato um fator causal no processo de recuperação do cliente, os estudos terão de evidenciar a relação temporal entre o componente e o resultado. Deverão ser apresentadas também evidências da associação dose-resposta de que não houve nenhuma interferência de terceira variável nas mudanças no componente e no resultado, e que existem suporte de pesquisa experimental, e claro, consensual e parcimoniosa explicação teórica (Cuijpers et al., 2019).

A diversidade é a regra, e qualquer esforço de "recombinação intuitiva" de procedimentos e métodos certamente incorrerá em desconfigurar os trabalhos baseados em dados que impulsionaram o avanço conquistado por cada um dos protocolos/manuais.

Ao nosso ver, por ser elemento comum, a ênfase no enriquecimento de agenda vai ser a grande consequência desse entendimento reducionista para a BA, as expensas dos dados de pesquisa. E isso não representa uma evolução do modelo por dois motivos relevantes.

Primeiro, o enriquecimento de agenda não está em sintonia com os problemas apresentados pelos clientes com depressão. O agendamento de atividades, por exemplo, indiscutivelmente não melhora o humor, aumenta a motivação para outras atividades, proporciona a melhora da insônia, da autoculpabilização, ou mesmo interrompe ideações e tentativas de suicídio. Negar essas características biológicas e comportamentais próprias da psicopatologia é virar as costas para um conhecimento científico acumulado historicamente pelas diferentes disciplinas interessadas. A psicologia clínica, por excelência, deve ser interdisciplinar. E, ao nosso ver, a evolução da BA acontecerá na interlocução com a evolução das investigações e intervenções propostas também pelo modelo biomédico.

Segundo, conforme detalhamos, o enriquecimento de agenda não aborda os controles aversivos envolvidos nos problemas que interferem na RCPR. Ou seja, o agendamento por si só não seria uma intervenção conectada com a avaliação funcional do comportamento. Fere, portanto, o crivo criterioso das intervenções funcionalmente orientadas da terapia comportamental.

Em síntese, com base no exposto até aqui, o modelo da BA baseada em processos não é a evolução, e tampouco uma reedição do que se fez no passado – mesmo o excelente modelo pioneiro de Lewinsohn e colaboradores nunca negligenciou a análise de contingências, e dentre elas, as de controle aversivo.

REFERÊNCIAS

1. Abreu, P. R. (2006). Terapia analítico-comportamental da depressão: Uma antiga ou uma nova ciência aplicada? *Archives of Clinical Psychiatry, 33*(6), 322-328. https://dx.doi.org/10.1590/S0101-60832006000600005
2. Abreu, P. R., & Abreu, J. H. S. S. (2020) *Ativação comportamental na depressão*. Barueri: Manole.

3. Abreu, P. R., & Abreu. J. H. S. S. (2015). Ativação comportamental. In: J. P. Gouveia, L. P. Santos, & M. S. Oliveira (Eds). *Terapias comportamentais de terceira geração: guia para profissionais* (pp. 406-439). Novo Hamburgo: Sinopsys.
4. Abreu, P., & Abreu, J. (2017). Ativação comportamental: Apresentando um protocolo integrador no tratamento da depressão. *Revista Brasileira de Terapia Comportamental e Cognitiva,* 19(3), 238-259. https://doi.org/10.31505/rbtcc.v19i3.1065
5. Abreu, P. R., & Santos, C. (2008). Behavioral models of depression: A critique of the emphasis on positive reinforcement. *International Journal of Behavioral and Consultation Therapy, 4,* 130-145. http://dx.doi.org/10.1037/h0100838
6. American Psychiatric Association (2014). *DSM-5: Manual diagnóstico e estatístico de transtornos mentais.* Porto Alegre: Artmed.
7. Beck, A. T., Rush. A. J., Shaw, B. F., & Emory, G. (2012). Terapia cognitiva da depressão. Porto Alegre: Artmed. (Original published in 1979)
8. Burkhart, B. R., Gynther, M. D., & Fromuth, M. E. (1980). The relative predictive validity of subtle vs. obvious items on the MMPI Depression scale. *Journal of Clinical Psychology, 36,* 748–751. htps://doi.org/10.1002/1097-4679(198007)36:3<748::AID-JCLP2270360325>3.0.CO;2-4
9. Brown, T. A., & Barlow, D. H. (2009). A proposal for a dimensional classification system based on the shared features of the DSM-IV anxiety and mood disorders: Implications for assessment and treatment. *Psychological Assessment, 21*(3), 256-271. https://doi.org/10.1037/a0016608
10. Cuijpers, P., Reijnders, M., & Huibers, M. J. H. (2019). The role of common factors in psychotherapy outcomes. *Annual Review of Clinical Psychology, 15,* 207–231. https://doi.org/10.1146/annurev-clinpsy-050718-095424
11. Cuijpers, P., van Straten, A., &Warmerdam, L. (2007). Behavioral activation treatments of depression: a meta-analysis. *Clinical Psychology Review, 27,* 318–326. https://doi.org/10.1016/j.cpr.2006.11.001
12. Dahne, J., Lejuez, C. W., Kustanowitz, J., Felton, J. W., Diaz, V. A., Player, M. S., & Carpenter, M. J. (2017). Moodivate: A self-help behavioral activation mobile app for utilization in primary care--development and clinical considerations. *International Journal of Psychiatry in Medicine, 52*(2), 160-175. https://doi.org/10.1177/0091217417720899
13. Depression (n.d.). In World Heath Organization website. Retrieved October 14, 2020, from https://www.who.int/news-room/fact-sheets/detail/depression
14. Depression Treatment: Behavioral activation for depression (n.d.). In Division 12 of the American Psychological Association website. Retrieved October 14, 2020, from http://www.div12.org/psychological-treatments/disorders/depression/behavioral-activation-for-depression/
15. Dimidjian, S., Hollon, S. D., Dobson, K. S., Schmaling, K. B., Kohlenberg, R. J., Addis, M. E., et al. (2006). Randomized trial of behavioral activation, cognitive therapy, and antidepressant medication in the acute treatment of adults with major depression. *Journal of Consulting and Clinical Psychology, 74,* 658-670. https://doi.org/10.1037/0022-006X.74.4.658
16. Dimidjian, S., Barrera Jr, M., Martell, C., Muñoz, R. F., & Lewinsohn, P. M. (2011). The origins and current status of behavioral activation treatments for depression. *Annual Review of Clinical Psychology, 7,* 1-38.
17. Dobson, K. S., & Joffe, R. (1986). The role of activity level and cognition in depressed mood in a university sample. *Journal of Clinical Psychology, 42,* 264–271. https://doi.org/10.1002/1097-4679(198603)42:2<264::AID-JCLP2270420207>3.0.CO;2-E
18. Ekers, D., Webster, L., Van Straten, A., Cuijpers, P., Richards, D., & Gilbody, S. (2014). Behavioural activation for depression: an update of meta-analysis of effectiveness and Sub group analysis. *PLoS ONE, 9,* e100100. https://doi.org/10.1371/journal.pone.0100100
19. Estes, W. K., & Skinner, B. F. (1941). Some quantitative properties of anxiety. *Journal of Experimental Psychology, 29,* 390-340. https://doi.org/10.1037/h0062283

20. Ferster, C. B. (1973). A functional analysis of depression. *American Psychologist, 28,* 857-870. https://doi.org/10.1037/h0035605
21. Gortner, E. T., Gollan, J. K., Dobson, K. S., & Jacobson, N. S. (1998). Cognitive–behavioral treatment for depression: Relapse prevention. *Journal of Consulting and Clinical Psychology, 66*(2), 377-384. https://doi.org/10.1037/0022-006X.66.2.377
22. Hayes, S. C., & Hofmann, S. G. (2020). *Terapia cognitivo-comportamental baseada em processos: ciência e competências clínicas.* Artmed (Original work published 2018)
23. Hayes, S. C., Strosahl, K. D., & Wilson, K. G. (1999). *Acceptance and commitment therapy: An experiential approach to behavior change.* Guilford.
24. Heffner, J. L., Watson, N. L., Serfozo, E., Mull, K. E., MacPherson, L., Gasser, M., & Bricker, J. B. (2019). A behavioral activation mobile health app for smokers with depression: Development and pilot evaluation in a single-arm trial. *JMIR Formative Research, 3*(4), e13728. https://doi.org/10.2196/13728
25. Hammen, C. L., & Glass, D. R. (1975). Depression, activity, and evaluation of reinforcement. *Journal of Abnormal Psychology, 84,* 718-721. https://doi.org/10.1037/0021-843X.84.6.718
26. Jacobson, N. S., Dobson, K., Truax, P. A., Addis, M. E.; Koerner, K., Gollan, J. K. et al. (1996). A component analysis of cognitive-behavioral treatment for depression. *Journal of Consulting and Clinical Psychology, 64,* 295-304. https://doi.org/10.1037/0022-006X.64.2.295
27. Kanter, J., Busch, A. M., & Rusch, L. (2009). *Behavior activation: distinctive features.* Routledge.
28. Lejuez, C. W., Hopko, D. R., & Hopko, S. D. (2001). A brief behavioral activation treatment for depression: Treatment manual. *Behavior Modification 25,* 255-286. https://doi.org/10.1177/0145445501252005
29. Lejuez, C. W., Hopko D. R., Acierno, R., Daughters, S. B., Pagoto, S. L. (2011). Ten year revision of the brief behavioral activation treatment for depression: revised treatment manual. *Behavior Modification, 35*(2), 111-61. https://doi.org/10.1177/0145445510390929
30. Lewinsohn, P. M., & Amenson, C. S. (1978). Some relations between pleasant and unpleasant mood-related events and depression. *Journal of Abnormal Psychology, 87*(6), 644-654. https://doi.org/10.1037/0021-843X.87.6.644
31. Lewinsohn, P. M., & Libet, J. (1972). Pleasant events, activity schedules and depression. *Journal of Abnormal Psychology, 79,* 291-295. http://dx.doi.org/10.1037/h0033207
32. Lewinsohn, P. M., & Graf, M. (1973). Pleasant activities and depression. *Journal of Consulting and Clinical Psychology, 41*(2), 261-268. http://dx.doi.org/10.1037/h0035142
33. Lewinsohn, P. M., Biglan, A., & Zeiss, A. S. (1976). Behavioral treatment of depression. In P. O. Davidson (Ed.), *The behavioral management of anxiety, depression and pain,* (pp. 91-146). Brunner/Mazel.
34. Lewinsohn, P. M., & Talkington, J. (1979). Studies on the measurement of unpleasant events and relations with depression. *Applied Psychological Measurement, 3,* 83-101. https://doi.org/10.1177/014662167900300110
35. Linehan, M. (1993). *Cognitive-behavioral treatment of borderline personality disorder.* New York: Guilford Press.
36. Ly, K. H., Trüschel, A., Jarl, L., Magnusson, S., Windahl, T., Johansson, R., Carlbring, P., & Andersson, G. (2014). Behavioural activation versus mindfulness-based guided self-help treatment administered through a smartphone application: A randomised controlled trial. *BMJ Open, 4*(1), e003440. https://doi.org/10.1136/bmjopen-2013-003440
37. Logsdon, R. G., & Teri, L. (1997). The Pleasant Events Schedule-AD: Psychometric properties and relationship to depression and cognition in Alzheimer's disease patients. *The Gerontologist, 37,* 40-45. https://doi.org/10.1093/geront/37.1.40
38. Maier, S. F., & Seligman, M. E. P. (1976). Learned helplessness: theory and evidence. *Journal of Experimental Psychology: General, 105,* 03-46. https://doi.org/10.1037/0096-3445.105.1.3

39. Martell, C. R., Addis, M. E., & Jacobson, N. S. (2001). *Depression in context: Strategies for guided action.* W. W. Norton.
40. Martell, C. R. (2018). Ativação comportamental. In S. C. Hayes & S. G. Hofmann, (Eds), *Terapia cognitivo-comportamental baseada em processos: Ciência e competências clínicas* (pp.235-242). Artmed (Original work published 2018)
41. Mazzucchelli, T., Kane, R., & Rees, C. (2009). Behavioral activation treatments for depression in adults: a meta-analysis and review. *Clinical Psychology: Science and Practice, 16*, 383-411. https://doi.org/10.1111/j.1468-2850.2009.01178.x
42. Meeks, S., Shah, S. N., & Ramsey, S. K. (2009). The Pleasant Events Schedule-Nursing Home Version: A useful tool for behavioral interventions in long-termcare. *Aging & Mental Health, 13*, 445-455. https://doi.org/10.1080/13607860802534617
43. National Institute for Health and Clinical Excellence (2009). Depression: The treatment and management of depression in adults. London: National Institute for Clinical Excellence.
44. Parikh, S. V., Quilty, L. C., Ravitz, P., Rosenbluth, M., Pavlova, B., Grigoriadis, S., ... the CANMAT Depression Work Group. (2016). Canadian network for mood and anxiety treatments (CANMAT) 2016 clinical guidelines for the management of adults with major depressive disorder: Section 2. Psychological Treatments. *Canadian Journal of Psychiatry, 61*(9), 524-539. http://doi.org/10.1177/0706743716659418
45. Sadock, B. J.; Sadock, V. A.; & Ruiz, P. (2015). *Kaplan & Sadock's synopsis of psychiatry: Behavioral sciences/clinical psychiatry* (Eleventh edition.). Wolters Kluwer.
46. Sweeney, P. D.; Shaeffer, D. E.; & Golin, S. (1982). Pleasant events, unpleasant events, and depression. *Journal of Personality and Social Psychology, 43*, 136-144. https://doi.org/10.1037/0022-3514.43.1.136
47. Skinner, B. F. (1968). *Science and human behavior.* Free Press/Collier Macmillan. (Original work published 1953)
48. Sturmey, P. (2009). Behavioral activation is an evidence-based treatment for depression. *Behavior Modification, 33*, 818-829. https://doi.org/10.1177/0145445509350094
49. Teri, L., & Lewinsohn, P. M. (1982). Modification of the pleasant and unpleasant events schedules for use with the elderly. *Journal of Consulting and Clinical Psychology, 50*, 444–445. https://doi.org/10.1037/0022-006X.50.3.444.
50. Vaidyanathan, U., Morris, S., Wagner, A., Sherril, J., Sommers, D., Garvey, M., Murphy, E., & Cuthbert, B. (2020). The NIMH Research Domain Criteria Project: A decade of behavior and brain integration for translational research. In S. C. Hayes, & S. G. Hofmann (Eds.). *Beyond DSM: Towards a process-based alternative for diagnosis and mental heath treatment.* Context Press.

2

A eficácia e efetividade da ativação comportamental para transtorno depressivo maior: a resposta está dentro e no passado

Marcelo Andrés Panza Lombardo

A ativação comportamental é considerada uma psicoterapia bem estabelecida para o transtorno depressivo maior (American Psychological Association, 2020), além de possuir extensa evidência mostrada em estudos de metanálise (Cuijpers et al., 2020; Cuijpers et al., 2007; Eckers et al., 2008; Mazzucchelli et al., 2009; Simmonds-Buckley et al., 2019) e, em comparação com quatorze tipos de tratamentos para depressão, ser o tratamento que apresentou o maior tamanho de efeito, tanto no escore bruto como nas diversas modalidades de controle, em comparação com a terapia cognitivo-comportamental e em estudos com menor risco de viés (Cuijpers et al., 2020). Por sua vez, ao contrário de outros protocolos de tratamento, a ativação comportamental é relativamente fácil de aplicar (Dimidjian & McCauley, 2016), com uma teoria baseada nos processos básicos de aprendizagem e comportamento dos organismos (Abreu 2006; Abreu & Abreu, 2020) com plausibilidade neurológica (Nagy et al., 2018).

A ativação comportamental é um tratamento que nasceu da análise funcional de pessoas com transtorno depressivo maior (Ferster, 1973), e avançou justamente de hipóteses relacionadas à perda de reforçadores, até a presença de um ambiente aversivo de forma generalizada (Abreu & Abreu, 2020). Neste capítulo, argumenta-se que a integração das hipóteses comportamentais às demais hipóteses orgânicas e evolutivas nos permite entender a etiologia do transtorno depressivo maior de forma mais completa e, por sua vez, explicar por que a ativação comportamental é um tratamento eficaz e efetivo para o transtorno.

TRANSTORNO DEPRESSIVO MAIOR

O transtorno depressivo maior consiste em um transtorno do humor que inibe comportamentos controlados por estímulos apetitivos e aumenta os comportamentos controlados por estímulos aversivos. É caracterizado por cinco ou mais dos seguintes sinais ou sintomas, critérios diagnósticos do DSM-5: um tom emocional quase constante de tristeza, perda generalizada de interesse (abulia), perda de sensibilidade aos estímulos apetitivos (anedonia), autoavaliações de inutilidade ou culpa, hipo ou hiperfagia, insônia ou hipersonia, inibição ou agitação psicomotora, fadiga constante (astenia), inibição cognitiva em termos de atenção, tomada de decisão e pensamento geral, e ideias de morte, ideação suicida ou mesmo planos e tentativas de suicídio. A duração mínima de cinco ou mais desses critérios diagnósticos é de duas semanas (American Psychiatric Association, 2013/2014).

Pelas suas características, prevalência e consequências, o transtorno depressivo maior é um problema de saúde pública. De acordo com uma revisão sistemática de 63 estudos epidemiológicos, o transtorno depressivo maior pode apresentar uma prevalência de 12 meses de 1,1% a 10,4% e uma prevalência ao longo da vida de 2% a 21%, apresentando grandes diferenças inter-regionais (Gutiérrez-Rojas et al., 2020), gerando altas taxas de incapacidade (Kassebaum et al., 2016), com uma prevalência de suicídio consumado ao longo da vida de 10% a 15% (Miller & Black, 2020).

HIPÓTESES ETIOLÓGICAS

Hipótese das monoaminas

A hipótese etiológica mais amplamente utilizada é aquela que sustenta o uso de várias drogas psicoativas, a depleção de monoaminas. Nos pacientes com transtorno depressivo maior foram detectadas diminuições nos níveis de serotonina (Schneck et al., 2020), dopamina (Belujon & Grace, 2017) e noradrenalina (Seki et al., 2018), o que é comportamentalmente consistente com o excesso de saliência de estímulos aversivos (serotonina), com o déficit de saliência de estímulos apetitivos (dopamina), e com fadiga constante (noradrenalina), e sintomatologicamente com a anedonia e a abulia, emoções de constante tristeza e sensibilidade emocional, e a astenia ou anergia. As razões para a depleção de monoamina têm sido buscadas na genética (Ushakova et al., 2020), na interação com o eixo hipotálamo-pituitária-adrenal (Chávez-Castillo et al., 2019), bem como em aspectos das enzimas em nível celular (Moriguchi et al., 2019).

Hipóteses neuroanatômicas funcionais

Duman et al. (1997) argumentaram que, a partir do estresse e da consequente elevação do cortisol, ocorreriam modificações neurológicas moleculares, especificamente uma redução do *brain-derived neurotrophic factor*, o que levaria a uma redução celular no hipocampo e em áreas do neocórtex. Nesse sentido, foram postulados vários modelos e alterações neurológicas anatomofuncionais que explicariam as aberrações no sistema de recompensa que o tornaria hipoativo (Rappaport et al., 2020; Rolls et al., 2020), na regulação do humor, a regulação emocional e a saliência exagerada de estímulos aversivos (Jacob et al., 2020; Rubin-Falcone et al., 2020). A este respeito, em uma metanálise de imagem de ressonância magnética tridimensional, comparando 1.728 participantes com transtorno depressivo maior e 7.199 controles saudáveis, Schmaal et al. (2016) relataram volumes mais baixos de matéria cinzenta no córtex orbitofrontal, no córtex cingulado anterior e posterior, na ínsula e nos lobos temporais, de forma significativa e com tamanhos de efeito pequenos (*d* de Cohen - 0,10 a - 0,14). A mesma equipe, com metodologia semelhante, relatou recentemente volumes menores nas regiões do *subiculum* e do *cornu ammonis* 1 do hipocampo e, por sua vez, das regiões basolaterais da amígdala, também com tamanhos de efeito pequenos, tanto para participantes com o transtorno com início na adolescência como para participantes com sintomas recorrentes, destacando os autores que essas estruturas podem ser sensíveis ao estresse (Ho et al., 2020).

Hipótese endócrina

Assim como as hipóteses neuroquímicas estariam subordinadas às hipóteses neuroanatômicas funcionais, em algumas propostas poderiam estar causalmente ligadas a disfunções endócrinas e desregulação do eixo hipotálamo-pituitário-adrenal, ligando assim a genética ao ambiente. As hipóteses etiológicas relacionadas ao cortisol sustentam que em decorrência de uma interação genética-ambiente, níveis elevados de cortisol são produzidos a partir de estímulos aversivos, que alteram estruturas e funções neurológicas, gerando alterações neuroquímicas e imunológicas (Nandam et al., 2020). Disfunções dos eixos hipotálamo-hipófise-tireoide e hipotálamo-hipófise-gonadal também têm sido consideradas, principalmente no sexo feminino, com a consequente diminuição do estrogênio e alterações neuroquímicas e neuroanatômicas (Dwyer et al., 2020).

Nesse sentido, além de englobar todas as demais hipóteses etiológicas, a hipótese endócrina do cortisol é a única em termos de biomarcadores na qual foram encontradas evidências para o início, remissões e recorrências do transtorno depressivo maior na metanálise de Kennis et al. (2020).

Hipótese imunológica

A existência de níveis mais elevados de PCR, interleucinas IL-3, IL-6, IL-12, IL-18, sIL-2R e TNF em pacientes com transtorno depressivo maior em comparação com os controles (Osimo et al., 2020), e, por sua vez, as alterações genéticas que geram uma maior propensão a apresentar essas citocinas em níveis mais elevados (Shadrina et al., 2018), deram origem à hipótese imunológica da patologia, chegando inclusive a considerar a depressão como doença inflamatória (Krishnadas & Cavanagh, 2012). Há dois fatos de interesse a respeito desse conjunto de hipóteses: a concordância entre o comportamento da doença e os sintomas e sinais do transtorno e a interface proposta com a hipótese endócrina de forte conteúdo ambientalista. A partir de estímulos ameaçadores, o cortisol aumentaria e isso geraria posteriormente um aumento nas citocinas, que seriam transferidas para o comportamento nos sintomas já relatados (Slavich et al., 2020). Evidências de interações entre genética e experiências adversas na infância e substâncias pró-inflamatórias também foram relatadas (McQuaid et al., 2019).

No entanto, tanto na metanálise de Kennis et al. (2020) com relação às substâncias pró-inflamatórias como na pesquisa de Lee (2020) a respeito da IL-6, mais do que uma causa, as alterações imunológicas parecem uma consequência do transtorno depressivo maior, começando pelos estímulos aversivos, passando pelas alterações endócrinas do cortisol e levando a alterações neurológicas em nível funcional, anatômico e continuando com alterações pró-inflamatórias.

INTEGRAÇÃO

As hipóteses biológicas podem ser vistas como concorrentes ou como específicas para certos tipos de depressão que não podem ser delimitados por sinais ou sintomas (Kennis et al., 2020), mas também podem ser vistas como complementares (Duman et al., 1997; McQuaid et al., 2019; Slavich et al., 2020). A esse respeito, Wittenborn et al. (2016) tentaram construir um modelo integrativo causal do transtorno depressivo maior a partir das evidências existentes. Eles identificaram 13 treze ciclos de retroalimentação positiva, 4 quatro cognitivos, 2 dois ambientais e 8 oito orgânicos.

Existiriam duas condições preexistentes em termos de *loops* cognitivos, as experiências adversas iniciais que influenciam representações cognitivas negativas e a capacidade reguladora do cérebro que impacta a afetividade, o processamento e a interpretação da informação.

***Loop* 1.** Consolidação de representações cognitivas negativas: tudo começaria com (1) estímulos de estresse, que aumentariam (2) as representações cognitivas negativas, influenciando positivamente nos (3) vieses da atenção e processamento da atenção, (4) gerando aumentos na percepção de estresse, que (5) produziria interpretações, processamento e afetividade negativos, consolidando (6) pensamentos negativos, que, retornando ao primeiro *loop* de *feedback* positivo, aumentariam (2) representações cognitivas negativas. ***Loop* 2.** Ruminação: (4) o estresse percebido e (5) a afetividade, processamento de informações e interpretações negativas produziriam (7) ruminações, as quais retroalimentariam de maneira positiva o (4) estresse percebido. ***Loop* 3.** Déficit cognitivo: (5) a afetividade, processamento e interpretações negativos aumentariam (8) os comportamentos disfuncionais e estes, (2) as representações cognitivas negativas. ***Loop* 4.** Déficits na memória de trabalho: (5) a afetividade, o processamento e interpretações negativos também aumentariam o mau funcionamento da (9) memória de trabalho, e esta impactaria (10) o desempenho cognitivo reduzindo-o, produzindo um aumento na frequência de (8) comportamentos disfuncionais.

***Loops* ambientais. *Loop* 5.** Isolamento social: (1) os estímulos de estresse gerariam uma frequência mais alta de (2) representações cognitivas negativas e, em conjunto, (4) a percepção de estresse, aumentando (5) as interpretações, processamento e afetividade negativos, e gerando em conjunto com (9) os déficits na memória de trabalho (10) a redução no desempenho cognitivo e (8) os comportamentos disfuncionais, impactando (11) na qualidade das relações interpessoais, o que aumentaria (1) os estímulos de estresse. ***Loop* 6.** Estresse financeiro: possui a mesma estrutura inicial do ***loop* 5**, a diferença é que os (8) comportamentos disfuncionais afetariam (12) a situação econômica, que acabaria aumentando (1) os estímulos de estresse.

Loops* orgânicos.** O (4) estresse percebido iniciaria o ***loop 7 do cortisol, que afetaria o ***loop* 8** das respostas imunes exageradas; por sua vez, o cortisol e as interleucinas afetariam o ***loop* 9** da memória e as monoaminas, alterando os processos de aprendizagem e de recompensa, e o ***loop* 10** gerando atrofia no hipocampo, o ***loop* 11** de privação de sono, o ***loop* 12** de estresse relacionado à doença e o ***loop* 13** de saúde deteriorada completariam o quadro, integrando as hipóteses endócrinas, imunológicas e neuroquímicas.

O QUE ESTÁ FALTANDO: HIPÓTESES COMPORTAMENTAIS

Em Wittenborn et al. (2016), pode-se observar uma falta de especificidade em relação à variável (1) estímulo de estresse. Isso se deve ao fato de que os autores incorporaram teorizações a partir da perspectiva cognitiva, que normalmente negligencia a análise comportamental, simplificando a função dos estímulos e tratando-a em um nível molar. O que é um estímulo estressor? É a perda de estímulos apetitivos, a presença de estímulos aversivos, é um estado de privação de estímulos apetitivos, a presença aleatória de estímulos apetitivos? Obviamente, os autores não tratam das hipóteses nem da terminologia formulada do ponto de vista comportamental, sendo que estas permitem analisar os estímulos com maior especificidade e com base em teorias baseadas em dados.

A primeira grande hipótese comportamental que pode ser identificada é a da perda ou redução dos reforçadores positivos, ou seja, a redução dos estímulos apetitivos, que, concomitantemente, traria uma redução nos comportamentos de busca desses, com uma retração observável do comportamento, ou a redução de comportamentos relacionados a reforçadores positivos, e consequente redução de seu efeito (Abreu & Abreu, 2020; Ferster, 1973).

A perda de reforçadores pode ocorrer topograficamente, ou seja, pela perda de reforçadores no ambiente, por exemplo, o fim de um relacionamento, a perda de um emprego, a interrupção das atividades sociais em razão de uma pandemia, a conclusão de um projeto, a redução da receita econômica etc. Também a redução dos reforçadores pode ocorrer a partir do repertório comportamental, quando a perda de funções ou a mudança ambiental que requeira novos repertórios comportamentais não presentes na pessoa pode levar à perda de reforçadores, por exemplo, rendimento econômico do teletrabalho, quando faltam conhecimentos para exercê-lo; a necessidade de reconfigurar os laços sociais por perda ou aversividade deles, quando não possuam as habilidades sociais necessárias para atingir tal objetivo; entrar ou avançar na universidade ou carreira profissional quando se carece do conhecimento necessário para esse fim (que é principalmente o conhecimento de como adquirir conhecimento) etc.

A impossibilidade ambiental de ter comportamentos associados a reforçadores também teria efeito semelhante, como o isolamento forçado por uma hospitalização, por uma pandemia, pela perda de liberdade, pelo excesso de outras atividades, ou seja, por restrições espaciais ou temporais, que poderiam ser exemplos disso, reduzindo o contato do organismo com os estímulos apetitivos.

Por fim, a redução de reforçadores pode ser produzida por fatores funcionais, enquanto topograficamente os estímulos estão presentes, e em razão de sua repetitividade perdem o caráter de reforçadores. Esse fenômeno pode ser melhor compreendido por meio do conceito de operações motivadoras. A presença repetida de um estímulo apetitivo pode torná-lo neutro ou mesmo aversivo, ou seja, os estímulos apetitivos de relações sociais, renda, realizações, rotinas, por estimulação repetida podem perder sua função apetitiva. Dessa forma, seria gerada uma operação motivadora de abolição do poder dos reforçadores e, concomitantemente, de abatimento dos comportamentos relacionados à sua busca.

A segunda grande hipótese comportamental é a da presença de estímulos aversivos no ambiente, os quais são evitados, e tal evitação é negativamente reforçada. Dentro dela, podem ser propostas variantes, e a primeira é a estimulação aversiva generalizada. Em um ambiente que se torna aversivo, a presença de múltiplos estímulos aversivos pode gerar comportamentos de evitação. A variante mais interessante é a presença de estimulação aversiva aleatória, ou seja, desamparo aprendido em termos mais internalistas. A presença de estimulação aversiva sem controle por parte da pessoa produziria generalizações em relação ao resto do ambiente e, portanto, comportamentos de evitação generalizados, que seriam reforçados negativamente. Levando em consideração as operações motivadoras, um ambiente de estímulos aversivos generalizados ou aleatoriamente presentes geraria uma privação de ausência de estimulação aversiva, ou seja, um estabelecimento de reforçadores negativos e comportamentos orientados em sua busca, ou seja, o que costumamos ouvir dos nossos clientes quando nos dizem que querem estar tranquilos, sem dor ou alívio (Abreu & Abreu, 2020).

Enquanto a primeira hipótese explicaria a redução de comportamentos relacionados à busca por estimulação apetitiva, a segunda explicaria a presença de comportamentos de esquiva passiva, tão característicos nos transtornos depressivos. Com muita sabedoria, Abreu e Santos (2008) argumentam que o controle aversivo é essencial para a compreensão dos transtornos depressivos. Parece que a perda de reforçadores não é suficiente para o organismo se envolver em comportamentos de afastamento e evitação e, por sua vez, a análise funcional do transtorno depressivo maior não parece completa sem considerar o que acontece quando a estimulação apetitiva é reduzida, ou seja, o ambiente torna-se associado à maior estimulação aversiva. De fato, a primeira grande hipótese comportamental pode ser incluída na segunda.

Existem outras hipóteses comportamentais, como o reforço positivo e negativo de comportamentos relacionados à depressão parcialmente presentes no que já foi dito, a do comportamento governado por regras (Kanter et al., 2005) e a do comportamento adjunto (Dygdon & Dienes , 2013). O autor considera que podem ser elementos mediadores ou acidentais do processo, mas que não possuem a plausibilidade e as evidências das anteriores e, portanto, não serão levadas em consideração.

PERDA DE REFORÇADORES E ESTIMULAÇÃO AVERSIVA COMO INÍCIO DO TRANSTORNO

A integração das hipóteses etiológicas do transtorno depressivo maior deixa os estímulos de estresse sem conceituar (Wittenborn et al., 2016). Incorporando as hipóteses comportamentais poderíamos alcançar uma maior especificidade teórica e, por sua vez, explicar por que a ativação comportamental reduz os sintomas do transtorno. Se trocássemos os estímulos de estresse pela perda de estímulos apetitivos ou pela presença de estímulos aversivos, poderíamos entender melhor por que o organismo começa a generalizar comportamentos verbais de fracasso, culpa ou impotência; por que os comportamentos verbais em relação ao ambiente, passado, presente e futuro o apresentam como vazio ou aversivo; por que o *self* é descrito como impotente e por que a vida é conceitualizada como sem sentido, dolorosa ou perversa (***loops* 1 a 5**). Por sua vez, podemos entender como, a partir da perda de reforçadores positivos e da presença de estímulos aversivos generalizados ou aleatórios, a neuroquímica é modificada, tornando-se mais sensível à estimulação aversiva e menos apetitiva, e por sua vez reduzindo a ativação geral. Isso também nos permitiria integrar comportamentos de isolamento, déficits comportamentais e problemas adaptativos (***loops* 5 e 6**). Também entenderíamos como, a partir da estimulação aversiva, seriam geradas alterações no eixo hipotálamo-hipófise-adrenal, com aumento da adrenalina e do cortisol, a partir dos quais as respostas pró-inflamatórias aumentariam (***loops* 7 a 13**). Tudo o que foi dito parece descrever um organismo que se prepara, de forma exagerada, para ser atacado pelo ambiente, para suportar estímulos aversivos. A resposta parece tão coerente que se poderia pensar em uma seleção natural dela.

INTEGRAÇÃO COM HIPÓTESES EVOLUTIVAS

As hipóteses evolutivas dos transtornos depressivos consistem em explicá-los a partir da seleção natural de funções na filogenia de nossa espécie, em olhar para os comportamentos de evitação generalizados e os fenômenos de abulia, anedonia e anergia, bem como as auto e heteroavaliações aversivas como uma adaptação ou superadaptação ao ambiente (Giosan, 2020). Assim como na integração de fatores internos, a inclusão da análise comportamental, ou da teoria comportamental, permite esclarecer e abranger as hipóteses evolutivas.

Dentro das hipóteses evolutivas, considera-se que o transtorno depressivo maior é um mecanismo de afastamento comportamental de um ambiente perigoso, de perda, falta de recompensas (Keller & Nesse, 2006), que é um mecanismo para modificar objetivos e conceitualizações com a finalidade posterior de alcançar uma maior adaptação (Andrews & Thomson, 2009). Que é um conjunto de comportamentos que sinalizam socialmente a necessidade de suporte (Watson & Andrews, 2002), evitam infecções (Raison & Miller, 2013), que permitem a pessoa negociar sua participação e contribuição em um grupo social (Hagen & Rosenström, 2016), ou que procuram evitar ambientes sociais hostis ou incertos (Badcock et al., 2017).

Se conceitualizamos que o transtorno depressivo maior começa com a perda de reforçadores e/ou a presença de estimulação aversiva, podemos também integrar hipóteses evolutivas, concebendo todos os fenômenos envolvidos no transtorno como uma superadaptação na presença de um ambiente punitivo, e este poderia ter a generalização do *Behavioral Shutdown Model* (BSM), as implicações cognitivas do modelo de ruminação analítica, do modelo de prevenção das infecções ou as características sociais dos modelos de sinalização ou negociação, especificamente. As hipóteses etiológicas comportamentais, além de permitirem a integração de hipóteses orgânicas, também o fazem com hipóteses evolutivas, sendo o mesmo válido para vários tipos de depressão, englobados pela perda de reforçadores e a presença de um ambiente punitivo.

POR QUE FUNCIONA?

A ativação comportamental reverteria o processo de depressão, aumentando a taxa de reforçadores positivos, bloqueando o reforço negativo de evitação e a habituação a estímulos condicionados aversivamente. Assim, do ponto de vista comportamental, os reforçadores positivos seriam recuperados e a estimulação aversiva seria reduzida; do ponto de vista cognitivo, as cognições a respeito de si mesmo e do ambiente seriam modificadas, por sua vez reduzindo a percepção de estresse. Organicamente, esses fenômenos reduziriam a atividade do eixo hipotálamo-hipófise-adrenal, os níveis de cortisol e, concomitantemente, os níveis de citocinas seriam reduzidos e os níveis de dopamina, serotonina e noradrenalina aumentariam. Do ponto de vista evolutivo, o mecanismo de proteção contra a estimulação aversiva cederia e um número maior de comportamentos de busca de estimulação apetitiva seria gerado.

CONSIDERAÇÕES FINAIS

Paradoxalmente, as hipóteses etiológicas comportamentais, geralmente excluídas das neurociências ou da psicologia evolucionista, permitem integrar esses níveis, e complementar tanto a etiopatogenia do transtorno depressivo maior quanto explicar por que a ativação comportamental funcionaria. Do ponto de vista cognitivo, permitiriam explicar as distorções cognitivas negativas a respeito de si mesmo, do meio ambiente e do futuro. Quanto às hipóteses orgânicas, sua integração como sistema reativo frente à perda de reforçadores e estimulação aversiva é muito mais clara e revela sua funcionalidade original. No que diz respeito às hipóteses evolutivas, as hipóteses comportamentais podem ser integradas a todas, explicando o fenômeno da depressão como uma superadaptação a um ambiente punitivo.

O interessante é que por meio de fatores que controlam o indivíduo e que são aparentemente superficiais podemos gerar alterações em nível profundo e, por essa razão, o valor etiológico e terapêutico da ativação comportamental no transtorno depressivo maior.

REFERÊNCIAS

1. Abreu, P. R. (2006). Terapia analítico-comportamental da depressão: Uma antiga ou uma nova ciência aplicada? *Archives of Clinical Psychiatry, 33*(6), 322-328. https://doi.org/10.1590/S0101-60832006000600005
2. Abreu, P. R., & Santos, C. (2008). Behavioral models of depression: A critique of the emphasis on positive reinforcement. *International Journal of Behavioral and Consultation Therapy, 4*, 130-145. http://dx.doi.org/10.1037/h0100838
3. Abreu, P. R., Abreu, J. H. S. S. (2020). *Ativação comportamental na depressão.* Barueri: Manole.
4. Andrews, P. W., & Thomson, J. A., Jr. (2009). The bright side of being blue: Depression as an adaptation for analyzing complex problems. *Psychological Review, 116*(3), 620-654. https://doi.org/10.1037/a0016242
5. American Psychological Association (2020, Noviembre 15). Treatment: Behavioral activation for depression. *Society of Clinical Psychology. 12 Division.* https://div12.org/treatment/behavioral-activation-for-depression/
6. Asociación Psiquiatrica Americana (2013/2014). *Manual diagnóstico y estadístico de los trastornos mentales, DSM-5.* Asociación Psiquiátrica Americana.
7. Badcock, P. B., Davey, C. G., Whittle, S., Allen, N. B., & Friston, K. J. (2017). The depressed brain: An evolutionary systems theory. *Trends in Cognitive Sciences, 21*(3), 182-194. https://doi.org/10.1016/j.tics.2017.01.005
8. Belujon, P., & Grace, A. A. (2017). Dopamine system dysregulation in major depressive disorders. *International Journal of Neuropsychopharmacology, 20*(12), 1036-1046. https://doi.org/10.1093/ijnp/pyx056
9. Chávez-Castillo, M., Nuñez, V., Nava, M., Ortega, A., Rojas, M., Bermúdez, V., & Rojas-Quintero, J. (2019). Depression as a neuroendocrine disorder: Emerging neuropsychopharmacological approaches beyond monoamines. *Advances in Pharmacological and Pharmaceutical Sciences.* https://doi.org/10.1155/2019/7943481
10. Cuijpers, P., Karyotaki, E., de Wit, L., & Ebert, D. D. (2020). The effects of fifteen evidence-supported therapies for adult depression: a meta-analytic review. *Psychotherapy Research, 30*(3), 279-293. https://doi.org/10.1080/10503307.2019.1649732
11. Cuijpers, P., Van Straten, A., & Warmerdam, L. (2007). Behavioral activation treatments of depression: a meta-analysis. *Clinical Psychology Review, 27*(3), 318-326. https://doi.org/10.1016/j.cpr.2006.11.001
12. Dimidjian, S., & McCauley, E. (2016). Modular, scalable, and personalized: priorities for behavioral interventions for adolescent depression. *Clinical Psychology: Science and Practice, 23*(1), 58-61. https://doi.org/10.1111/cpsp.12142
13. Duman, R. S., Heninger, G. R., & Nestler, E. J. (1997). A molecular and cellular theory of depression. *Archives of General Psychiatry, 54*(7), 597-606.
14. Dygdon, J. A., & Dienes, K. A. (2013). Behavioral excesses in depression: a learning theory hypothesis. *Depression and Anxiety, 30*(6), 598-605. https://doi.org/10.1002/da.22111
15. Dwyer, J. B., Aftab, A., Radhakrishnan, R., Widge, A., Rodriguez, C. I., Carpenter, L. L., ... & APA Council of Research Task Force on Novel Biomarkers and Treatments. (2020). Hormonal treatments for major depressive disorder: State of the art. *American Journal of Psychiatry, 177*(8), 686-705. https://doi.org/10.1176/appi.ajp.2020.19080848
16. Ekers, D., Richards, D., & Gilbody, S. (2008). A meta analysis of randomised trials of behavioural treatment of depression. *Psychological Medicine, 38*(5), 611-623. http://dx.doi.org/10.1017/S0033291707001614
17. Ferster, C. B. (1973). A functional analysis of depression. *American Psychologist, 28*(10), 857-870. https://doi.org/10.1037/h0035605

18. Giosan C. (2020) Evolutionary psychopathology and depression. En: *Cognitive evolutionary therapy for depression. springer briefs in psychology*. Springer, Cham. https://doi.org/10.1007/978-3-030-38874-4_3
19. Gutiérrez-Rojas, L., Porras-Segovia, A., Dunne, H., Andrade-González, N., & Cervilla, J. A. (2020). Prevalence and correlates of major depressive disorder: A systematic review. *Brazilian Journal of Psychiatry*, (AHEAD). https://doi.org/10.1590/1516-4446-2020-0650
20. Hagen, E. H., & Rosenström, T. (2016). Explaining the sex difference in depression with a unified bargaining model of anger and depression. *Evolution, Medicine, and Public Health, 2016*(1), 117-132. https://doi.org/10.1093/emph/eow006
21. Ho, T. C., Gutman, B., Pozzi, E., Grabe, H. J., Hosten, N., Wittfeld, K., ... & Grotegerd, D. (2020). Subcortical shape alterations in major depressive disorder: Findings from the ENIGMA Major Depressive Disorder Working Group. *Human Brain Mapping*, 1-11. https://doi.org/10.1002/hbm.24988
22. Jacob, Y., Morris, L. S., Huang, K. H., Schneider, M., Rutter, S., Verma, G., ... & Balchandani, P. (2020). Neural correlates of rumination in major depressive disorder: A brain network analysis. *Neuroimage: Clinical, 25*, 102142. https://doi.org/10.1016/j.nicl.2019.102142
23. Kanter, J. W., Cautilli, J. D., Busch, A. M., & Baruch, D. E. (2005). Toward a comprehensive functional analysis of depressive behavior: Five environmental factors and a possible sixth and seventh. *The Behavior Analyst Today, 6*(1), 65-81. http://dx.doi.org/10.1037/h0100055
24. Kassebaum, N. J., Arora, M., Barber, R. M., Bhutta, Z. A., Brown, J., Carter, A., ... & Biryukov, S. (2016). Global, regional, and national disability-adjusted life-years (DALYs) for 315 diseases and injuries and healthy life expectancy (HALE), 1990–2015: a systematic analysis for the Global Burden of Disease Study 2015. *The Lancet, 388*(10053), 1603-1658. https://doi.org/10.1016/S0140-6736(16)31460-X
25. Keller, M. C.; & Nesse, R. M. (2006). The evolutionary significance of depressive symptoms: Different adverse situations lead to different depressive symptom patterns. *Journal of Personality and Social Psychology, 91*(2), 316-330. https://doi.org/10.1037/0022-3514.91.2.316
26. Kennis, M., Gerritsen, L., van Dalen, M., Williams, A., Cuijpers, P., & Bockting, C. (2020). Prospective biomarkers of major depressive disorder: a systematic review and meta-analysis. *Molecular Psychiatry, 25*(2), 321-338. https://doi.org/10.1038/s41380-019-0585-z
27. Krishnadas, R., & Cavanagh, J. (2012). Depression: an inflammatory illness? *Journal of Neurology, Neurosurgery & Psychiatry, 83*(5), 495-502. http://dx.doi.org/10.1136/jnnp-2011-301779
28. Lee, S. T. (2020). Inflammation, depression, and anxiety disorder: a population-based study examining the association between Interleukin-6 and the experiencing of depressive and anxiety symptoms. *Psychiatry Research, 285*, 112809. https://doi.org/10.1016/j.psychres.2020.112809
29. Mazzucchelli, T., Kane, R., & Rees, C. (2009). Behavioral activation treatments for depression in adults: a meta-analysis and review. *Clinical Psychology: Science and Practice, 16*(4), 383-411. https://doi.org/10.1111/j.1468-2850.2009.01178.x
30. McQuaid, R. J., Gabrys, R. L., McInnis, O. A., Anisman, H., & Matheson, K. (2019). Understanding the relation between early-life adversity and depression symptoms: The moderating role of sex and an interleukin-1β gene variant. *Frontiers in Psychiatry, 10*, 151. https://doi.org/10.3389/fpsyt.2019.00151
31. Miller, J. N., & Black, D. W. (2020). Bipolar disorder and suicide: a review. *Current Psychiatry Reports, 22*(2), 6. https://doi.org/10.1007/s11920-020-1130-0
32. Moriguchi, S., Wilson, A. A., Miler, L., Rusjan, P. M., Vasdev, N., Kish, S. J., ... & Varughese, B. (2019). Monoamine oxidase B total distribution volume in the prefrontal cortex of major depressive disorder: An [11C] SL25. 1188 positron emission tomography study. *JAMA Psychiatry, 76*(6), 634-641.
33. Nagy, G., A., Cernasov, P., Pisoni, A., Walsh, E., Dichter, G. S., & Smoski, M. J. (2018). Reward network modulation as a mechanism of change in behavioral activation. *Behavior Modification, 44*(2), 186-213. https://doi.org/10.1177%2F0145445518805682

34. Nandam, L. S., Brazel, M., Zhou, M., & Jhaveri, D. J. (2020). Cortisol and major depressive disorder: Translating findings from humans to animal models and back. *Frontiers in Psychiatry, 10*, 974. https://doi.org/10.3389/fpsyt.2019.00974
35. Osimo, E. F., Pillinger, T., Rodriguez, I. M., Khandaker, G. M., Pariante, C. M., & Howes, O. D. (2020). Inflammatory markers in depression: A meta-analysis of mean differences and variability in 5,166 patients and 5,083 controls. *Brain, Behavior, and Immunity, 40*, 901-909. https://doi.org/10.1016/j.bbi.2020.02.010
36. Park, S. C., Jae-Min Kim J. M., Tae-Youn Jun T. Y., Min-Soo Lee M-S., Jung-Bum Kim J. B., Hyeon--Woo Yim H. W., & Yong Chon Park, Y. C. (2017). How many different symptom combinations fulfil the diagnostic criteria for major depressive disorder? Results from the CRESCEND study, *Nordic Journal of Psychiatry*, 71:3, 217-222.
37. Raison, C. L., & Miller, A. H. (2013). The evolutionary significance of depression in Pathogen Host Defense (PATHOS-D). *Molecular Psychiatry, 18*(1), 15-37. https://doi.org/10.1038/mp.2012.2
38. Rappaport, B. I., Kandala, S., Luby, J. L., & Barch, D. M. (2020). Brain reward system dysfunction in adolescence: Current, cumulative, and developmental periods of depression. *American Journal of Psychiatry*, appi-ajp. https://doi.org/10.1176/appi.ajp.2019.19030281
39. Rolls, E. T., Cheng, W., & Feng, J. (2020). The orbitofrontal cortex: reward, emotion, and depression. *Brain Communications*. https://doi.org/10.1093/braincomms/fcaa196
40. Rubin-Falcone, H., Weber, J., Kishon, R., Ochsner, K., Delaparte, L., Doré, B., ... & Miller, J. M. (2020). Neural predictors and effects of cognitive behavioral therapy for depression: The role of emotional reactivity and regulation. *Psychological Medicine, 50*(1), 146-160. https://doi.org/10.1017/S0033291718004154
41. Seki, K., Yoshida, S., & Jaiswal, M. K. (2018). Molecular mechanism of noradrenaline during the stress-induced major depressive disorder. *Neural Regeneration Research, 13*(7), 1159-1169.
42. Schmaal, L., Veltman, D. J., van Erp, T. G., Sämann, P. G., Frodl, T., Jahanshad, N., ... & Vernooij, M. W. (2016). Subcortical brain alterations in major depressive disorder: Findings from the ENIGMA Major Depressive Disorder working group. *Molecular Psychiatry, 21*(6), 806-812. https://doi.org/10.1038/mp.2015.69
43. Schneck, N.; Tu, T.; Falcone, H. R.; Miller, J. M.; Zanderigo, F.; Sublette, M. E.; ... & Sajda, P. (2020). Large-scale network dynamics in neural response to emotionally negative stimuli linked to serotonin 1A binding in major depressive disorder. *Molecular Psychiatry*, 1-9. https://doi.org/10.1038/s41380-020-0733-5
44. Shadrina, M., Bondarenko, E. A., & Slominsky, P. A. (2018). Genetics factors in major depression disease. *Frontiers in Psychiatry, 9*, 334. https://doi.org/10.3389/fpsyt.2018.00334
45. Simmonds-Buckley, M., Kellett, S., & Waller, G. (2019). Acceptability and efficacy of group behavioral activation for depression among adults: A meta-analysis. *Behavior Therapy, 50*(5), 864-885. https://doi.org/10.1016/j.beth.2019.01.003
46. Slavich, G. M., Giletta, M., Helms, S. W., Hastings, P. D., Rudolph, K. D., Nock, M. K., & Prinstein, M. J. (2020). Interpersonal life stress, inflammation, and depression in adolescence: Testing social signal transduction theory of depression. *Depression and Anxiety, 37*(2), 179-193. https://doi.org/10.1002/da.22987
47. Ushakova, V. M., Morozova, A. Y., Reznik, A. M., Kostyuk, G. P., & Chekhonin, V. P. (2020). Molecular biological aspects of depressive disorders: a modern view. *Molecular Biology, 54*(5), 639-660. https://doi.org/10.1134/S0026893320050118
48. Watson, P. J., & Andrews, P. W. (2002). Toward a revised evolutionary adaptationist analysis of depression: The social navigation hypothesis. *Journal of Affective Disorders, 72*(1), 1-14. https://doi.org/10.1016/S0165-0327(01)00459-1
49. Wittenborn, A. K., Rahmandad, H., Rick, J., & Hosseinichimeh, N. (2016). Depression as a systemic syndrome: mapping the feedback loops of major depressive disorder. *Psychological Medicine, 46*(3), 551-562.

3

Psicoterapia analítica funcional e problemas na formação do *self*

Luis Valero Aguayo

A Psicoterapia Analítica Funcional (FAP, por suas iniciais em inglês: *Functional Analytic Psychotherapy*) é uma terapia que surgiu na década de 1990 no conjunto das chamadas "terapias de terceira geração" ou " terapias contextuais" (Hayes & Hoffman, 2017). Seus principais autores são Kohlenberg e Tsai (1991; Tsai et al., 2009, 2012), que já publicaram diversos manuais em inglês com essa terapia, bem como inúmeros estudos de caso clínicos e de sua eficácia em diversos tipos de problemas. Tem em comum com todas as terapias contextuais o fato de ter suas raízes conceituais e experimentais no behaviorismo radical desde Skinner, e mais especificamente na análise do comportamento e na análise funcional (Skinner, 1953, 1957). Também tem em comum o uso do conhecimento obtido nas investigações dos anos 1980 e 1990 sobre relações de equivalência, seguimento de regras e relações dizer-fazer. Desse modo, a linguagem é a ferramenta fundamental da psicoterapia: duas pessoas conversando com o objetivo de mudar suas vidas.

De forma resumida, podemos descrevê-la como: (1) uma psicoterapia, pois, como muitas outras, consiste basicamente no diálogo entre duas pessoas (terapeuta e cliente), em cuja interação serão resolvidos problemas psicológicos, em um relacionamento intenso e emocional entre ambos, o que promoverá a mudança ao vivo, *in loco*, dentro da própria sessão. (2) É analítica, porque se concentra em comportamentos específicos, não em categorias diagnósticas globais, nem em síndromes nem em transtornos gerais, mas em respostas específicas que são os problemas e melhorias que o cliente pode apresentar dentro da sessão, e também em sua vida diária. Nesse sentido, divide os problemas nos chamados "comportamentos clinicamente relevantes", que são os que realmente importam e que o cliente deseja mudar. (3) E é funcional, porque usa a análise funcional do comportamento para fazer suas hipóteses e tentar mudar as variáveis que mantêm cada problema particular. Suas técnicas são extraídas das estratégias mais conhecidas de modificação do comportamento, mas aplicadas naturalmente ao longo do diálogo e da interação entre terapeuta e cliente. Por esse motivo, o terapeuta deve conhecer e ter formação na análise experimental e funcional do comportamento para se adaptar às características específicas do cliente e aos seus problemas.

Como tal, é uma terapia ideográfica, ou seja, muito apegada ao caso individual, deve estar sempre adaptada a cada problema e a cada pessoa. Ao contrário de outras terapias, a FAP não prescreve tarefas, técnicas ou fases sobre como realizar a terapia passo a passo, mas dá princípios gerais, regras terapêuticas e um processo de interação que o terapeuta deve sempre ter presente ao longo do seu trabalho. Dessa forma, a característica fundamental é que a terapia está centrada nos "comportamentos clinicamente relevantes" (CCR, ou CRB por suas iniciais em inglês: *Clinically Relevant Behaviors*), nos quais três tipos são identificados:

- CRB1, que seriam os comportamentos problemáticos, as queixas ou o que faz o indivíduo sofrer, que ocorrem dentro e fora da sessão, e cujo objetivo durante a terapia é reduzi-las progressivamente.
- CRB2, que seriam os avanços ou melhorias, tanto na terapia quanto na vida diária, que são produzidos e que o terapeuta deve reforçar para que aumentem.
- CRB3, que seriam as respostas verbais do cliente que, com suas próprias palavras, implicam na descrição de análises funcionais ou regras de ação, tanto dentro quanto fora da terapia, que servirão a ele no futuro para direcionar seus objetivos a seguir em sua nova vida após a terapia.

Por ser uma terapia ideográfica, nem todos os CRB são semelhantes em clientes diferentes. Por exemplo, falar muito, rapidamente e interromper o outro podem ser CRB1 para um cliente com pouca capacidade de diálogo, autoritário, ou mesmo que evita falar sobre si mesmo. Em vez disso, eles podem ser CRB2 para um cliente passivo, que fica ansioso com estranhos ou evita confrontar alguém com autoridade.

Outra característica é que, seguindo a orientação comportamental sobre os eventos privados (pensamentos, sentimentos, memórias etc.), na FAP todas essas respostas privadas serão levadas em consideração. Nesse contexto, tudo que é "cognitivo" ou "emocional" não é deixado de lado. Ao contrário, tornam-se evidentes dentro da sessão, agora são mais um comportamento a ser modificado, com as mesmas características e princípios dos demais comportamentos públicos. As memórias traumáticas, sonhos, desejos, pensamentos repetitivos, aversivos etc. são tratados como comportamentos relevantes. Não são a causa (cognitiva) dos seus problemas, são os seus problemas. As causas estão no contexto histórico que a pessoa viveu e no que está acontecendo atualmente. Inclui-se como contexto não só o ambiente externo, mas também o ambiente verbal e as funções da linguagem.

O terapeuta FAP deve ser treinado para identificar e estar atento quando esses três tipos de comportamentos ocorrem, sejam eles quais forem, diante de si durante a sessão e também no dia a dia, e agir de acordo apresentando contingências no momento para tentar mudá-los ou reforçá-los. Para isso, a FAP fornece apenas cinco regras terapêuticas como orientação para o profissional em seu trabalho:

- Regra 1, que implica detectar os CRB, desenvolver no terapeuta uma habilidade e repertório observacional para estar atento a todos os CRB que ocorrerem, principalmente o CRB1, a fim de modificá-los.
- Regra 2, que implica evocar os CRB caso não ocorram; para poder alterá-los devem ocorrer dentro da sessão. Se não ocorrerem diante do terapeuta, ele deve manejar as situações para provocá-los. Para isso pode usar atos fortuitos na interação, exercícios experienciais, tarefas, metáforas, autorrevelações etc.
- Regra 3, reforçar naturalmente, mostrar afeto ou "amor terapêutico" para que o terapeuta possa naturalmente reforçar, usar suas próprias emoções e reações para que atuem como consequências que aumentam os CRB2 e CRB3.
- Regra 4, que envolve observar os efeitos potencialmente reforçadores do comportamento do terapeuta, uma vez que se os comportamentos não aumentam dentro ou entre as sessões, o comportamento não está realmente sendo reforçado. Um reforçador é definido por seus efeitos em aumentar comportamentos. Se não houver mudanças, o terapeuta não está funcionando como reforçador, nem seus esforços de reforço.
- Regra 5, que envolve fornecer interpretações ou regras que descrevam análises funcionais, que podem servir de exemplos para o cliente de suas próprias análises funcionais em suas próprias palavras, buscando assim a generalização funcional e a manutenção ao longo dos progressos.

Outro pilar importante da FAP é que ela usa a relação terapêutica como contexto para fazer todas as mudanças terapêuticas. Deve ser alcançada uma interação terapeuta-cliente que propicie essas mudanças ao vivo. A relação terapêutica não é a razão da mudança, mas é onde todas as ferramentas e técnicas que realmente produzem a mudança serão colocadas em operação. Entre elas, fundamentalmente o papel do terapeuta como público não punitivo (eliminando todo o caráter aversivo que esses problemas já possuem para o indivíduo) e como fonte indispensável de reforço. Desta forma, o reforço social (verbal, gestual, emocional e afetivo) é o que o terapeuta poderá utilizar na técnica de modelagem progressiva, para modificar os comportamentos de CRB1 para CRB2 e CRB3, que seriam as melhorias. Como afirmou Skinner (1988), o fato de ter diante de si um terapeuta que não julga, que não pune e que aceita quem somos é o que produz grande parte da mudança terapêutica desde a primeira sessão. No entanto, se, além disso, o terapeuta valida, normaliza, não psicopatologiza e é uma escuta ativa, consegue também grande parte dos resultados terapêuticos.

Para realizar esse reforçamento, logicamente por se tratar de uma situação entre dois adultos, não será um reforço artificial como ocorre, por exemplo, em técnicas de modificação de comportamento com crianças ou dentro de instituições. Deve ser um reforço natural no diálogo entre os dois, manejando emoções, afetos, apoios, intimidade, autorrevelação etc. Assim, por exemplo, o fato de o terapeuta dar um abraço, ficar empolgado ou rir pode ser mais reforçador do que dizer: "Muito bom, ótimo, gostei."

Por outro lado, levando em consideração as descobertas sobre o seguimento de instruções e relações de equivalência (Hayes, 1989; Sidman, 1994), as instruções diretas não serão usadas, como um terapeuta comportamental ou cognitivo-comportamental faria normalmente, mas serão usados exercícios experienciais, metáforas, exemplos, tarefas etc., qualquer tipo de atividade que possa servir para que surjam CRB nesses momentos.

Além disso, nem a realização de ensaios comportamentais ou "*role playing*" será realizada para buscar generalização para a vida diária, mas sim o que é conhecido como "generalização funcional". Trata-se de conseguir mudar as funções do comportamento dentro da sessão (não sua forma), e se isso for alcançado, essas mesmas funções serão generalizadas para a vida diária, sem treinamento adicional. Assim, por exemplo, com um cliente que aceita tudo o que sua família diz, se submete a isso, evita contradizer etc., se o terapeuta consegue fazê-lo que o confronte, que o critique e se oponha a ele dentro da sessão, o cliente terá adquirido aquela habilidade ao vivo e uma função de reforço ao fazê-la, e não precisará de exercícios para casa e também o fará com segurança na frente de seus parentes.

A FAP também é uma abordagem transdiagnóstica dos problemas psicológicos, podendo ser usada com vários tipos de transtornos. A FAP é uma forma idiossincrática de intervenção, adapta-se à pessoa em particular, portanto, não é baseada em categorias diagnósticas gerais, como DSM-5 ou CID-11, mas sim em uma análise funcional do comportamento individual. Mais do que um conjunto de técnicas, é uma forma de atuar por meio da relação pessoal e afetiva, para que o indivíduo mude seus problemas. Adapta a cada pessoa o conhecimento da análise funcional do comportamento, e o aplica nessa relação pessoal (Tsai et al., 2009).

Este é apenas um resumo da terapia FAP para uma compreensão ampla do processo terapêutico da FAP. Referimos o leitor aos manuais originais em inglês (Holman et al., 2017; Kohlenberg & Tsai, 1991; Tsai et al., 2009, 2012), nos quais são explicados com mais detalhes todos os princípios, regras terapêuticas, técnicas, exemplos de diálogos terapêuticos, instrumentos de avaliação etc. Bem como os manuais publicados em espanhol (Valero & Ferro, 2015, 2018), que incluem também uma grande ênfase nas habilidades terapêuticas e seu treinamento para uma melhor execução do processo de FAP.

EFICÁCIA DA FAP

Desde a publicação do primeiro manual de FAP[2], livros, artigos e relatos de casos sobre essa psicoterapia aumentaram exponencialmente. Acima de tudo, desde a monografia publicada no *International Journal of Behavioral Consultation and Therapy* (2012), esse interesse foi ampliado e os estudos aumentaram não só na América do Norte, mas também no Brasil, Espanha, Reino Unido, Austrália, Colômbia e Itália. Essa extensão é a prova de que sua eficácia é replicada em populações, países e equipes profissionais. Fundamentalmente, as linhas de pesquisa podem ser resumidas em vários campos: (1) estudos sobre a efetividade e eficácia da psicoterapia, (2) estudos sobre as formas de avaliação e instrumentos de medida, (3) estudos sobre a formação e supervisão de terapeutas e (4) estudos sobre a integração ou melhoria de outras terapias.

(1) Estudos sobre a efetividade e eficácia. Em princípio, muitas das publicações foram, e continuam sendo, sobre casos clínicos ilustrativos, uma vez que gradualmente vai se estendendo o tipo de problemas psicológicos aos quais se aplica a FAP. Esses estudos são baseados em desenhos de caso único com dados de eficácia pré-pós, e alguns deles com desenhos multivariados que mostram mudanças progressivas durante o processo terapêutico. Assim, os autores originais começaram com casos clínicos de vários transtornos de personalidade e, especialmente, transtorno de personalidade *borderline*; mas também foram publicados casos subsequentes de problemas depressivos, ansiedade, insônia, pesadelos, estresse pós-traumático, dor crônica, problemas sexuais, relacionamentos de casal, relacionamentos pessoais e íntimos, distúrbios alimentares etc. (Singh & O'Brien, 2017)

Posteriormente, os estudos incluíram a comparação intragrupo, para que os resultados clínicos possam ser testados em grupos maiores de clientes. Por exemplo, o estudo de López et al. (2021) em clientes com um grupo heterogêneo de problemas, desde problemas de relacionamento a transtornos depressivos; e o estudo de Maitland et al. (2016) comparando o grupo da lista de espera e vários transtornos de ansiedade e personalidade. Também foram realizados estudos com desenhos comparativos com grupos de controle de outras terapias; por exemplo, o de Kohlenberg et al. (2002), que por três anos comparou a terapia cognitiva de Beck com o que eles chamaram de terapia intensificada com FAP, no qual houve uma melhora em 79% dos casos, em comparação com 60% na terapia cognitiva. Também o estudo de Gifford et al. (2011) comparando terapia farmacológica *versus* terapia psicológica com ACT e FAP juntas; o último grupo obteve melhores resultados, menos desistências e maior abstinência de seus participantes.

(2) Estudos sobre as formas de avaliação e medição. A partir da FAP, diversos instrumentos de avaliação foram criados com foco não só na medição geral dos resultados, mas também na avaliação do progresso da terapia. Foram criados sistemas de registro dos CRBs ao vivo das próprias sessões ou das gravações. Assim, por exemplo, foram publicados sistemas de registro como a *Functional Analytic Psychotherapy Rating Scale* (FAPRS, Bush et al., 2010), que contém seis códigos para registrar o comportamento do cliente e outros seis para o do terapeuta. Ou o Sistema Multidimensional para a Categorização de Comportamentos na Interação Terapêutica (SiMCCIT, Zamignani & Meyer, 2011), que codifica também a comunicação gestual e categorias descritivas e funcionais de acordo com as contingências que surgem na interação terapeuta-cliente. Por outro lado, as escalas de questionários específicos também foram publicadas, como a *The Experience of Self Scale* (EOSS; Kanter et al., 2001; Valero et al., 2014), que avaliam a concepção de Self que o cliente possui, como explicado mais adiante; ou a *FAP Intimacy Scale* (FAPIS, Leonard et al., 2014), para avaliar comportamentos relacionados à intimidade dentro e fora da terapia; ou a Instantánea Vital de FAP (Ruiz et al., 2020), para avaliar continuamente as mudanças nos valores da vida diária do cliente à medida que a terapia avança.

(3) Estudos sobre a formação e supervisão de terapeutas. Outro campo de pesquisa é a forma de treinar terapeutas e como melhorar suas habilidades sociais. Nesse caso, alguns estudos estavam centrados nessas habilidades interpessoais (Callaghan, 2006), ou na comparação de psicólogos novatos na FAP e o efeito da supervisão (Knott et al., 2019; Manduchi & Shoendorff, 2012; Wielenska & Oshiro, 2012), incluindo o formato de supervisão de terapeutas por meio da internet (Kanter et al., 2013).

(4) Estudos sobre a integração com outras terapias. Dada a natureza idiossincrática da FAP e seu uso do contexto e da relação terapêutica, numerosos estudos também foram realizados para mostrar a integração da FAP com outras terapias e outros contextos. Por exemplo, o programa LIVE para adolescentes (Gaynor & Lawerence, 2002), combinando FAP com intervenção social e habilidades sociais ao vivo; ou o estudo de Maitland e Gaynor (2012) sobre a integração de FAP e Terapia Interpessoal, que melhorou seus resultados. Integrando FAP com terapia

para relações de casal (Holman et al., 2012); incluindo a chamada *Functional Analytic Rehabilitation* (Dykstra et al., 2010) com pessoas com transtornos mentais graves em instituições psiquiátricas; bem como sua aplicação a crianças com transtornos de oposição desafiante (Vandenberghe & Basso, 2004), e adolescentes com problemas de habilidades sociais tratados em grupos (Cattivelli et al., 2012; Padilla, 2014). Da mesma forma, integrações com outras terapias contextuais também foram publicadas, neste caso a chamada *Functional Analytic Acceptance and Commitment Therapy* (FACT, Callaghan et al., 2004; Brem et al., 2020; Gifford et al., 2011; Macías & Valero, 2020), que combina os princípios de ambas as terapias, incluindo exercícios e metáforas, além de trabalhar dentro da sessão e da relação terapêutica, para a fim de melhorar os resultados clínicos e fazê-lo, também, de forma breve. Também foram publicados estudos combinando a FAP com ativação comportamental (Manos et al., 2009, McClafferty, 2012; Montaño et al., 2018) para melhorar os resultados em problemas depressivos e em programas antitabaco. E, por fim, também surgiram estudos integrando FAP com *mindfulness*, embora os resultados tenham sido semelhantes com ou sem ela (Bowen et al., 2012). Também foram publicados estudos aplicando FAP de forma grupal (Ruiz & Ruiz, 2018, Vandenberghe et al., 2018).

Revisões mais extensas dessas publicações podem ser encontradas em artigos como Kanter et al. (2017), Mangabeira et al. (2012), Ribeiro et al. (2013) e em livros como Tsai et al. (2010), Valero e Ferro (2015, 2018).

O CONCEITO DE *SELF* ENTRE A FILOSOFIA E A PSICOLOGIA

Existem múltiplas concepções sobre o *self* a partir de diferentes orientações psicológicas. O início da história psicológica do *self* pode ser localizado nos escritos de William James sobre "A consciência do *self*" nos *Princípios de Psicologia* (1890/1989), em um conceito de interação das relações internas com as externas, do *self* material (corpo) junto com o *self* social (ambiente) e o *self* espiritual (pensamentos e ideias). Desde então, as diferentes concepções psicológicas oscilam entre dois polos: um conceito de *self* unitário *versus selfs* múltiplos e um conceito de *self* pessoal *versus* uma identidade social (Ashmore & Jussim, 1997).

O que todas as teorias psicológicas atuais têm em comum é considerar o *self* como um conceito "interno" (privado), no qual uma entidade de natureza diferente do corpo é considerada, como uma segunda entidade que percebe, vê, zela, decide ou influencia esse corpo. Os bilhões de conexões entre nosso ambiente, nosso corpo e nosso cérebro dão origem, em sua complexidade, a um novo fenômeno que chamamos de "consciência", a criação de uma representação cada vez mais sofisticada dos mundos exterior e interior. Não há explicação científica para o surgimento desse outro comportamento, e a busca de uma causa neurológica, mesmo a busca do "spin" dentro das partes do átomo que diferencia alguns neurônios de outros ao "tomar consciência", é uma busca fútil, porque essa consciência é sempre interativa, não poderia ser entendida sem interagir com o meio, é sempre uma "consciência de algo".

A partir dos 2 a 3 anos, uma criança consegue diferenciar a imagem de si mesma no espelho, pode tirar uma mancha do rosto ao se ver naquele espelho, não tenta tirar no espelho, não se confunde com outra criança que estava na frente como os outros animais costumam fazer. Isso seria uma tomada de consciência do próprio corpo, como algo separado do resto do ambiente. No entanto, um comportamento diferente é falar (pensar) de si mesmo como alguém diferente, alguém que tem uma representação de quem ele é, como é, o que quer, o que acontece com ele etc.

Com 10 anos já temos mais de 10 mil horas de reflexão social, pensando sobre as relações sociais, sobre o que os outros pensam e sentem, em como obter ou melhorar as nossas relações. Essa contínua reflexão verbal mantém ainda mais esse aprendizado com as relações sociais. A capacidade de coordenar ações com outros seres humanos, como seres sociais, é o que nos permitiu evoluir e nos adaptarmos ao exigente ambiente físico e sobreviver como espécie.

As teorias psicológicas, especialmente as cognitivas, deixaram de lado o *self* como uma construção pessoal, como algo global, para enfocar os diferentes *selfs*, as diferentes habilidades cognitivas, processos ou conceitos. Assim, falamos de múltiplos *self* ou auto: autoestima, autocontrole, autoimagem, autoconhecimento, autoaceitação, autonegação, autorrealização, autointeresse, autopersistência, autorreferência etc. Considerando, então, o *self* como um conjunto de atividades "mentais", cada uma apropriada a uma circunstância ou comportamento externo. O importante não seria uma concepção unificada e única, mas distintas concepções para atuar na realidade, dentro do meio social em que o indivíduo vive (Martin e Barresi, 2006).

Alguns autores da psicologia social conceberam a construção do *self* a partir de uma teoria da "identidade social" (Martin e Barresi, 2006), em que a pessoa formaria sua própria identidade em relação ao grupo em que atua. Também como modelo dramatúrgico (Goffman, 1959), em que a pessoa desempenha um papel social em diferentes momentos, e esse papel faz parte do tecido social e do "drama da vida" (Pérez-Álvarez, 2014). Outros propuseram a teoria do *script* (Tomkins, 1962) para descrever como as crianças podem desenvolver um conceito de *self* em um ambiente social. Aqui, a explicação se concentra nos scripts de interações específicas que as crianças viveram em sua vida com outras pessoas.

A partir da filosofia da linguagem de Wittgenstein (1953/2017), o conceito de *self* e identidade pessoal deve ser entendido no contexto da ruminação nos termos verbais aplicados ao próprio indivíduo, ou seja, a partir de nomes próprios e pronomes pessoais (eu, meu, me etc.) como formas verbais de autorreflexão. Por outro lado, o uso desses pronomes costuma eliminar os problemas de identificação da ação, sou sempre *eu* quem faço alguma coisa. E, por outro lado, ao identificar na mesma pessoa as várias ações com *eu* (eu sou, eu tenho, eu não faço, eu mostro, eu dou etc.) se dá uma unidade a essas ações. Se cada ação tivesse um assunto diferente, poderíamos falar de pessoas diferentes, cada uma com um nome, e isso não é comum em nosso meio verbal e social. Dessa forma, mesmo nos casos em que é possível falar de dupla personalidade, como aparece em alguns filmes, há apenas uma pessoa por trás de todas as ações produzidas. Assim, a linguagem estabelece a forma de falar sempre da mesma pessoa.

Essa filosofia foi transferida para as concepções da escola de Oxford com Ryle (1949/2005) e Austin (1962/1981), que consideravam a fala privada e a fala pública no mesmo nível; sensações privadas ou emoções semelhantes a estados públicos dessas emoções. Aqui, o *self* não seria senão aquele comportamento privado, fala privada sobre si mesmo, que responde às ações e às relações do indivíduo com seu meio social. A fala, novamente, forma o conceito que temos de nós mesmos, que, por sua vez, é dado por nosso comportamento público.

Essas concepções de *self* como linguagem, autodiálogo ou identidade social são as que também embasam a concepção das diversas terapias de terceira geração, como um *self* contextual, gerado e dependente do contexto verbal e social em que a pessoa se desenvolveu e vive.

O CONCEITO DE *SELF* CONTEXTUAL

Do ponto de vista contextual, a linguagem seria fundamental nessa interação, pois quando esse novo comportamento é adquirido como verbal (sempre em interação social) é quando podemos nos comunicar ou ter um diálogo interno em que "tomamos consciência das coisas". Podemos narrar aos outros (ou a nós mesmos) o que vimos, o que fizemos, o que dissemos ou mesmo o que pensamos. Alguém que mostra uma vida na primeira pessoa. Além disso, uma pessoa que tem continuidade no tempo. Temos consciência de ser uma pessoa, diferente das outras, e sermos os mesmos desde a infância até o presente, mesmo que mudemos nossa forma de pensar, comportamentos relacionais ou atividades cotidianas. Inclusive que somos a mesma pessoa a cada momento, dormimos e quando acordamos somos a mesma pessoa, e embora estejamos com pessoas diferentes também consideramos que somos a mesma pessoa (embora às vezes tenhamos comportamentos muito diferentes dependendo do tempo, dependendo das pessoas ou situações em que estamos).

Não há um centro de controle no cérebro, há um fluxo contínuo de experiências, e todas essas experiências representariam a consciência do *self*. Não existe um *self* isolado e separado do mundo, mas sim uma rede de relações, uma história singular, mas formada coletivamente na interação com outros seres verbais. A conexão é importante e é a interação fundamental que nos forma como pessoas, incluindo o conceito de *self* que passamos a ter.

A consciência do *self* não é um acesso privilegiado, interoceptivo ou privado dos pensamentos, emoções, sensações e memórias que todos nós temos. Isso supõe uma posição dualística em que uma «segunda pessoa» observa e pode sentir o que a primeira pessoa faz. É a posição filosófica e cultural transmitida por muito tempo, a de um «homúnculo interno» que recebe, processa, decide e executa as ações do corpo, e esse homúnculo denominado «mente» seria aquele em que se institui essa «segunda pessoa» que observa e controla o que acontece à primeira como uma entidade biológica. Uma posição que supõe uma confusão lógica, ao atribuir causa a uma entidade que, por sua vez, deve ter outra causa, e que não é verificável de forma empírica. A formação do *self* não parte da «mente» ou daquele observador interno, mas viria a ser criada da mesma forma que em todas as outras pessoas, e que observamos externamente nela, a partir de comportamentos externos (incluindo verbais) que são promovidos nas interações com os demais.

Por exemplo, quando uma pessoa interage pouco em grupo, está sempre calada, com os olhos baixos e sem intervir no grupo, os outros começam a tentar atraí-la, perguntam-lhe o que pensa, se está mal, por que está tão calada etc. Essas interações já estão formando uma ideia de *self* como uma pessoa tímida, séria, hostil, até mesmo fraca ou estúpida. Não é preciso muita história desse tipo, para que a pessoa já tenha assumido um conceito de "*self tímido*", mas também assume que "é" assim, que sua "personalidade" é assim. Uma vez que esse conceito de *self* seja estabelecido, ele agirá com esse padrão em outras circunstâncias, mesmo que sejam novas, e ainda mais se forem desconhecidas. No entanto, a causa não está em seu *self*, ou em sua "personalidade", mas na história das interações que ele teve para formá-la.

O CONCEITO DE *SELF* DA FAP

Levando em consideração essa concepção contextual sobre como abordar eventos privados, e a construção do *self* a partir da linguagem e das interações sociais, Kohlenberg e Tsai (1991) elaboraram uma explicação sobre como o *self* pode ser formado verbalmente, e como os problemas clínicos podem aparecer em decorrência de uma formação inadequada desse *self*.

Partem do fato de que a verbalização do Eu (*self*) surge como uma unidade verbal independente, por meio do aprendizado de vários estágios progressivos: (1) O aprendizado inicial ocorre com pequenas unidades verbais, palavras únicas como "papai... mamãe... leite... pão... cachorro... bola...", a partir das quais os pais costumam ensinar a relação entre uma palavra e os objetos que a ela se referem. (2) Frases como "Eu quero... entendo... eu tenho... eu digo..." aparecem mais tarde, quando há um estímulo discriminativo generalizado (Eu) que é comum a várias outras sentenças e declarações, nas quais diferentes ações são combinadas a um denominador comum na palavra "eu". (3) Em um terceiro estágio, essas unidades se tornam mais complexas, com pelo menos três termos, como em "Eu quero doce... eu vejo um cachorrinho... eu estou com uma bola... eu digo mamãe...". A partir desse treinamento com múltiplos exemplares, surge a unidade funcional "Eu X", a partir da qual o estímulo público é reforçado pelos pais ou outros ouvintes (porque eles lhe dão um doce, compram um cachorro para ele, o deixam jogar bola ou o acariciam porque dizem seu nome), mas é complementado pelo controle da estimulação privada da pessoa que é comum a todas essas frases.

O *self* surge como unidade funcional verbal, sob o controle da estimulação privada da localização física de todas aquelas frases e vivências, do lugar onde "se quer... se vê... se tem... se diz...". O *self* estaria sob controle de estímulo de uma tomada de perspectiva, um controle de estímulo generalizado (uma abstração) em várias situações, contextos e pessoas. Esse *self* é comum em casa, na escola, com os pais, com os amigos, brincando ou comendo etc. (4) E em um quarto estágio, esse conceito do *self* como uma unidade generalizada é adquirido de forma privada, que é comum a todas as ações, verbalizações, emoções, sensações, pensamentos etc., ou seja, é algo comum a todas as atividades públicas e privadas dessa pessoa.

Assim, dependendo das experiências que o indivíduo teve na formação desse conceito de *self*, ele pode estar de uma forma ou de outra, mais em contato e sob controle de estímulos externos, do meio social, das contingências dos demais; ou mais sob o controle de estímulos privados, de suas próprias sensações, necessidades e desejos. Tanto algumas concepções quanto outras sobre o *self* têm sua razão de ser sempre na história da pessoa, mas no momento presente podem ser problemáticas frente às contingências e ao contexto social do momento.

PROBLEMAS DO *SELF* NA FAP

A partir da FAP, o conceito de *self* pode ser uma forma de transdiagnóstico, uma vez que os problemas do *self* são comuns a vários tipos de problemas (formas de comportamento). Ou seja, um problema de personalidade *borderline*, de ansiedade generalizada, ou outro de vícios de jogo podem ter como elementos comuns um determinado problema do *self*.

De acordo com Kohlenberg e Tsai (1991, 2001) poderia haver transtornos leves do *self*, fundamentalmente dois tipos de problemas comuns a muitos transtornos

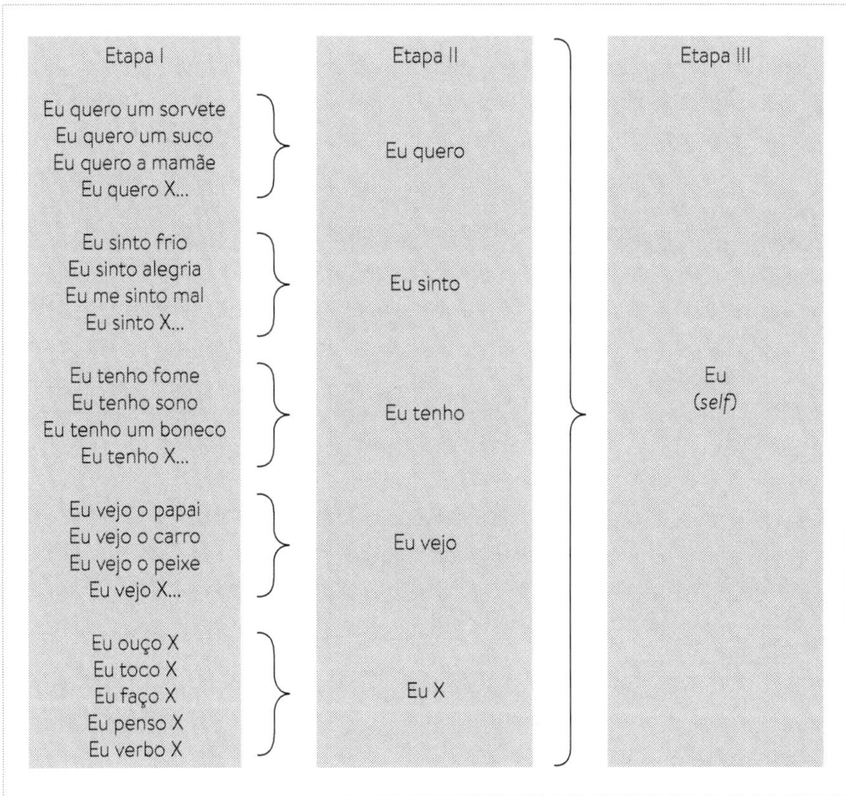

Figura 1 Esquema da formação do conceito de self segundo a análise de Kohlenberg e Tsai (1991) (reproduzida com permissão dos autores).

psicológicos: um *self* inseguro, naquelas pessoas que têm dificuldade em saber o que querem, o que sentem ou o que pensam; e um *self* instável, nas pessoas que são muito sensíveis às opiniões ou críticas dos outros e têm dificuldade em estabelecer relacionamentos íntimos e tendem a evitá-los. Talvez, poderíamos acrescentar também um *self* ambivalente, naquelas pessoas que mudam rapidamente com as pessoas ao seu redor, mostram vários tipos de personalidade e rapidamente alternam entre estados emocionais; e um *self* fraco, naquelas pessoas com histórico de punição permanente, com graves déficits de habilidades sociais, que também evitam relacionamentos íntimos e nunca expressam suas emoções.

Quando esses problemas são mais sérios, produzem maior sofrimento no indivíduo ou maiores problemas em suas interações com os outros, podemos falar de transtornos graves do *self*. Nesse caso, a intensidade desses mesmos comportamentos levaria a uma comparação com as já clássicas descrições de transtornos de personalidade (Kohlenberg & Tsai, 1991, 2009; Valero & Ferro, 2015), como transtorno de personalidade *borderline* ou transtorno de personalidade múltipla.

Levando em consideração essa concepção contextual sobre o *self*, formada verbal e socialmente, poderíamos considerar vários tipos de problemas que dependeriam da história do indivíduo. Especificamente, podemos falar de vários tipos, dependendo se o indivíduo passou por uma história de (1) contingências incongruentes, (2) não sistemáticas, (3) invalidantes ou (4) sem controle de estímulo específico.

Assim, por exemplo, uma pessoa que teve contingências incongruentes aplicadas por ambos os pais, às vezes pelas mesmas coisas que o pai pune e a mãe protege ou reforça, terá uma ambivalência em seu conceito de *self*, será diferente dependendo de com quem está em cada momento, e pode desenvolver um repertório de mentiras, para atuar com uma "máscara", de forma que mostre uma cara na frente de um dos pais e outra na frente do outro. Se a história dessa pessoa continuar com tais contingências incongruentes, esse repertório pode se repetir na adolescência e, mais tarde, na vida adulta. Assim, teremos uma pessoa que dá uma cara com o chefe e outra com os colegas, uma com os amigos e outra com o parceiro; enfim, talvez alguém que chamaríamos de hipócrita, ou alguém que vem à terapia porque não sabe quem é, se sente vazio por trás de uma máscara que não é ele mesmo.

Um problema de *self* também pode surgir com uma história de contingências não sistemáticas, caprichosas, dependendo do humor dos pais, cuidadores, professores ou amigos. Esses tipos de contingências tendem a desenvolver comportamentos erráticos, aleatórios, sem consistência ou continuidade. Nesses casos, esse conceito de *self* pode ser muito volátil, não tendo estabilidade no tempo, o indivíduo não tem certeza de quem é e, dependendo do momento, seu humor e seu conceito de *self* podem mudar. Ele pode ser considerado "uma pessoa muito valiosa" em um dado momento, e no dia seguinte "um desastre como pessoa"; pode pensar que é "capaz de atingir seus objetivos", e uma semana depois considerar que "ele é um inútil e nunca terminará o que começou". Teríamos uma pessoa com um conceito de *self* bastante instável, uma pessoa que não é constante, não cumpre as suas promessas, com muitos comportamentos de procrastinação e que vem à terapia porque considera que é "um fracasso". Em casos mais graves, também pode levar a comportamentos que entrariam no diagnóstico de "personalidade esquizoide ou paranoica", uma vez que a pessoa não teria estabilidade em seu conceito de *self*, e muitas respostas supersticiosas e/ou mágicas podem ser reforçadas, sem relação real com o ambiente em que a pessoa vive.

Um problema de *self* vai ter uma maior probabilidade de surgir quando o indivíduo recebeu contingências invalidantes em sua história, de punição continuada, principalmente se ouviu repetidamente no seu meio frases como "você é inútil... você não sabe fazer nada... você não vale nada... você é burro...". Quando a pessoa tiver essa história, seu conceito de *self* será absolutamente negativo e ela assumirá como seus os conceitos que os outros têm dela. Dessa forma, se não tiver uma história diferente na adolescência (porque talvez seja tratada da mesma forma, marginalizada e sofra *bullying*) nem na vida adulta (porque seu chefe é um tirano, ou tem um parceiro muito dominante, até maltratante), então é provável que seu conceito de *self* seja muito fraco, alguém que não vale nada e está sempre à disposição dos outros, alguém que não teria um conceito de *self* se não em referência ao que os outros o consideram ou o utilizam. Assim, teríamos uma pessoa tímida, com poucas habilidades sociais, reservada, com problemas depressivos e que viria para terapia por ter problemas de autoestima, pensamentos ruminativos ou depressão. Um paralelo poderia ser feito com "transtorno de personalidade esquiva" ou "personalidade dependente".

Pode-se falar também de um conceito de *self* ausente, no sentido de que esse conceito de *self*, apesar de ser inicialmente formado por influência familiar e social, não teve aquele primeiro controle público e depois privado, mas assumiu praticamente um controle de eventos privados quase exclusivamente. Seja em razão de um ambiente invalidante que puniu todas as opções da pessoa, ou de um ambiente altamente reforçador de eventos privados (por exemplo, atendendo apenas à dor, às grandes emoções, às crises relacionais), foi sendo criado um conceito de *self* próprio, praticamente sem contato com as contingências reais do ambiente, no qual o próprio pensamento e estado emocional são fundamentais para outras atividades. Nesses casos, a pessoa se isola de tudo que a cerca, não se dá conta das contingências presentes ao seu redor, age a seu modo e praticamente sem controle social. Porém, esse isolamento pode fazer com que seja vivenciado um *self* estável, algo permanente, que não depende dos outros e que a própria pessoa o experimenta como desejável e agradável. A questão é que um *self* estável que não se adapta às contingências reais do ambiente terá problemas relacionais. Por exemplo, podem ser pessoas que se estimam muito, pensam apenas em si mesmas e no que lhes interessa, representam e interpretam erroneamente as ações dos outros e tudo deve ocorrer de acordo com seus desejos. Se assim não for, explodem e apresentam acessos de cólera ou raiva, com fortes alterações emocionais, dependendo sempre dos seus desejos e vontades, mais do que das reais circunstâncias que os rodeiam. São casos clínicos que aparecem na terapia com os episódios típicos de transtorno de personalidade *borderline* ou transtorno passivo-agressivo, até mesmo personalidade antissocial.

Finalmente, um problema do *self* pode surgir de uma história de aprendizagem em que a pessoa não obteve um controle privado e bem estabelecido sobre o conceito de *self*. Ou seja, nas etapas verbais propostas anteriormente sobre como se forma esse conceito de *self*, os pais ou o meio social utilizam estímulos públicos para confirmar (reforçar) esse conceito. Assim, reforçam a coragem quando a criança permite que uma ferida seja tratada mesmo que doa, reforçam a sinceridade porque ela confessa algo mesmo que vá receber um corretivo naquele momento, ou reforçam a habilidade ou inteligência quando a criança apresenta suas notas ou atividades escolares. Porém, progressivamente, esse controle deve passar para estímulos privados derivados dessas ações, ou seja, sentir-se corajoso por suportar a dor, sentir-se sincero por ter confessado ou sentir-se inteligente pelo que foi conquistado na escola. Depois de aprender com muitas situações desse tipo, sentir-se "corajoso, sincero ou inteligente" não por causa do que os outros dizem ou fazem, mas por causa de suas próprias emoções e pensamentos privados. A partir da linguagem privada (pensamento), o indivíduo adquire esse conceito de *self* como entidade a partir da qual atua, com todas as características ou conceitos que adquiriu ao longo do tempo. Nesses casos, então, um problema de *self* fraco ou inseguro pode surgir assim que aquele controle específico de eventos privados não for alcançado, e o conceito de *self* dependeria então das reações de outros, exclusivamente de contingências externas. Teríamos, assim, uma pessoa que sempre se deixa levar pela opinião dos outros, não sabe o que fazer se alguém não lhe diz, tem dúvidas constantes sobre qualquer coisa, não toma as suas próprias decisões, até as suas emoções são as mesmas dos outros nesse momento. Na terapia seria uma pessoa com dúvidas sobre seu companheiro, sobre seu trabalho, sobre suas decisões na vida, que não sabe quem é porque sempre se deixa levar pelos outros, que sempre concorda com o terapeuta, que não sabe o que quer e se considera uma pessoa passiva no controle de sua própria vida.

Porém, não se deve considerar essas categorias do *self* como se fossem diagnósticas de forma psicopatológica ou DSM-5, mas como concepções que o indivíduo tem sobre si mesmo, como se vê e se considera (semelhante ao autoconceito cognitivo) e que poderiam ser os fatores de sua aprendizagem vital que condicionaram os problemas atuais, que embora possam receber diferentes categorias diagnósticas em razão do seu comportamento, essa concepção de um *self* privado, formado verbalmente e socialmente, tem uma função comum.

Além disso, não devemos esquecer que todos esses "conceitos de *self*" da FAP são hipóteses sobre o fundamento de muitos problemas clínicos, não foram testados independentemente dos próprios problemas, e são apenas hipóteses transdiagnósticas da origem de muitos desses problemas que aparecem na terapia. Essa teoria não é proposta como uma causa única, nem como uma etiologia de problemas psicológicos de personalidade ou qualquer outro, mas sim uma hipótese de problemas comuns (transdiagnóstico) que podem estar na base de outros problemas categorizados como psicopatológicos em diagnósticos formais. Aqui é proposto um diagnóstico funcional, a relação de controle entre uma determinada história de aprendizagem sobre uma concepção de *self* verbal e social e a manutenção atual de problemas psicológicos que fazem o indivíduo sofrer.

Como já defendemos anteriormente, esse conceito de *self* não é uma «personalidade» ou «processo mental» que está dentro do indivíduo, mas sim o produto de sua história verbal e social. Desse modo, se mudarmos essa história verbal e social durante a psicoterapia, poderemos mudar no futuro essa concepção individual do *self* e, portanto, também, os diferentes problemas psicológicos aos quais eles teriam dado origem no momento atual.

ABORDAGEM DE PROBLEMAS DE *SELF* EM FAP

Conforme explicado anteriormente, a FAP estabelece durante a relação terapêutica os contextos verbal e emocional, nos quais os CRB podem ser modificados progressivamente. Nos casos em que o terapeuta levanta a hipótese de um problema do *self*, o tratamento se concentraria em moldar ao longo das sessões, com os procedimentos já descritos, um conceito de *self* que esteja mais de acordo com as circunstâncias e o contexto de vida dessa pessoa. Isso implica reforçar as expressões do cliente nas quais ele expressa suas próprias emoções, pensamentos, decisões, desejos, sempre levando em consideração o contexto de interação social em que se encontra. Em princípio, no diálogo com outro adulto em uma consulta clínica; e mais tarde em interações com seu parceiro, familiares, amigos, estranhos etc. É preciso desenvolver uma congruência entre o controle público e o privado do *self*, de forma que se adapte ao contexto em que a pessoa vive.

Conforme explicado anteriormente, a FAP é uma terapia idiossincrática e não define os mesmos objetivos para todos os clientes. Se for um problema de *self* instável, deve-se reforçar a estabilidade, reforçar uma congruência entre o que a pessoa diz e faz, reforçar uma consistência ao longo do tempo de suas opiniões, sentimentos e emoções. Se hipotetizamos um *self* fraco, com muitos comportamentos de dúvida, sem expressar suas emoções, com grande timidez etc., teremos de reforçar afirmações mais assertivas, que expressem emoções cada vez mais privadas e íntimas, capazes de enfrentar e refutar opiniões etc. Deve-se considerar que o terapeuta irá reforçar, de forma social e emocional, os comportamentos adequados que são considerados avanços terapêuticos. Ele vai fazê-lo sobre as afirmações e comportamentos externos do indivíduo na própria sessão, mas deve ajustar esse reforço natural à congruência também com os eventos privados dessa pessoa. É preciso levar em conta suas emoções e pensamentos e, para isso, expressá-los, abrir-se e deixar que os eventos privados assumam o controle junto com os públicos; trata-se de reforçar o máximo possível de expressões do tipo "Eu X". O terapeuta não vai se concentrar em uma enteléquia ou conceito mental de *self*, mas nas expressões diretas que aparecem na consulta, do tipo "sinto X... decidi X... percebi X... estou feliz comigo mesmo... vejo que posso controlar minha vida...".

Em suma, esses tipos de interações verbais são reforçados ao longo da terapia, de modo que um *self* vai sendo formado sob o controle privado, das emoções e pensamentos que possui, mas também sob o controle público dos estímulos (principalmente verbais e sociais) que mantêm essa imagem de si mesmo. Quando o indivíduo tem esses novos repertórios, esses novos padrões verbais de comportamento, está sob contingências naturais que ocorrem durante o processo terapêutico, e também aquelas que ocorrem em seu cotidiano, e vai saber se adaptar e funcionar de forma ótima na sua vida, com objetivos de vida que valem a pena.

REFERÊNCIAS

1. Ashmore, R. D., & Jussim, L. (1997). *Self and identity: fundamental issues.* Oxford University Press.
2. Austin, J. L. (1962/1981) *Sentido y percepción.* Tecnos.
3. Bowen, S., Haworth, K., Grow, J., Tsai, M., & Kohlenberg, R. (2012). Interpersonal mindfulness informed by functional analytic psychotherapy: findings from a pilot randomized trial. *International Journal of Behavioral Consultation and Therapy, 7*(2-3), 9-15. https://dx.doi.org/10.1037/h0100931
4. Brem, M. J., Coop Gordon, K., & Stuart, G. L. (2020). Integrating acceptance and commitment therapy with functional analytic psychotherapy: a case study of an adult male with mixed depression and anxiety. *Clinical Case Studies, 19*(1), 34-50. https://doi.org/10.1177/1534650119883351
5. Busch, A. M., Callaghan, G. C., Kanter, J. W., Baruch, D. E., y Weeks, C. E. (2010). The Functional Analytic Psychotherapy Rating Scale: a replication and extension. *Journal of Contemporary Psychotherapy, 40*, 11-19. https://doi.org/10.1007/s10879-009-9122-8
6. Callaghan, G. M. (2006). The Functional Assessment of Skills for Interpersonal Therapists: The FASIT System. *The Behavior Analyst Today, 7*, 399-433. https://dx.doi.org/10.1037/h0100158
7. Callaghan, G. M., Gregg, J. A., Marx, B. P., Kohlenberg, B. S., & Gifford, E. (2004). FACT: The utility of an integration of Functional Analytic Psychotherapy and Acceptance and Commitment Therapy to alleviate human suffering. *Psychotherapy: theory, research, practice, and training, 41*, 195-207. https://doi.org/10.1037/0033-3204-41.3.195
8. Cattivelli, R., Tirelli, V., Berardo, F., & Perini, S. (2012). Promoting appropriate behavior in daily life context using Functional Analytic Psychotherapy in early-adolescent children. *International Journal of Behavioral Consultation and Therapy, 7*, 2-3, 25-32. https://dx.doi.org/10.1037/h0100933
9. Dystra, T. A., Shontz, K. A., Indovina, C. V., & Moran, D. J. (2010). The application of FAP to persons with serious mental illness. En JW Kanter, M. Tsai & RJ Kolenberg (eds). *The practice of Functional Analytic Psychotherapy.* (pp. 205-224). Philadelphia: Springer.
10. Gaynor, S. T., & Lawrence, P. S. (2002). Complementing CBT for depressed adolescents with learning through in vivo experience (LIVE): Conceptual analysis, treatment description, and feasibility study. *Behavioral and Cognitive Psychotherapy, 30*, 79-101. https://doi.org/10.1017/S135246580200108X

11. Gifford, E. V., Kohlenberg, B. S., Hayes, S. C., Pierson, H. M., Piasecki, M. P., Antonuccio, D. O., & Palm, K. M. (2011). Does acceptance and relationship-focused behavior therapy contribute to bupropion outcomes? A randomized controlled trial of functional analytic psychotherapy and acceptance and commitment therapy for smoking cessation. *Behavior Therapy, 42*, 700-715. https:/doi.org/10.1016/j.beth.2011.03.002
12. Goffman, I. (1959). *The presentation of self in everyday life.* University of Social Sciences of Edinburg.
13. Hayes, S. C. (1989) *Rule-governed behavior: cognition, contingencies, and instructional control.* Plenum Press.
14. Hayes, S. C., & Hofmann, S. G. (2017). The third wave of cognitive behavioral therapy and the rise of process-based care. *World Psychiatry, 16*(3), 245-246. https://doi.org/10.1002/wps.20442
15. Holman, G., Kanter, J., Tsai, M., & Kohlenberg, R. (2017). *Functional analytic psychotherapy made simple: a practical guide to therapeutic relationships.* New Harbinger.
16. Holman, G., Kohlenberg, R. J., & Tsai, M. (2012). Development and preliminary evaluation of a FAP protocol: Brief Relationship Enhancement. *International Journal of Behavioral Consultation and Therapy, 7*, 2-3, 52-57. https://dx.doi.org/10.1037/h0100937
17. James, W. (1890/1989). *Principios de Psicología.* Fondo de Cultura Económica.
18. Kanter, J. W., Manbeck, K., Kuczynski, A. M., Maitland, D. M., Villas-Bôas, A., & Reyes, M. (2017). A comprehensive review of research on Functional Analytic Psychotherapy. *Clinical Psychology Review, 58*, 141-156. https://doi.org/10.1016/j.cpr.2017.09.010
19. Kanter, J. W., Parker, C., & Kohlenberg, R. J. (2001). Finding the self: A behavioral measure and its clinical implications. *Psychotherapy: Theory, Research and Practice, 38*, 198-211. https://doi.org/10.1037/0033-3204.38.2.198
20. Kanter, J. W., Tsai, M.; Holman, G., & Koerner, K. (2013). Preliminary data from a randomized pilot study of web-based Functional Analytic Psychotherapy therapist training *Psychotherapy, 50*(2), 248-255. https://doi.org/10.1037/a0029814
21. Knott, L. E., Wetterneck, C. T., Norwood, W., & Bistricky, S. L. (2019). The impact of training in functional analytic therapy on therapists' target behavior. *Behavior Analysis: Research and Practice, 19*(2), 164. https://dx.doi.org/10.1037/bar0000095
22. Kohlenberg, R. J., Kanter, J. W., Bolling, M.Y., Parker, C., & Tsai, M. (2002). Enhancing cognitive therapy for depression with functional analytic psychotherapy: Treatment guidelines and empirical findings. *Cognitive and Behavioral Practice, 9*(3), 213-229. https://doi.org/10.1016/S1077-7229(02)80051-7
23. Kohlenberg, R. J., & Tsai, M. (1991). *Functional analytic psychotherapy. Creating intense and curative therapeutic relationship.* Plenum Press
24. Kohlenberg, R. J., & Tsai, M. (2001). Hablo, luego existo: una aproximación conductual para entender los problemas del yo. *Escritos de Psicología, 5*, 58-62.
25. Leonard, R. C., Knott, L. E., Lee, E. B., Singht, S., Smith, A. H., Kanter, J., Norton, P. J., & Wetterneck, C. T. (2014). The development of the Functional Analytic Psychotherapy Intimacy Scale. *Psychological Record, 64*, 647-657. https://doi.org/10.1007/s40732-014-0089-9
26. López, M. A., Ferro, R., Calvillo, M., & Valero, L. (2021). Importance of the therapeutic relationship: Efficacy of Functional Analytic Psychotherapy with different problems. *Clínica y Salud* (no prelo).
27. Macías, JJ, & Valero, L (2020). *Fundamentos y aplicaciones clínicas de FACT: Una intervención para abordar el sufrimiento humano a través de las terapias contextuales.* Pirámide (en prensa).
28. Maitland, D. W. M., Petts, R.A., Knott, L. E., Briggs, C. A., Moore, J. A., & Gaynor, S. T. (2016). A randomized controlled trial of functional analytic psychotherapy versus watchful waiting: enhancing social connectedness and reducing anxiety and avoidance. *Behavior Analysis: Research and Practice, 16*(3), 103-122. http://dx.doi.org/10.1037/bar0000051

29. Maitland, D. W. M., & Gaynor, S. T. (2012). Promoting efficacy research on Functional Analytic Psychotherapy. *International Journal of Behavioral Consultation and Therapy*, 7, 2-3, 63-71. https://dx.doi.org/10.1037/h0100939
30. Manduchi, K., & Schoendorff, B. (2012). First steps in FAP: Experiences of beginning FAP therapist with an obsessive-compulsive personality disorder client. *International Journal of Behavioral Consultation and Therapy*, 7(2-3), 72-77. https://dx.doi.org/10.1037/h0100940
31. Mangabeira, V., Del Prette, G., & Kanter, J. (2012). Functional Analytic Psychotherapy: A review of publications from 1990 to 2010. *International Journal of Behavior Consultation and Therapy, 7*, 78-89. https://doi.org/10.1037/h0100941
32. Manos, R. C., Kanter, J. W., Rusch, L. C., Turner, L. B., Roberts, N. A., & Busch, A. M. (2009). Integrating Functional Analytic Psychotherapy and behavioral activation for the treatment of relationship distress. *Clinical Case Studies, 8*, 122-138. https://doi.org/10.1177/1534650109332484
33. Martin, R. & Barresi, J. (2006). *The rise and fall of soul and self: An intellectual history of personal identity*. Columbia University Press.
34. McClafferty, C. (2012). Expanding the cognitive behavioural therapy traditions: An application of Functional Analytic Psychotherapy treatment in a case study of depression. *International Journal of Behavioral Consultation and Therapy*, 7(2-3), 90-102. https://doi.org/10.1037/h0100942
35. Montaño, O. M., Montenegro, M. A., & Muñoz-Martínez, A. M. (2018). Functional Analytic psychotherapy enhanced behavioral activation for depression: a concurrent and non-concurrent between-participants study. *The Psychological Record, 68*(1), 27-37. https://doi.org/10.1007/s40732-018-0263-6
36. Padilla, D.; & Jiménez, M. A. (2014). Experiencia clínica de psicoterapia grupal contextual en adolescentes con problemas emocionales. *Clínica Contemporánea, 5*(1), 53-68. https://dx.doi.org/10.5093/cc2014a5
37. Pérez-Álvarez, M. (2014). *Contingencia y drama: La psicología según el conductismo*. Minerva Ediciones.
38. Ribeiro, A. S., Oliveira, S. R., & Borges, N. B. (2013). Analysis of scientific production on functional analytic psychotherapy (FAP). *Perspectivas, 4*(2), 106-121.
39. Ruiz-Sánchez, J. J., & Ruiz-Miñarro, I. (2018). *Psicoterapia Analítica Funcional de Grupo*. EDUAL.
40. Ruiz, A., Macías, J. J., Ferro, R., & Valero, L (2020). Monitoring values: Spanish adaptation of the Life Snapshot Inventory. *International Journal of Psychological Research* (en prensa).
41. Ryle, G. (1949/2005). *El concepto de lo mental*. Paidós.
42. Sidman, M. (1994). *Equivalence relation and behavior: A research story*. Boston, MA: Authors Cooperative.
43. Singh, R. S., & O'Brien, W. H. (2017). A Quantitative Synthesis of Functional Analytic Psychotherapy Single-Subject Research.*Journal of Contextual Behavioral Science, 7*, 35-46. https://doi.org/10.1016/j.jcbs.2017.11.004
44. Skinner, B. F. (1953). *Science and human behavior*. MacMillan.
45. Skinner, B. F. (1957). *Verbal behavior*. Appleton-Century-Crofts.
46. Skinner, B. F. (1988). The operant side of behavior therapy. *Journal of Behavior Therapy and Experimental Psychiatry, 19*(3), 171-179. https://doi.org/10.1016/0005-7916(88)90038-9
47. Tomkins, S. (1962). *Affect imagery consciousness (Vol. I, II y III)*. Tavistock.
48. Tsai, M., Kohlenberg, R. J., Kanter, J. W., Kohlenberg, B., Follette, W. C., & Callaghan, G. M. (2009). *A guide to functional analytic psychotherapy. awareness, courage, love and behaviorism*. Springer.
49. Tsai, M., Kohlenberg, R. J., Kanter, J. W., Holman, G. I., & Loudon, M. P. (2012). *Functional Analytic Psychotherapy. Distinctive Features*. Routledge.
50. Tsai, M., Kohlenberg, R. J., Kanter, J. W., Kohlenberg, B., Follete, W. C., & Callaghan, G. M. (2010). *The practice of Functional Analytic Psychotherapy*. New York: Springer.

51. Valero, L., & Ferro, R. (2015). *Psicoterapia Analítica Funcional: El análisis funcional en la sesión clínica.* Síntesis.
52. Valero, L., & Ferro, R. (2018). *Tratando con Psicoterapia Analítica Funcional.* Piramide.
53. Valero, L., Ferro, R., López, M. A., & Selva, M. A. (2014). Psychometric properties of the Spanish version of the Experiencing of Self Scale (EOSS) for assessment in Functional Analytic Psychotherapy. *Psicothema, 26*, 3, 415-422.
54. Vandenberghe, L., & Basso, C. (2004). Informal construction of contingencies in family-based intervention for oppositional defiant behavior. *The Behavior Analyst Today*, *5*(2), 151-157. https://dx.doi.org/10.1037/h0100027
55. Vandenberghe, L., & do Rego Leite, U. (2018). Functional Analytic Group Therapy (FAGT) for Depression: a Pilot Study. *The Psychological Record*, *68*(2), 231-238. https://doi.or/10.1007/s40732-018-0288-x
56. Wielenska, R. C., & Oshiro, C. K. (2012). FAP Group Supervision: Reporting Educational Experiences at the University of Sao Paulo, Brazil. *International Journal of Behavioral Consultation and Therapy. 7*(2-3), 177-181. https://dx.doi.org/10.1037/h0100953
57. Wittgenstein (1953/2017). *Investigaciones filosóficas.* Trotta.
58. Zamignani, D., & Meyer, S. B. (2011). Therapist verbal behavior in the Multidimensional System for Categorization of Behaviors in Therapeutic Interaction (SiMCCIT). *Perspectivas em Análise do Comportamento, 2*(1), 25-45.

4

Psicoterapia analítica funcional para os problemas de inter-relacionamento: considerações a partir do modelo didático

Claudia Kami Bastos Oshiro
Alan Souza Aranha

A Análise do Comportamento (AC) propõe o estudo do comportamento dos organismos a partir dos fundamentos das ciências naturais. Assim como a física compreende a chuva como um fenômeno natural causado pela evaporação e condensação de água, a AC interpreta o comportamento como um fenômeno natural produzido na interação entre as manifestações de um ser biológico (fruto da seleção natural) e o ambiente (Skinner, 1953). A descrição das leis comportamentais permite a avaliação, previsão e controle do comportamento humano em diferentes contextos de relevância, como a qualidade do trabalho nas organizações (e.g., Fonseca Junior et al., 2010), o desempenho nas práticas esportivas (Martin, 1997/2001), a vida social no planejamento cultural (Andery, 1990) e o sofrimento emocional de indivíduos (Meyer et al., 2010) ou grupos em psicoterapia (Delitti & Derdyk, 2008).

No presente capítulo, faremos considerações sobre o modelo de análise e intervenção da Psicoterapia Analítica Funcional (FAP, do inglês *Functional Analytic Psychotherapy*) (Kohlenberg & Tsai, 1991), criada inicialmente para clientes com queixas de problemas nos relacionamentos interpessoais. Fiel à proposta skinneriana, o objetivo da FAP é enfraquecer comportamentos interpessoais inefetivos (comportamentos que mantêm o indivíduo em contato com estimulação aversiva e/ou escassez de reforçadores positivos de origem social) e, principalmente, desenvolver comportamentos interpessoais efetivos (comportamentos que eliminam estimulação aversiva e produzem reforçadores positivos de origem social). O diferencial da FAP em comparação a outras psicoterapias comportamentais é priorizar a intervenção nas classes de respostas que ocorrem na relação com o psicoterapeuta para o desenvolvimento dos repertórios interpessoais (e.g., intimidade, vulnerabilidade, assertividade etc.).

Ao longo dos seus 30 anos de desenvolvimento, observamos alterações na condução e no treinamento da FAP que geraram algumas ressalvas sobre o distanciamento dela dos conceitos da AC (Skinner, 1953) e a filosofia do Behaviorismo Radical (BR) (Skinner, 1945) aplicada à clínica (Ferster, 1972). Para prosseguir com nossas colocações, retomamos o processo terapêutico das terapias analítico-comportamentais, apresentando as seguintes etapas (ver Figura 1):

- O repertório comportamental do cliente, isto é, todos os comportamentos que são emitidos em todos os contextos (e.g., cuidar do filho, trabalhar, jogar vôlei etc.), fruto de todas as suas interações ontogenéticas e culturais desde o nascimento até o momento, pode não ser suficiente para interagir de modo eficiente com o ambiente. Quando uma parcela do repertório produz reforçadores positivos escassos (e.g., dificuldade para se divertir com pessoas) e/ou mantém o sujeito em contato com estimulação aversiva (e.g., dificuldade para se defender de críticas), o indivíduo procura psicoterapia (Ferster, 1972). Ele também pode ser encaminhado quando produz estimulação aversiva para terceiros (e.g., agredir fisicamente a esposa) (Vilas Boas et al., 2012).
- A procura por auxílio profissional é um comportamento de fuga-esquiva das contingências de reforçamento que operam na vida do cliente, contudo é comum ele não apresentar consciência das contingências (saber o motivo de estar sofrendo). A primeira sessão se inicia com o sujeito explicando os motivos da busca (e.g., "estou muito triste", "acho que meu marido está me traindo", "sou viciado em pornografia" etc.). É papel do profissional – não do cliente – identificar quais são os déficits e excessos comportamentais (comportamentos-problema) que mantêm o contato com estímulos aversivos e distante de reforçadores positivos de curto e longo prazos. Os comportamentos-problema estão relacionados com as queixas iniciais, mas abrangem um número maior de comportamentos (Ferster, 1972).
- A análise funcional do comportamento ou análise de contingências de reforçamento é a ferramenta de trabalho do psicoterapeuta comportamental. Ela consiste em levantar hipóteses funcionais entre os comportamentos de interesse (e.g., gritar com o cônjuge) e as variáveis antecedentes (e.g., o cônjuge comprar acessórios e roupas tem função aversiva para o cliente) e consequentes mantenedoras (e.g., o cônjuge demonstra medo) e colocá-las em um quadro conceitual comportamental (e.g., as mudanças no comportamento do cônjuge, demonstrar medo e comprar menos roupas, reforçam positivamente o comportamento agressivo) (Matos, 1999). Ao levantar hipóteses sobre as contingências moleculares buscando evidências de que o comportamento está sob controle de determinadas variáveis e não de outras (e.g., caso haja uma hipótese de reforçamento positivo, os sentimentos

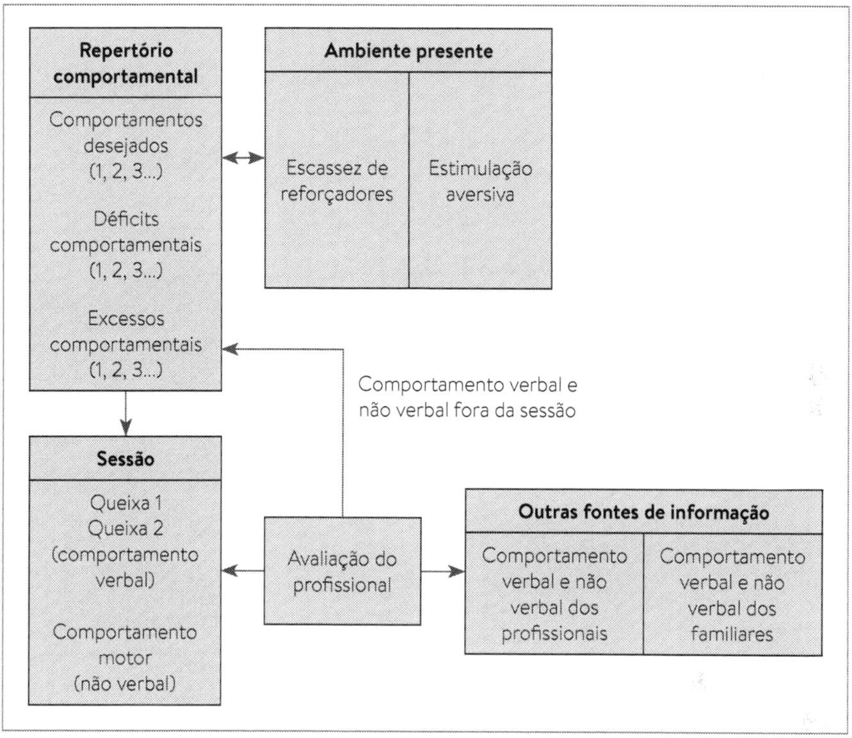

Figura 1 Modelo de avaliação das psicoterapias fundamentadas nos conceitos da Análise do Comportamento e na filosofia do Behaviorismo Radical (Ferster, 1972; Guilhardi, 2004; Meyer et al., 2010). Os diferentes comportamentos (desejados, déficits e excessos) ocorrem no ambiente natural e, caso levem à escassez de reforçadores positivos e/ou estimulação aversiva, o cliente procura terapia. As queixas descritas não abrangem todos os comportamentos que devem ser alvos de intervenção. O profissional utiliza os comportamentos verbal e não verbal, dentro e fora da sessão, do cliente, de profissionais envolvidos, familiares etc. para levantar hipóteses sobre os comportamentos-alvo e as contingências de reforçamento controladoras.

associados são de prazer e não de alívio, os pensamentos são de satisfação e paz e não de preocupação, os comportamentos objetivam produzir e eliminar um evento etc.), é possível agrupar os comportamentos em classes de respostas (e.g., diversas topografias – gritar, ignorar, ameaçar etc. – que inibem comportamentos com função aversiva para o cliente) e traçar os objetivos do processo psicoterapêutico (e.g., diminuir a função aversiva do comportamento de terceiros, desenvolver repertório com topografia mais amena para lidar com divergências etc.) (Meyer et al., 2010).

- O psicoterapeuta utiliza diversas fontes de informações para levantar hipóteses funcionais. As informações advêm do comportamento verbal e não verbal do cliente (e.g., "estou desanimado com minha vida", olhar para o chão enquanto conversa), comportamento verbal e não verbal das pessoas relevantes em sua vida (e.g., "meu filho mudou muito", pai lacrimeja), profissionais e não profissionais (e.g., psiquiatra, irmãos), dentro e fora da sessão terapêutica (e.g., consultório, visita domiciliar) (Guilhardi, 2004). Alguns psicoterapeutas lançam mão de inventários estruturados para a coleta de dados (e.g., CBCL, *Child Behavior Checklist*, Wielewicki et al., 2011).
- Por fim, a intervenção comportamental consiste em manipular as contingências de reforçamento para enfraquecer os comportamentos-problema e desenvolver comportamentos mais efetivos que produzam reforçadores positivos e eliminem estímulos aversivos de curto e longo prazos (Guilhardi, 2004). A intervenção ocorre prioritariamente dentro da sessão psicoterapêutica, como observado pelos proponentes da Psicoterapia Analítica Funcional (FAP, Kohlenberg & Tsai, 1991), mas também podem ocorrer no ambiente natural por acompanhantes terapêuticos (Zamignani et al., 2007), familiares que são orientados pelo psicólogo (e.g., Silveira, 2011), profissionais treinados (e.g., Miguel et al., 2016) etc. Diversos procedimentos podem ser realizados na atuação com o cliente ou com os demais agentes de controle (e.g., professores, parentes etc.). Meyer (2004) dividiu os tipos de intervenção em emissão de regras (sendo o comportamento reforçado pelo psicoterapeuta e pelos agentes e/ou pelo ambiente natural), facilitação da formulação de autorregras, estimulação suplementar e modelagem de comportamentos (vale ressaltar que o objetivo psicoterapêutico é diferente do procedimento, sendo o primeiro o resultado a ser alcançado pelo segundo). (Algumas descrições de objetivos podem ser encontradas em Meyer et al., 2010).

PSICOTERAPIA ANALÍTICA FUNCIONAL (FAP): SISTEMATIZAÇÃO ANALÍTICO-COMPORTAMENTAL DA RELAÇÃO PSICOTERAPÊUTICA

Os proponentes da FAP (Kohlenberg & Tsai, 1991) notaram que, na maior parte do tempo, o psicoterapeuta e o cliente interagem dentro da sessão terapêutica. Dessa forma, o maior volume de informações e a maior parte das intervenções são realizadas nesse contexto. Após usar o relato do cliente (e.g., "estou ansioso no trabalho") para levantar uma hipótese (e.g., presença de estímulos aversivos e pré-aversivos no ambiente), o psicoterapeuta poderia emitir instruções verbais para aumentar a probabilidade de que o cliente se engajasse em determinada atividade (e.g., "tente falar diretamente com seu chefe sobre a pressão que está sentindo"). O diferencial da FAP foi destacar a análise de contingências de reforçamento dos comportamentos que ocorrem na relação com o profissional. Por exemplo, se um cliente dissesse "infelizmente vou parar a terapia, estou sem dinheiro", o psicoterapeuta poderia ficar sob controle da topografia do comportamento verbal e tentar ajudar o sujeito a revisar suas finanças ou diminuir o valor da sessão. Já uma análise de contingências proporia a identificação da função de dizer "irei interromper o processo terapêutico". O terapeuta se perguntaria: "qual é o impacto do cliente sobre mim dizendo que vai parar a terapia?", "ele quer punir negativamente algo que eu disse na sessão passada?", "ele quer produzir sentimentos de pena, assim como faz com os irmãos quando está se sentindo mal?", "quer que eu o acolha?" etc.

Dois pressupostos são defendidos pelos autores da FAP. O primeiro é que o repertório extrassessão do cliente pode ocorrer na sala do psicoterapeuta por processos de generalização e equivalência de estímulos. O segundo pressuposto é que, quando os comportamentos-problema ocorrem em sessão, uma oportunidade para realizar avaliações e intervenções se abre. O profissional passa não apenas a conversar sobre os eventos ocorridos na vida do cliente, mas enxergar e intervir sobre eles ao vivo (Kohlenberg & Tsai, 1991). No exemplo do parágrafo anterior, no qual o cliente declarou a intenção de interromper a terapia, a conceituação de caso FAP incluiria tanto os comportamentos extrassessão quanto os comportamentos intrassessão ("vou interromper a terapia"), os prováveis sentimentos e tendências comportamentais do psicoterapeuta (sentir pena, acolher, tentar manter o cliente na terapia) e possibilidades de intervenção no comportamento ao vivo.

Kohlenberg e Tsai (1991) propuseram um modelo didático para aumentar o controle do comportamento do terapeuta sobre aspectos relevantes da relação psicoterapêutica. Ele é composto pelos prováveis comportamentos do cliente em sessão e os comportamentos esperados do psicoterapeuta. Sobre os principais comportamentos do cliente, os comportamentos clinicamente relevantes 1 (CRB1, do inglês *clinically relevant behavior 1*) são os comportamentos-problema do cliente que ocorrem na sessão e são funcionalmente semelhantes aos comportamentos-problema que ocorrem fora da sessão (p. ex., empurrar a esposa para interromper suas queixas é análogo a falar continuamente para impedir as verbalizações do terapeuta), os CRB2 são os comportamentos de melhora que ocorrem em sessão, funcionalmente semelhantes aos comportamentos de melhora fora da sessão (e.g., prestar atenção nas críticas da esposa e rever o próprio comportamento é análogo a prestar atenção nas verbalizações do terapeuta e rever o próprio comportamento), e os CRB3 são descrições verbais dos comportamentos relevantes e das variáveis das quais ele é função (autoconhecimento) (e.g., "eu tento calar os outros porque me dói ouvir o quanto eu erro").

Sobre os comportamentos do psicoterapeuta, as cinco regras terapêuticas apontam para a realização da FAP (Kohlenberg & Tsai, 1991). A primeira regra (Regra 1) instrui para que o terapeuta observe os possíveis CRB que estejam acontecendo em sessão. O profissional que não estiver consciente das funções dos comportamentos do cliente pode acabar reforçando inadvertidamente comportamentos-problema (CRB1) e deixar escapar oportunidades para modelar progressos (CRB2). No exemplo apresentado no parágrafo anterior, caso o psicoterapeuta não se atentasse para o provável CRB1 de impedi-lo de se comunicar, poderia reforçar a esquiva de críticas do cliente (e.g., "vou deixá-lo falar mais um pouco", "deixe-me ouvir o que ele tem a dizer").

A Regra 2 indica que o profissional pode manipular eventos antecedentes para evocar intencionalmente CRB, aumentando o volume de oportunidades de modelagem em sessão (Vartanian, 2017). Continuando o exemplo descrito, realizar perguntas sobre as críticas que terceiros apresentam para o cliente (e.g., "como você se sente quando sua esposa fala essas coisas?") ou tecer críticas amenas sobre seus comportamentos (e.g., "parece que você não aceita ser contrariado") (é importante perceber que ao perguntar sobre as críticas da esposa, o cliente pode emitir tatos sobre os eventos ou se esquivar em sessão, ficando irritado, mudando de assunto etc., o que seria um CRB1 para o caso descrito).

A Regra 3, mecanismo de mudança clínica da terapia (Kanter et al., 2017), indica que o profissional deve apresentar consequências aversivas (extinção, punição) para CRB1 e, principalmente, consequências reforçadoras positivas para CRB2. Dessa forma, quando o cliente começasse a falar para inibir o psicoterapeuta (ou emitir respostas topograficamente diferentes que também produzissem a interrupção), o profissional deveria apresentar verbalizações com possível função aversiva (e.g., "você não está me deixando falar, percebe?", "você está se sentindo criticado por mim", "eu sei que dói ouvir o que tenho a dizer, mas eu preciso falar"), enquanto comportamentos de ouvir atentamente o profissional e reavaliar o próprio comportamento a partir das intervenções (e.g., "compreendo. Essa é realmente a minha dificuldade. Tentar não levar críticas, sinto que elas são ofensas, que as pessoas não gostam de mim...") deveriam ser reforçados positivamente (e.g., "perceber que temos dificuldades é dolorido, mas não estou contra você. Sua esposa também não. Entro nesse assunto delicado para te ver bem. O que eu falo não é uma crítica para te humilhar, mas uma dica para ajudar você a se rever e melhorar").

A Regra 4 indica que o profissional deve checar se as intervenções estão fazendo o efeito desejado, observando a frequência de CRB (pode-se lançar mão de instrumentos de categorização de transcrição de sessões, como o FAPRS, *Functional Analytic Psychotherapy Rating Scale*, Callaghan & Follette, 2008) ou perguntando para o cliente (e.g., "o que você sentiu quando eu expliquei o que estava acontecendo entre nós em sessão?", "o que você acha do que estou explicando?").

Já a Regra 5 indica a programação da generalização dos CRB2 que ocorreram em sessão para as relações interpessoais do cliente fora da sessão. As alternativas são as análises funcionais (e.g., "você está ouvindo o que tenho a dizer, pois agora percebe que não quero te machucar e sim te ajudar") e tarefas de casa (e.g., "tente fazer o mesmo quando sua esposa quiser pedir algo a você"). A Figura 2 mostra o modelo didático com a descrição do comportamento do cliente e do terapeuta na FAP.

A divulgação do conhecimento produzido pela FAP no Brasil, marcada pela visita do professor Robert Kohlenberg no IV Encontro Anual da Associação Brasileira de Psicologia e Medicina Comportamental no ano de 1995, e a tradução do inglês para o português do primeiro livro da FAP em 2001 causaram impactos

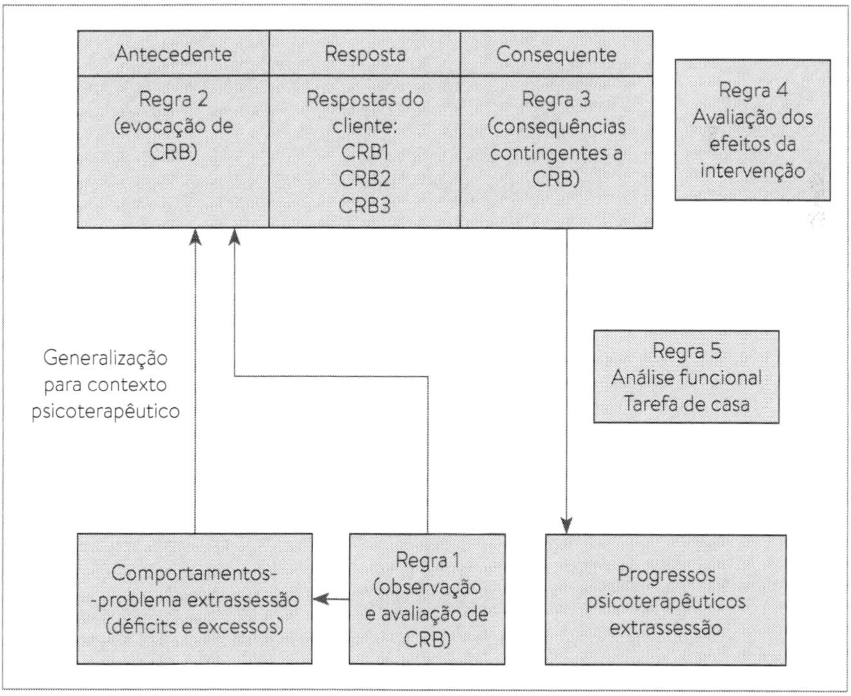

Figura 2 Modelo didático da Psicoterapia Analítica Funcional (Oshiro, 2014). Os déficits e excessos comportamentais extrassessão se generalizam para a relação terapêutica, na qual podem ser avaliados, evocados e consequenciados. O psicoterapeuta também avalia os efeitos da intervenção e propõe estratégias de generalização dos ganhos em sessão para o ambiente natural.

positivos na comunidade de terapeutas comportamentais do país. Observar a relação psicoterapêutica possibilitou um refinamento das conceituações de caso e adicionou novas possibilidades de intervenção. Aumentou-se o número de artigos (Kanter et al., 2017; Mangabeira et al., 2012), livros (e.g., Meyer et al., 2015; Villas-Bôas et al., 2018), pesquisas (Meyer & Oshiro, 2019) e cursos (e.g., Wielenska & Oshiro, 2012) focados ou que citavam a FAP em território nacional.

Com o passar do tempo, observamos o modelo didático, cujo objetivo era aumentar o controle do psicoterapeuta para aspectos importantes da relação terapêutica, transformar-se progressivamente em um conjunto de regras de atendimento, muitas vezes afastando o terapeuta dos fundamentos da AC e do BR. Pontuaremos três situações nas quais o modo de ensinar e conduzir a FAP está, em nossa perspectiva, sendo incoerente e sugerimos alguns encaminhamentos.

Os CRB1 não incluem todos os comportamentos-problema do cliente

Defendido por Ferster (1972) e reafirmado por Guilhardi (2004) e Meyer et al. (2010), o repertório das pessoas (excessos, déficits e comportamentos desejados) é mais amplo que os comportamentos relacionados às queixas. Os clientes manifestam inúmeras dificuldades e procuram terapia por uma parcela delas (e.g., "não consigo emagrecer"), enquanto o profissional, via de regra, identifica dificuldades que transcendem as queixas relatadas (e.g., o mesmo indivíduo com dificuldade de emagrecer pode exibir excesso de controle por consequências imediatas, sentimentos de baixa autoestima, déficit no repertório profissional, intolerância etc.). Duas possibilidades podem ocorrer. Na primeira, os principais (não todos) comportamentos-problema identificados na conceituação de caso se generalizam para a sessão e podem receber FAP (e.g., Oshiro et al., 2012); na segunda, parte do repertório problemático se generaliza para a sessão, mas não inclui a maioria dos comportamentos que devem ser alvo de intervenção psicoterapêutica.

Constatamos a tendência de alguns psicoterapeutas familiarizados com a FAP em responderem a regras como "atender com a FAP é identificar os comportamentos em sessão, portanto, devo descobrir quais são eles" e "agora que descobri os CRB1, preciso modelá-los ao vivo". Os resultados do seguimento das regras são (1) a supervalorização dos comportamentos observados e a desvalorização dos comportamentos descritos pelo cliente, (2) a simplificação do caso em termos de um ou poucos comportamentos ao invés da descrição do repertório mais amplo (análise molar) e o papel das classes de resposta dentro do repertório e (3) a simplificação da intervenção para a modelagem de CRB2, minimizando os demais processos comportamentais (e.g., modelação, controle por regras, fading). Um exemplo caricato é o supervisionando que descreve o cliente como "alguém que não fala em sessão" e com formulação de caso precária conclui que "ele não deve ser retraído com outras pessoas e consequentemente está sofrendo", e assim o terapeuta passa a se comportar de modo a "fazer o cliente falar". Muitas informações sobre o cliente (e.g., profissão, vida afetiva, moradia etc.) acabam sendo desconsideradas.

Como apontou Ferster (1972), a atenção do profissional deve se iniciar no comportamento e terminar na teoria, e não o contrário. Ao ficar prioritariamente sob controle das regras descritas pela FAP (e.g., identificar o CRB1, modelar o CRB2), o profissional tenta encaixar o cliente no modelo ao invés de utilizar o modelo para ampliar o controle de estímulos sobre as ações do cliente, o que o levaria a uma visão mais abrangente do caso. O supervisor deveria indicar a importância de se preocupar com o comportamento em sessão (no exemplo usado, o silêncio do atendido), mas também avaliar:

- Quais são as contingências em sessão controlando o comportamento do cliente. Por exemplo, o cliente poderia ficar quieto em resposta à rispidez do terapeuta, contudo esse não seria necessariamente o comportamento-alvo. Há evidências de que o cliente reage de forma funcionalmente semelhante às pessoas do seu convívio? Há evidências de que o comportamento produz estimulação aversiva ou inibe reforçadores positivos importantes?
- Dispondo de evidências de que o silêncio é um provável CRB1, pesquisar a ocorrência de respostas da mesma classe em diferentes contextos (e.g., profissional, familiar, social etc.) e com diferentes topografias (e.g., ficar quieto, gritar, empurrar etc.).
- Antecedentes evocativos para os comportamentos indesejados. Comportamentos funcionalmente semelhantes ocorrem diante de um chefe exigente ou amigos críticos? Quais são as possíveis funções dos estímulos evocativos?
- Consequências mantenedoras do comportamento. O comportamento compromete o diálogo na sessão, assim como ir embora do restaurante sem avisar os amigos? Ou é uma tentativa de punir o comportamento do terapeuta, de forma análoga a não pagar determinada conta para irritar a esposa? Os comportamentos acontecem igualmente, por exemplo, em situações profissionais e situações familiares? Em caso positivo, há diferença na intensidade e frequência?
- O papel dos comportamentos no repertório global. Na ausência do CRB1, o sujeito conseguiria se esquivar de estímulos aversivos? Quais estímulos aversivos? O CRB1 possibilita acesso a reforçadores positivos? Quais reforçadores?

- Outros déficits e excessos de repertório. O que o terapeuta sabe sobre a autonomia do cliente? Autoestima? Responsabilidade? Compulsões? Tolerância a frustração? Etc.
- Decidir se intervir em determinada classe de respostas é um dos objetivos do atendimento.
- Decidir quais estratégias são aconselháveis para intervir sobre os comportamentos elencados, sendo a modelagem de CRBs2 uma das possibilidades.

O caso descrito por Paul et al. (1999) ilustra como os CRB1 não resumem a formulação de caso e como a modelagem de CRBs não é o único procedimento utilizado para intervir. O participante foi encaminhado para a psicoterapia em razão de comportamento exibicionista e abuso de maconha. Os pesquisadores usaram diversas fontes de informações para desenvolver a conceituação de caso (automonitoramento, escalas de autoavaliação, inventários Beck e comportamento em sessão). Resumidamente:

- O consumo de maconha era mantido por reforçamento positivo farmacológico (efeito da droga), reforçadores condicionados (diminuía o valor aversivo das punições sociais e permitia que o cliente se exibisse, acessando reforçadores sociais) e reforçamento negativo (remoção temporária de contingências aversivas, como fracasso escolar e solidão).
- O exibicionismo era mantido por reforçadores sociais, estímulos escassos na vida do cliente em decorrência dos déficits no repertório interpessoal e fobia social.
- Os fortes impulsos que o cliente sentia para se exibir aumentavam a probabilidade de recaídas e, apesar de tentar se controlar, acabava se exibindo e se sentindo "imprestável" (o comportamento de "se segurar" não produzia reforçadores positivos de maneira alternativa ao exibicionismo).
- O cliente apresentava sentimentos de baixa autoestima por conta de não conseguir "se controlar" e da escassez de reforçadores sociais e fracassos na faculdade. O contato social, um pré-requisito para que sentimentos de autoestima fossem desenvolvidos, era inibido pelo distanciamento das pessoas (por conta dos déficits interpessoais e vergonha por fumar maconha).

Paul et al. (1999) listaram quatro objetivos para a terapia: aceitar pensamentos e emoções sexualmente desviantes, reduzir a frequência de comportamento exibicionista, reduzir a frequência de abuso de maconha e aumentar o contato social. Inicialmente, os pesquisadores utilizaram estratégias da Terapia de Aceitação e Compromisso (ACT, do inglês *Acceptance and Commitment Therapy*,

Hayes et al., 2012) para aumentar o contato social, como descrição da relação entre comportamentos e consequências aversivas (tentativas de controlar a ansiedade não a alteram e mantêm o problema), modelação de tatos sob controle das contingências mantenedoras de eventos privados (dizer "eu me sinto ansioso quando falo com uma moça" ao invés de "eu sou uma pessoa ansiosa") e exposição com prevenção de respostas (entrar em contato com aversivos privados sem esquivar-se). Como resultado parcial, o cliente passou a emitir respostas de aproximação a mulheres independentemente da ansiedade que experimentava e os sentimentos de ansiedade diminuíram.

Em um segundo momento, estratégias semelhantes focaram no comportamento exibicionista, contudo o cliente não conseguiu entrar em contato com sentimentos relacionados a se exibir (e.g., impulsos, "vontade"). Paul et al. (1999) decidiram aplicar estratégias da FAP. Identificaram que esquivar-se dos eventos privados fora da sessão era funcionalmente semelhante a esquivar-se sobre o assunto da exibição em sessão (CRB1) e passaram a reforçar positivamente (Regra 3) autorrevelações de exibicionismo (posteriormente, quaisquer autorrevelações) (CRB2). A abordagem possibilitou intervir diretamente sobre a resposta de esquiva e incentivou que o cliente falasse sobre outros problemas, endereçados com outras estratégias. Por exemplo, contou sobre seu consumo de maconha e foi possível o profissional avaliar a relação entre fumar maconha e se exibir.

O estudo de Paul et al. (1999) ilustra como uma formulação de caso abrangente, englobando diversos comportamentos dentro do repertório do cliente, foi manejada com estratégias variadas, incluindo as da FAP. Mesmo os comportamentos que foram alvos de modelagem também sofreram estratégias baseadas em outros processos de mudança comportamental.

> *Given that psychotherapy is a complex interactional process involving multidetermined behavior, our suggestions for therapeutic technique are not intended to be complete or to exclude the use of procedures not described here.* ***Instead, other therapy methods can be complemented and augmented by assisting therapists in taking advantage of therapeutic opportunities that otherwise may go unnoticed.*** (Kohlenberg & Tsai, 1991, p. 24)

As regras terapêuticas não são um protocolo de atendimento

Weeks et al. (2012) apresentou "a interação lógica da FAP", uma ferramenta para que os profissionais pudessem compreender o fluxo das cinco regras da FAP, de forma a orientá-los na condução de sessão de um modo organizado. Essa estrutura é aplicável principalmente nos campos da pesquisa e ensino, uma vez que a operacionalização e a sistematização do que o "terapeuta faz quando faz a FAP" (ou seja, da variável independente) são necessárias para a pesquisa (o que será manipulado) e para o treino de terapeutas (o que será ensinado).

Na interação lógica, todas as cinco regras são utilizadas em uma única sessão, seguindo uma sequência que coloca todo o modelo da FAP em ação. Ao observar terapeutas FAP experientes que aplicam as regras frequentemente, Weeks et al. (2012) notaram o seguimento natural das cinco regras. A tentativa com a interação lógica era justamente descrever o que o terapeuta "já fazia ao fazer FAP" em determinadas sessões.

Segue uma observação que contribuiu para a construção do modelo da interação lógica. No início da sessão, o cliente e o terapeuta podem discutir o material de fora de sessão (e.g., o que aconteceu com a vida do cliente na última semana). Conforme comportamentos-alvo fora de sessão são identificados e discutidos, o terapeuta salienta paralelos entre esses comportamentos e os ocorridos dentro da sessão (Regra 1). O terapeuta também pode evocar diretamente os CRB (Regra 2) caso os paralelos não estejam suficientemente claros e não forem evocativos. Quando os CRB estão presentes na sessão, ocorrendo no momento entre o cliente e o terapeuta, a modelagem se inicia. Com frequência, os clientes respondem à Regra 2 (evocar CRB) com um CRB1, então o terapeuta deve evocar novamente, variando sua abordagem para evocar o CRB2. Uma vez que o cliente emitiu um CRB2, o terapeuta provê reforçamento (Regra 3), fortalecendo repertório efetivo. Nesse ponto, espera-se que um ciclo se desenvolva, no qual a resposta do terapeuta produz mais CRB2, que ocasionam mais reforçamento, e assim por diante. Então, o terapeuta pode se engajar na Regra 4, perguntando sobre a experiência do cliente em sessão e observando como o cliente responde ao longo da sessão. Caminhando para o final da sessão, o foco muda para como o CRB2 que foi modelado pode ser generalizado para o ambiente natural (Regra 5) (Weeks et al., 2012).

Embora a interação lógica proponha uma estrutura importante para a condução da pesquisa e ensino da FAP, percebemos profissionais ficarem mais sob controle das instruções da interação lógica (e.g., realizar as Regras 1 a 5, em ordem) e se afastarem da formulação de caso derivada do comportamento do cliente.

Por exemplo, no atendimento clínico descrito em Aranha e Oshiro (2019), o cliente apresentava os CRB1 (a) comportamento reservado, emitindo respostas curtas (e.g., "sim, "não", "isso"), superficiais (e.g., "meu jeito é assim", "fui até lá, fazer aquilo") e negativas diante de perguntas (e.g., "não lembro") e (b) comportamento polido (e.g., "eu adoro ele, não tenho nada contra"). O comportamento tinha função de fuga-esquiva da avaliação negativa do terapeuta (o que ocasionaria o não desligamento da internação) e demonstrava os déficits de repertório interpessoais aprendidos com o modelo paterno. O déficit tornava o ambiente pobre de reforçadores positivos alternativos à droga e mantinha o padrão dependente químico, principal problema do caso.

A intervenção FAP consistiu em modelar CRB2 de expressão de respostas privadas (e.g., "estou com saudade do meu pai") e descrever aspectos aversivos do comportamento de terceiros (e.g., "meu gerente é incompetente"). Esperava-se que o desenvolvimento de repertório interpessoal auxiliasse na construção de relações sociais, aumentasse os reforçadores positivos sociais disponíveis no ambiente e, consequentemente, diminuísse o comportamento de autoadministração de álcool.

O psicoterapeuta optou por não utilizar a interação lógica da FAP. A realização da Regra 1 se deu privadamente (observação de CRBs), sem traçar paralelos com o cliente (e.g., "você não se abre comigo, assim como se esconde da sua filha"); a Regra 4 foi omitida (perguntar o efeito da intervenção sobre o cliente) e a Regra 5 foi manipulada ao final do processo terapêutico (constituído por vinte sessões) (e.g., "agora que você está se abrindo comigo, que tal conversar sobre o que sente com sua mãe?). O terapeuta compreendeu que se explicitasse as dificuldades do cliente (demonstrasse que tinha conhecimento dos problemas do cliente, ou seja, o cliente "ainda não havia melhorado"), a resistência aumentaria (o participante ficaria cada vez mais superficial e polido para aumentar as chances de ter alta). Com isso, foram utilizadas prioritariamente as Regras 2 e 3, modelando CRBs2 sem o conhecimento do cliente. Caso o pesquisador ficasse sob controle da interação lógica e emitisse as Regras 1 a 5, os progressos poderiam ser afetados. Ao levar em conta a conceituação de caso, manipulou as estratégias FAP da maneira mais benéfica para o caso (os resultados quantitativos podem ser encontrados em Aranha et al., 2020).

Outro exemplo de atendimento que omitiu parte da interação lógica é encontrado em Villas-Bôas et al. (2016). A pesquisa avaliou os efeitos de fases com ou sem Regra 5 na generalização dos comportamentos de melhora para fora da sessão. A hipótese consistiu no aumento na taxa de progressos nas fases em que a Regra 5 era manipulada em comparação às fases nas quais apenas as Regras 1 a 4 eram apresentadas. Os resultados demonstraram que os progressos psicoterapêuticos ocorreram na mesma proporção nas fases FAP com e sem Regra 5. O dado indica que o processo de generalização ocorreu sem programação da pesquisadora, isto é, talvez a depender do caso atendido a Regra 5 não seja necessária em razão de outros processos comportamentais (e.g., cliente formula autorregras).

As regras terapêuticas são conceituadas pelo caráter funcional e não topográfico

Todas as regras da FAP podem ter funções diferentes a depender de sua definição. O processo terapêutico é dinâmico e requer que o terapeuta esteja atento às variáveis das contingências em sessão, o que naturalmente o fará "improvisar" seu manejo e seguir um caminho não linear, simplesmente por estar respondendo aos estímulos antecedentes do comportamento do cliente. Portanto, como discutido no tópico anterior, as regras não deveriam ser utilizadas como um protocolo e sim como diretrizes flexíveis para a condução da sessão na prática clínica.

As cinco regras são conceituadas funcionalmente e não topograficamente. Apesar de a descrição da Regra 5 poder ser uma exceção, ou seja, a definição ser topográfica ("descrever as contingências em operação"), o raciocínio do terapeuta analítico-comportamental está pautado nas relações funcionais entre os eventos ambientais. A análise funcional é a ferramenta básica do analista do comportamento, o que permite intervenções mais precisas e efetivas na produção de mudanças clínicas (é importante ressaltar que, apesar da Regra 5 poder conter uma descrição fenotípica, o psicoterapeuta a formula de acordo com o possível impacto no cliente, isto é, a função sobre o terapeutizando).

Uma preocupação recorrente advinda do ensino e treino de terapeutas FAP é sobre o quanto os terapeutas de fato estão ficando sob controle da função do comportamento, e não apenas de topografias ensinadas para a condução da FAP. Por exemplo, frases muito usadas para reforçar o comportamento de melhora dos clientes são resumidas em "estou conectado a você" ou "agora estou mais próximo de você". Essas verbalizações, muito frequentes em livros e treinamentos, podem ter funções diversas a depender de cada cliente (de cada conceituação de caso). Podem ter efeito reforçador para alguns e para outros, punitivos. As respostas emitidas pelos terapeutas podem ter ou não os efeitos de funções de estímulo que ele gostaria. Por exemplo, um cliente desconfiado e com sentimentos de baixa autoestima poderia considerar aversiva a frase "você é uma pessoa interessante, gosto de conversar com você", apesar de topograficamente ela parecer reforçadora.

Na tese de doutoramento de Mangabeira (2015), o pesquisador investigou os efeitos da FAP sinalizada e não sinalizada. Conceituou a FAP sinalizada como o procedimento no qual o psicoterapeuta explicita as intervenções (e.g., a Regra 2 para um cliente tímido poderia ser "eu gostaria que você se abrisse comigo agora"), e na não sinalizada o terapeuta não explicita (e.g., a Regra 2 para o mesmo cliente seria "eu não entendi o que você havia falado, você pode explicar melhor?). Os resultados apontaram que os efeitos terapêuticos da FAP (diminuição na frequência de CRB1 e aumento de CRB2) ocorreram em ambas as fases FAP. O dado demonstra como o efeito da intervenção FAP pode ser alcançado quando o terapeuta é criativo e não utiliza frases topográficas aprendidas por meios didáticos, como livros e cursos.

CONSIDERAÇÕES FINAIS

No presente capítulo, discutimos sobre o modelo de análise e intervenção da Psicoterapia Analítica Funcional (FAP) (Kohlenberg & Tsai, 1991). Pautada na proposta skinneriana, a FAP prioriza a intervenção nas classes de respostas que ocorrem na relação com o psicoterapeuta. No decorrer dos 30 anos do desenvolvimento do seu modelo didático, notou-se um afastamento dos terapeutas dos fundamentos da Análise do Comportamento e do Behaviorismo Radical, uma vez que o seu modelo foi se tornando um conjunto de regras de atendimento e, muitas vezes, falhando em ensinar o terapeuta a ficar sob controle das contingências em sessão e sob controle do comportamento de seu cliente (não apenas das instruções da FAP).

A FAP, pautada nos princípios da AC e nos pressupostos filosóficos do BR, compreende as regras terapêuticas como estímulos discriminativos para ampliar o controle de estímulos do terapeuta nas atividades de conceituação de caso e intervenção terapêutica. Compreender as regras dessa forma e não utilizá-las de modo a restringir o controle de estímulos sobre o comportamento profissional, tornando o método de trabalho rígido e topográfico, é central para a aplicação da psicoterapia, com benefícios dos clientes atendidos.

Apontamos três situações que têm nos mostrado que precisamos rever o ensino e o treino de terapeutas, como a compreensão de que os CRBs1 não incluem todos os comportamentos-problema do cliente, as cinco regras não são protocolos a serem seguidos, além de serem conceituadas funcionalmente, e não topograficamente. Embora muitos estudiosos dessa psicoterapia já se atentarem a esses aspectos, torna-se necessário o resgate da análise funcional do comportamento como ferramenta fundamental para a formulação de caso e como uma diretriz clara das intervenções a serem realizadas.

REFERÊNCIAS

1. Andery, M. A. P. A. (1990). *Uma tentativa de (re)construção do mundo: A ciência do comportamento como ferramenta de intervenção.* Tese de doutorado. Pontifícia Universidade Católica, São Paulo.
2. Aranha, A. S., & Oshiro, C. K. B. (2019). Contribuições da psicoterapia analítica funcional (FAP) no tratamento do transtorno por uso de substâncias (TUS). *Acta Comportamentalia, 27*(2), 197-213.
3. Aranha, A. S., Oshiro, C. K. B., & Wallace, E. C. (2020). A single-case quasi-experimental design of functional analytic psychotherapy for substance abuse. *Psicologia: Teoria e Prática, 22*(3), 263-286.
4. Callaghan, G. M., & Follette, W. C. (2008). FAPRS manual: Manual for the functional analytic psychotherapy rating scale. *The Behavior Analyst Today, 9*(1), 57-97.
5. Delitti, M., & Derdyk, P. (orgs.). (2008). *Terapia analítico-comportamental em grupo.* Santo André: ESETec.
6. Ferster, C. B. (1972). An experimental analysis of clinical phenomena. *Psychological Record, 22*, 1–16.

7. Fonseca Junior, A. R., Pickart, T. I. M., Silva, S. R., Vieira, C. A., & Souza, T. P. (2010). Organizational behavior management: Uma análise do absenteísmo. *TransFormações em Psicologia (Online), 3*(2), 71-83.
8. Guilhardi, H. J. (2004). Terapia por contingências de reforçamento. In C. N. Abreu &, H. J. Guilhardi (Orgs.), *Terapia comportamental e cognitivo-comportamental: Práticas clínicas* (pp. 3-40). São Paulo: Roca.
9. Hayes, S. C, Strosahl, K. D., & Wilson, K. G. (2012). *Acceptance and commitment therapy: The process and practice of mindful change* (2nd ed.). New York: The Guilford Press.
10. Kanter, J. W., Manbeck, K. E., Kuczynski, A, M., Maitland, D. W. M., Villas-Bôas, A., & Ortega, M. A. R. (2017). A comprehensive review of research on functional analytic psychotherapy. *Clinical Psychological Review, 58*, 141-156.
11. Kohlenberg, R. J., & Tsai, M. (1991). *Functional analytic psychotherapy: A guide for creating intense and curative therapeutic relationships*. New York: Plenum.
12. Mangabeira, V. (2015). *Efeitos da sinalização de intervenção da psicoterapia analítica funcional.* Tese de doutorado. Universidade de São Paulo, São Paulo.
13. Mangabeira, V., Kanter, J., & Del Prette, G. (2012). Functional analytic psychotherapy (FAP): A review of publications from 1990 to 2010. *International Journal of Behavioral Consultation and Therapy, 7*(2-3), 78-89.
14. Martin, G. L. (2001). *Consultoria em psicologia do esporte: Orientações práticas em análise do comportamento* (N. C. Aguirre, Trad.). Campinas: Instituto de Análise do Comportamento. (Obra original publicada em 1997).
15. Matos, M. A. (1999). Análise funcional do comportamento. *Estudos de Psicologia, 16*(3), 8-18.
16. Meyer, S. B. (2004). Processos comportamentais na psicoterapia. In A. C. Cruvinel, A. L. F. Dias, & E. N. Cillo (Orgs.), *Ciência do comportamento: Conhecer e avançar* (pp. 151-157). Santo André: ESETec.
17. Meyer, S. B., Del Prette, G., Zamignani, D. R., Banaco, R. A., Neno, S. & Tourinho, E. Z. (2010). Análise do comportamento e terapia analítico-comportamental. In E. Z. Tourinho, & S. V. Luna (Orgs.), *Análise do comportamento: Investigações históricas, conceituais e aplicadas* (pp.153-174). São Paulo: Roca.
18. Meyer, S. B., & Oshiro, C. K. B. (2019). Linha de pesquisa "delineamento experimental de caso-único em sessões de psicoterapia": Decisões metodológicas. *Perspectivas Em Análise Do Comportamento, 10*(1), 64-75.
19. Meyer, S. B., Villas-Bôas, A., Franceschini, A. C. T., Oshiro, C. K. B., Kameyama, M., Rossi, P. R., & Mangabeira, V. (2015). *Terapia analítico-comportamental: Relato de casos e de análises.* São Paulo: Paradigma.
20. Miguel, A. Q. C., Madruga, C. S., Cogo-Moreira, H., Yamauchi, R., Simões, V., da Silva, C. J., McPherson, S., Roll, J. M., & Laranjeira, R. R. (2016). Contingency management is effective in promoting abstinence and retention in treatment among crack cocaine users in Brazil: A randomized controlled trial. *Psychology of Addictive Behaviors, 30*(5), 536–543.
21. Oshiro, C. K. B. (2014). Functional analytic psychotherapy. Psicoterapia analítica functional. In *Especialização lato sensu em terapia cognitiva – Instituto de terapia cognitiva.* São Paulo, São Paulo.
22. Oshiro, C. K. B., Kanter, J., & Meyer, S. B. (2012). A single-case experimental demonstration of functional analytic psychotherapy with two clients with severe interpersonal problems. *International Journal of Behavioral Consultation and Therapy, 7*(2-3), 111-116.
23. Paul, R. H., Marx, B. P., & Orsillo, S. M. (1999). Acceptance-based psychotherapy in the treatment of an adjudicated exhibitionist: A case example. *Behavior Therapy, 30*, 149-162.
24. Silveira, F. F. (2011). Intervenções com pais: Da alteração das práticas educativas parentais à inclusão de variáveis de contexto. *Estudos de Psicologia, 16*(3), 279-284.

25. Skinner, B. F. (1945). The operational analysis of psychological terms. *Psychological Review, 52*(5), 270-277.
26. Skinner, B. F. (1953). *Science and human behavior*. New York: Mcmillan.
27. Vartanian, J. F. (2017). *Efeitos da evocação sobre os comportamentos clinicamente relevantes na psicoterapia analítica funcional*. Dissertação de mestrado. Universidade de São Paulo, São Paulo.
28. Vilas Boas, D. L. O., Banaco, R. A., & Borges, N. B. (2012). Discussões da análise do comportamento acerca dos transtornos psiquiátricos. In N. B. Borges & F. A. Cassas (Orgs.). *Clínica analítico-comportamental: aspectos teóricos e práticos* (pp.95-101). Porto Alegre: Artmed
29. Villas-Bôas, A., Meyer, S. B., & Kanter. J. W. (2016). The effects of analyses of contingencies on clinically relevant behaviors and out-of-session changes in functional analytic psychotherapy. *The Psychological Record, 66*, 599-609.
30. Villas-Bôas, A., Oshiro, C. K. B., & Vartanian, J. F. (2018). Psicoterapia analítica funcional (FAP): Mudança clínica evocada e modelada pela vivência terapêutica. In A. E. A. Antúnez, & G. Safra. (Orgs.), *Psicologia clínica: Da graduação à* pós-graduação (1ª edição) (pp. 87-94). Rio de Janeiro: Atheneu.
31. Weeks, C. E., Kanter, J. W., Bonow, J. D., Landes, S. J., Busch, A. M. (2012). Translating the theoretical into practical: A logical framework of functional analytic psychotherapy interactions for research, training and clinical purposes. *Behavior Modification, 36*(1), 87-119.
32. Wielenska, R. C., & Oshiro, C. K. B. (2012). FAP group supervision: Reporting educational experiences at the university of são paulo, Brazil. *International Journal of Behavioral Consultation and Therapy, 7*(2-3), 177-181.
33. Wielewicki, A., Gallo, A. E., & Grossi, R. (2011). Instrumentos na prática clínica: CBCL como facilitador da análise funcional e do planejamento da intervenção. *Temas em Psicologia, 19*(2), 513-523.
34. Zamignani, D. R., Kovac, R., & Vermes, J. S. (Orgs.). (2007). *A clínica de portas abertas: Experiências e fundamentação do acompanhante terapêutico e da prática clínica em ambiente extraconsultório*. São Paulo: ESETec

5

Tratamento de exposição interoceptiva aumentada para transtorno de pânico: uma proposta de tratamento baseado em evidências, os componentes ativos e o aprendizado inibitório

Marcelo Andrés Panza Lombardo

O transtorno de pânico é uma psicopatologia debilitante (Baxter et al., 2014; Greenberg et al., 1999; John et al., 2020), com certa tendência à cronicidade (Nay et al., 2013; Yonkers et al., 2003), e com associação com ideação, tentativas e consumação suicida (Scheer et al., 2020; Tietbohl-Santos et al., 2019), além de apresentar várias comorbidades (Kessler et al., 2006). O tratamento desses pacientes envolve várias dificuldades, desde o reconhecimento pelo paciente do padecimento de um transtorno mental e não de patologias orgânicas, a compreensão pelo paciente dos fatores que mantêm o transtorno, até sua predisposição para enfrentar estímulos interoceptivos exacerbados pelo transtorno, ao invés de buscar soluções evasivas (Keefe et al., 2020; Taylor et al., 2012). Por outro lado, temos um tratamento bem estabelecido para o transtorno (American Psychological Association, 2020), e com evidências de que o tratamento deve ser melhorado (Pompoli et al., 2016; van Dis et al., 2020) e como poderia ser melhorado (Pompoli et al., 2018; Sewart & Craske, 2020), a fim de alcançar reduções sintomáticas maiores e mais duradouras. Este capítulo apresenta, com base em estudos de análise de componentes e o estudo da psicopatologia básica, um protocolo de tratamento para Transtorno de Pânico baseado principalmente no aumento da exposição interoceptiva com base nos princípios da aprendizagem inibitória.

TRANSTORNO DE PÂNICO

O transtorno de pânico tem dois critérios diagnósticos principais: o critério A consiste na presença de ataques de pânico; e o critério B inclui o medo de ter ataques de pânico por pelo menos um mês. Aproximadamente 22,7% da população vai vivenciar pelo menos um ataque de pânico ao longo da vida, sendo mais frequente no sexo feminino, pois a prevalência do transtorno de pânico em 12 meses varia de 2% a 3% (Associação American Psychiatric, 2013/2014), e durante a vida é de 4,8%, somando as estimativas de transtorno de pânico com e sem agorafobia para a classificação prévia ao DSM-IV (Kessler et al., 2006).

AS HIPÓTESES ETIOLÓGICAS

Existem várias hipóteses etiológicas e funcionais para o transtorno de pânico. Desde a teoria do condicionamento interoceptivo (Goldstein & Chambless, 1978), a teoria da sensibilidade à ansiedade (McNally, 2002), passando pelas teorias cognitivas (Clark, 1994), a teoria do alerta (Bouton et al., 2001), a teoria do medo de sufocamento (Benke et al., 2018), a de modelos computacionais (Robinaugh et al., 2019) e a integração de vários fatores genéticos, ambientais e funcionais (Pilecki et al., 2011). Também foram elaboradas hipóteses etiológicas neuroquímicas relacionadas aos mecanismos serotoninérgicos, noradrenérgicos, gabaérgicos e glutamatérgicos e neurofuncionais, como os da rede central, a rede de saliência e o modo de *default* em sua participação nos processos de condicionamento, generalização e extinção da resposta de ansiedade (Webler & Coplan, 2020). Deve-se notar que, como em qualquer transtorno mental e fenômeno comportamental, o transtorno de pânico tem uma contribuição genética. Sua herdabilidade é estimada em 29% (Forstner et al., 2019), com vários genes identificados (Tretyakov et al., 2020).

De todas as hipóteses etiológicas podem ser resgatados aspectos úteis para explicar e tratar o transtorno. A teoria do condicionamento interoceptivo (Goldstein & Chambless, 1978) é fundamental para identificar o processo envolvido na gênese da psicopatologia. Estímulos incondicionados de ativação simpática, que geralmente podem ocorrer frente à demanda física, raiva, ansiedade ou entusiasmo, se associam à resposta de ansiedade, o que foi chamado de forma confusa de medo de ter medo, e depois reformulado como ansiedade ao medo (Bouton et al., 2001). Da neurologia, esse fenômeno pode ser explicado pelo fato de que o sistema de saliência (formado pelas amígdalas, a ínsula e o córtex cingulado anterior), em decorrência de uma hiperativação do sistema simpático frente a uma resposta de ansiedade intensa, aprende a detectar o perigo nessas respostas e, a partir daí, reage com ansiedade a elas, gerando assim um *loop* de retroalimentação negativo que se resolve nos intensos dez ou quinze minutos de pânico (Daffre et al., 2020). Se as respostas simpáticas forem detectadas como perigosas, o sistema simpático é ativado ainda mais, o que alerta com mais intensidade o sistema de saliência, que continua a ativar ainda mais o sistema simpático, e assim a resposta de pânico seria gerada.

Como a base do transtorno é o condicionamento interoceptivo, portanto, seu tratamento consistirá na evocação dos estímulos condicionados sem a subsequente resposta de ansiedade intensa, ou melhor, com quantidades médias de ansiedade, que por extinção serão dissociadas dos estímulos interoceptivos, quebrando assim os *loops* que geram a resposta de pânico. Assim, as técnicas de escolha seriam aquelas de exposição interoceptiva, que geram os estímulos interoceptivos condicionados.

TRATAMENTO COGNITIVO-COMPORTAMENTAL DO TRANSTORNO DE PÂNICO

O protocolo cognitivo-comportamental bem estabelecido consiste nos seguintes componentes: psicoeducação, retreinamento respiratório, reestruturação cognitiva, exposição interoceptiva e exposição ao vivo (American Psychological Association, 2020). A eficácia dos protocolos de tratamento cognitivo-comportamental para transtorno de pânico tem sido questionada em metanálises de ensaios clínicos randomizados e controlados, em razão do pequeno tamanho do efeito pós-tratamento (Hedges $g = 0{,}38$ [0,12-0,65]) (Carpenter et al., 2018), em seis meses (Hedges $g = 0{,}22$-0,35) (van Dis et al., 2020), da não conservação dos resultados após acompanhamentos de 12 meses (van Dis et al., 2020), e dos desenhos de pesquisa enviesados (Pompoli et al., 2016). Em uma metanálise de análise de componentes, apenas a exposição interoceptiva e a reestruturação cognitiva excederam o placebo, sendo a exposição interoceptiva o componente com o maior tamanho do efeito (Pompoli et al., 2018). Por outro lado, uma das críticas técnicas que poderiam ser feitas ao tratamento é a curta duração e intensidade da exposição interoceptiva, ao contrário do que é recomendado na prática (Deacon et al., 2013) e teoricamente (Weisman & Rodebaugh, 2018; Sewart & Craske, 2020).

A APRENDIZAGEM INIBITÓRIA

Foi proposta uma teoria alternativa baseada em investigações comportamentais e cognitivas sobre fenômenos de extinção, a da aprendizagem inibitória (Craske et al., 2008; Sewart & Craske, 2020), que explicaria a reinstalação da resposta de ansiedade. Essa teoria consiste em considerar que não é a habituação neurológica nem a extinção da resposta em razão do enfraquecimento das conexões entre o estímulo condicionado e a resposta de ansiedade o que produziria a redução da resposta, mas sim a construção e a consolidação de associações neurais alternativas, frente às originais, que seriam conservadas, mas inibidas pelas novas. Assim, dois tipos de fenômenos podem ocorrer, o original, que consiste no condicionamento, e o modificado, que apresenta as características de extinção da resposta. O que é interessante nessa teoria é que propõe melhorias em todos os tratamentos de exposição, incluindo aqueles aplicáveis à exposição interoceptiva.

Existem fenômenos que aumentam a aprendizagem inibitória durante os processos de exposição, tais como:

- Quebra de expectativas.
- Combinação de estímulos ansiogênicos condicionados presentes na exposição.
- Apresentação do estímulo incondicionado dentro da exposição.
- Variabilidade de estímulos e contextos na exposição.
- Retirada dos comportamentos de segurança.
- Foco atencional em estímulos ansiogênicos.
- Descrição verbal das emoções (rotulação emocional).
- Memória ou presença de estímulos associados ao sucesso na redução da ansiedade em tarefas de exposição.

Como pode ser deduzido, esses fenômenos são facilmente alcançáveis a partir de técnicas de exposição que geralmente são aplicadas no consultório e serão aplicadas no novo protocolo proposto.

A proposta: protocolo de exposição interoceptiva aumentada para o transtorno de pânico

O protocolo a seguir está desenhado a partir da seleção de componentes que superam o efeito placebo (Pompoli et al., 2018), do aumento da exposição interoceptiva a partir da sua combinação e de sua maior intensidade e duração e, coincidentemente, a aplicação dos princípios da aprendizagem inibitória (Sewart & Craske, 2020). É fisicamente muito mais exigente do que o protocolo original, por isso é recomendável que o paciente faça um *check-up* médico prévio e receba uma autorização médica para fazer exercícios cardiovasculares e hiperventilar fortemente. Em pacientes com limitações físicas, sugere-se substituir os componentes da taquicardia por caminhada rápida e da hiperventilação por prender a respiração com os pulmões cheios e vazios. Da mesma forma, substituir a respiração forçada pela respiração com canudo. A duração das sessões é de 60 minutos e a frequência é semanal. O protocolo pode ser aplicado após as sessões de diagnóstico em pacientes adultos, e cada sessão pode ser concebida de forma flexível como uma fase do tratamento.

Sessão 1. Psicoeducação e Análise Funcional

Psicoeducação. Os seguintes objetivos psicoeducacionais devem ser alcançados por meio do diálogo ativo com o paciente: (1) Que a ansiedade é uma emoção que começa com associações ou interpretações de perigo, que continua com ativação fisiológica principalmente simpática e que motiva comportamentos de evitação. A ansiedade não é perigosa, não mata, não enlouquece, não causa câncer, mas se não for tratada, deixa a pessoa isolada e fora das atividades e obrigações que ela deseja ter. É importante não cair em invalidação ou catastrofização com o paciente. Por um lado, explica-se a ele que o pânico é inofensivo em termos de saúde física e sobrevivência orgânica, mas, por outro lado, valida-se o fato de ser provavelmente fenomenologicamente uma das piores experiências que uma pessoa pode ter, ou seja, parece o pior, mas não é perigoso em termos das possibilidades temidas pelo paciente (morrer, desmaiar, enlouquecer). É importante que o paciente aprenda que os estímulos ansiógenos reduzem seu potencial de ansiedade quando ocorrem por um longo tempo (exposição) e que mantêm ou aumentam seu potencial ansiógeno quando são evitados ou apresentados brevemente (evitação). (2) Que o paciente entenda o mecanismo de pânico, que por associação às reações simpáticas do seu corpo está sendo interpretado como perigoso, razão pela qual o cérebro ativa mais o corpo e o corpo gera sinais de perigo ainda maiores, desencadeando o pânico. (3) Uma revisão da ativação simpática e todos os seus fenômenos, como hipocapnia, efeito Bohr e todos os sintomas simpáticos específicos do paciente. (4) Que a resposta de ansiedade não pode ser controlada no momento e que querer evitá-la ou controlá-la gera mais ansiedade. (5) Que a resposta ao pânico pode ser desaprendida, a partir de exercícios de exposição interoceptiva, ou seja, não temos controle direto da resposta, mas sim temos um controle diferido (contracondicionamento).

Análise funcional. Deve-se identificar no diálogo com o paciente quais são os estímulos discriminativos externos e interoceptivos que desencadeiam a resposta de pânico, como o paciente se comporta frente a esses estímulos e como esses comportamentos são reforçados, geralmente de forma negativa. A utilidade da análise funcional é tanto para o terapeuta, pois vai direcionar seu plano de exposição interoceptiva, quanto para o cliente, pois permitirá que ele tenha uma maior consciência de como ocorre o pânico, que comportamentos apresenta para evitar a ansiedade que tendem a gerar mais ansiedade.

Valores explícitos. Coragem e perseverança são geralmente dois valores compartilhados pela maioria das pessoas. O paciente é questionado sobre o que pensa sobre ser valente e ser uma pessoa que não desiste, explicando que a coragem de enfrentar o que o assusta e que o espírito de luta ou perseverança consiste em lutar contra as adversidades. Para tanto, pergunta-se ao paciente que coisas perigosas e difíceis ele já enfrentou e superou. Ele frequentemente relata várias realizações a esse respeito. Conceituar-se como valente ou como lutador é algo que será utilizado no tratamento para motivar, reforçar, modificar o valor dos estímulos e como estímulo discriminativo para que o paciente aceite se expor aos seus medos nos exercícios em que o acompanharemos. Em relação a este último, as sessões e a adesão do paciente ao tratamento devem ser reforçadas, esclarecendo que juntos lutaremos contra o pânico, que juntos vamos nos expor a todos os exercícios que nos permitirão reduzi-lo (*Augmenting*, contracondicionamento).

Sessão 2. Exposição à ansiedade e aos estímulos interoceptivos

A segunda sessão analisa a semana, os ataques de pânico e seus aspectos topográficos e funcionais. O conteúdo da sessão anterior é retomado a respeito do fato de que a ansiedade não pode ser controlada diretamente e que querer controlá-la gera mais ansiedade. Para tanto, é proposto ao paciente o seguinte exercício: "Vamos tentar por um minuto ficar o mais relaxados possível, relaxar o máximo possível, tentar fazer com que todo o nosso corpo relaxe, para não deixar nem um pouco de ansiedade em nosso corpo". O paciente pode tentar atingir essa meta por um minuto. Ao final do exercício, perguntamos ao paciente quanta ansiedade ele sente, em uma escala subjetiva de zero a cem por cento, ao monitorar todo o seu corpo tentando rastrear sinais de ansiedade ou desconforto. Se o paciente se sente mais ansioso, algo que se busca com o exercício, o conteúdo psicoeducacional é reforçado, e o segundo exercício é passado (quebra de expectativas, apresentação do estímulo incondicionado, foco sensorial, rotulação emocional, reforço). Se o paciente se sentir mais relaxado, o que é raro, seguimos para o segundo exercício sem falar nada a respeito. O segundo exercício consiste em ficar propositalmente o mais ansioso possível, tentando gerar o máximo de ansiedade possível. É comum o paciente dizer que não entende do que se trata o exercício, ou reluta em fazê-lo; nesses casos, dizemos a ele para tentar, mentalmente, ficar o mais ansioso possível por um minuto (quebra de expectativas, apresentação de estímulo não condicionado, reforço). Após aquele minuto perguntamos ao paciente como ele se sente, o percentual de ansiedade, o que ele está sentindo em seu corpo, monitorando-o completamente (foco sensorial, rotulação emocional, apresentação do estímulo não condicionado). O que se busca é que o paciente verifique que o desejo de ficar ansioso costuma ter um efeito ansiolítico e que tentar relaxar costuma ter um efeito ansiogênico. Deve-se notar que isso nem sempre é conseguido nos pacientes, alguns conseguem relaxar e outros atingem níveis elevados de ansiedade quando expostos à ansiedade. Nesse caso, ao invés de usar o efeito de quebra de expectativas, o último fenômeno é utilizado como exposição à ansiedade e se trata de manter o paciente por um minuto, dois minutos e cinco minutos, sempre relatando como ele se sente com relação à ansiedade e ao corpo.

O conteúdo do condicionamento e exposição interoceptivos é revisado, e a exposição interoceptiva é iniciada por meio da hiperventilação. O fato de esse tipo de exposição ser canonicamente escolhido se baseia no fato de poder ser realizada quase em qualquer contexto, elicia os mais diversos estímulos interoceptivos, pode ser facilmente realizada no consultório e na casa do paciente, e pode ser prolongada a fim de maximizar os efeitos da exposição em sessões futuras. O autor sugere adaptar a exposição à tolerância do paciente, começando da seguinte forma:

- Lembrar da razão do que está sendo feito (antecipar reforço).
- Perguntar sobre as expectativas do paciente (quebra de expectativa)
- Respirar fortemente juntos uma vez (modelagem).
- Reforçar naturalmente (expressar contentamento, ampliar a emoção) (reforço).
- Monitorar mudanças no corpo e nos pensamentos (foco sensorial, rotulação emocional, quebra de expectativas).
- Monitorar a ansiedade (foco sensorial, rotulação emocional).
- Monitorar as mudanças no corpo e nos pensamentos até que os efeitos se dissipem (quebra de expectativas, foco sensorial, rotulação emocional, apresentação do estímulo incondicionado, reforço).

Se os efeitos forem quase zero, aumente para cinco respirações. Se forem moderados, aumente em uma respiração, sempre seguindo o procedimento sugerido.

Esse tipo de exposição pode inicialmente parecer muito leve em comparação ao protocolo tradicional (Deacon et al., 2013), porém é útil na busca da adesão ao tratamento e na adaptação da exposição ao paciente. Não é incomum em casos graves que o paciente tenha um ataque de pânico durante a exposição interoceptiva. Então, realizá-la de maneira gradual ajuda a evitar tal situação e que os estímulos interoceptivos condicionados deixem de sê-lo. Um aspecto extremamente importante é o reforço do terapeuta no que diz respeito à atitude e à adesão, bem como a execução conjunta dos exercícios pelo terapeuta e pelo paciente.

Como tarefa de casa o paciente deve repetir oito vezes o número de respirações alcançadas com o terapeuta, nos mais diversos contextos e horários (quebra de expectativas, variação, retirada de comportamentos de segurança). Deve praticar sentado e sem fazer nenhuma atividade que requeira atenção, como dirigir.

Sessão 3. Exposição interoceptiva breve por meio de hiperventilação duplicada

A semana é revisada, os ataques de pânico e as dificuldades enfrentadas, as melhorias se houver, e se o paciente realizou os exercícios, como os fez, que efeito tiveram. A justificativa para os exercícios é relembrada (antecipação de reforço), e propõe-se ao paciente que nessa sessão o objetivo seja pelo menos dobrar o número de repetições na exposição interoceptiva. Todo o progresso do paciente é reforçado (reforço) e todas as dificuldades são abordadas para serem superadas. Uma hierarquia de medos relacionados ao pânico é desenvolvida com o paciente. Solicita-se ao paciente que visualize cada um dos medos por um minuto, e sua reação física e suas cognições são monitoradas (foco sensorial, rotulação emocional, quebra de expectativas, apresentação do estímulo incondicionado).

A metodologia da última sessão é repetida em termos de exposição interoceptiva por meio de hiperventilação, mas no período de recuperação solicita-se ao paciente que se concentre no medo de menor intensidade na hierarquia de estímulos e em sentir a maior ansiedade possível (combinação). Começamos com o número máximo de respirações que o paciente atingiu sozinho. Aumenta-se de dez em dez até que as repetições sejam duplicadas, e alterna-se com o paciente em pé e sentado, permanecendo com a modalidade que mais o incomoda (nem sempre estar em pé é o mais incômodo para o paciente, muitas vezes, quando os sintomas estão presentes na cama ou no local de trabalho na posição sentada, sentar-se geralmente é o mais ansiógeno). Por sua vez, caso exista a possibilidade, altera-se o local onde se realiza cada um dos blocos de hiperventilação (consultório, varanda, corredor, sala de espera) (variação). O terapeuta reage naturalmente e amplia a emoção diante da atitude, o cumprimento e os avanços do paciente (reforço). O paciente recebe a tarefa de dobrar por conta própria o número de hiperventilações alcançadas no consultório, que no período de recuperação ele se concentre em medos alternados em sua hierarquia de estímulos e que execute em horários e em lugares diferentes (quebra de expectativas, variação, retirada de comportamentos de segurança, apresentação do estímulo incondicionado).

Sessão 4. Exposição interoceptiva combinada, hiperventilação e tontura

Revisão da semana. O paciente começa a ficar exposto a tonturas de origem mecânica (variação). Se uma cadeira giratória estiver disponível, ela será usada (isso é altamente recomendado para a segurança do paciente). Caso contrário, ele vai girar sobre seu eixo. Começamos com o mesmo procedimento da exposição interoceptiva por hiperventilação, a razão será explicada, as expectativas serão revisadas, uma única rotação articular será dada em conjunto (é muito importante que o terapeuta faça exatamente os mesmos exercícios que o paciente), serão monitorados o corpo, a ansiedade, os pensamentos e espera-se até que o paciente pare de sentir tonturas. O número de voltas será aumentado para cinco, dez, quinze e vinte voltas, seguindo o mesmo procedimento (quebra de expectativas, apresentação do estímulo incondicionado, foco sensorial, rotulação emocional, reforço). Nos períodos de recuperação, além do foco interoceptivo, solicita-se ao paciente que imagine seus medos determinados na hierarquia dos estímulos, ou, então, se surgir um medo específico, senti-lo, localizá-lo no corpo e tentar aumentá-lo. Feito isso, repetindo o procedimento anterior de exposição interoceptiva, o paciente irá hiperventilar junto com o terapeuta com o número de repetições de respirações alcançadas pelo paciente em seu treinamento em casa, e então serão dadas vinte voltas, monitorando as alterações do corpo, níveis de ansiedade, pensamentos, até que o paciente se recupere. O procedimento será repetido, mas agora adicionando a exposição imaginária aos medos do paciente (combinação). O paciente receberá como tarefa realizar este último exercício, tentando dobrar o número de respirações e de voltas (ele deve ser capaz de chegar a quarenta voltas) (quebra de expectativas, variação, retirada de comportamentos de segurança, apresentação do estímulo incondicionado).

Sessão 5. Exposição à taquicardia, combinação de exposições interoceptivas

Revisão da semana. A utilidade da exposição a estímulos interoceptivos de taquicardia é explicada ao paciente. Aplicando o mesmo procedimento das demais exposições interoceptivas, o paciente deve correr no mesmo lugar por dez segundos e a recuperação do paciente será monitorada. O tempo deve ser aumentado para 20, 30, 40, 50 e 60 segundos (quebra de expectativas, apresentação do estímulo incondicionado). Posteriormente, as exposições serão misturadas, o paciente correrá no local junto com o terapeuta por 60 segundos, deve hiperventilar atingindo sua marca máxima e ficará tonto atingindo o número máximo de voltas, que se espera que seja 40. A recuperação do paciente será monitorada, tentando eliciar seus medos (combinação, rotulação emocional, foco sensorial, apresentação do estímulo incondicionado, reforço). Posteriormente, por 30 segundos, 40 segundos e um minuto, os exercícios serão combinados simultaneamente (esta versão é opcional, apenas para pacientes que estão em boa forma e com grande confiança em poder fazer o exercício). No mesmo lugar ele vai pular, girar e hiperventilar. Pode haver outras combinações, como hiperventilar girando e, antes ou depois, fazer os exercícios que geram a taquicardia. Deve-se lembrar que quanto mais variada a exposição, maior o potencial de generalização.

O paciente vai receber o primeiro exercício como tarefa, a fim de dobrar os minutos de taquicardia, as hiperventilações e as voltas. O segundo exercício deve ser avaliado em termos de segurança física e fisiológica do paciente (quebra de expectativas, variação, retirada de comportamentos de segurança, apresentação do estímulo incondicionado, variação).

Sessão 6. Exposição a sintomas gastrointestinais e dispneia

Revisão da semana. O paciente será levado a respirar por um canudo por um minuto (quebra de expectativas, foco sensorial, rotulação emocional, variação, apresentação do estímulo incondicionado, reforço). Posteriormente, solicitamos que o paciente repita o exercício designado como tarefa, a seguir respirar por dois minutos pelo canudo e concentrar-se nas partes que mais o incomodam durante o procedimento. O procedimento será repetido tentando aumentar um minuto por repetição até o final da sessão. O exercício de exposição à hiperventilação, taquicardia e tontura será feito de forma sincrônica, e a seguir o paciente irá respirar por cinco minutos pelo canudo. Esse exercício é designado como tarefa de casa, com o paciente tentando duplicar todas as medidas de exposição (quebra de expectativas, variação, retirada de comportamentos de segurança, combinação, apresentação do estímulo não condicionado, variação).

Sessão 7. Exposição interoceptiva prolongada

O exercício de combinar quatro tipos de exposição interoceptiva em sessão é repetido, assim como o paciente fez da última vez em sua prática diária. A justificativa para o seguinte exercício é exposta ao paciente. A exposição interoceptiva é eficaz quanto mais repetida e prolongada for. Portanto, uma série de respirações forçadas será feita (uma inspiração e expiração a cada aproximadamente 3 a 4 segundos) por meia hora (variação, combinação, quebra de expectativas, apresentação do estímulo incondicionado, reforço), e o corpo será monitorado (foco sensorial, rotulação emocional). Começamos com a respiração forçada em conjunto, e o terapeuta pergunta como o paciente sente as mãos em termos das quatro variáveis interoceptivas (peso, temperatura, movimento e densidade), passando pelos antebraços e bíceps, seguindo os pés, as pernas, o tórax e as costas, o abdome, a região lombar e o rosto. Por um minuto, os conteúdos da mente são observados, e a sequência recomeça nas mãos, monitorando a cada cinco minutos a ansiedade e as partes do corpo que incomodam mais. Terminado o exercício, é realizado um monitoramento completo. O exercício de exposição interoceptiva combinada é realizado em um dia, e o exercício de exposição à respiração forçada prolongada em outro dia, de maneira alternada (quebra de expectativas, variação, retirada de comportamentos de segurança, combinação, apresentação do estímulo incondicionado, variação).

Sessão 8 Reviver o pânico

Revisão da semana. Reviver o pânico. Propomos ao paciente que tente reviver seu pior ataque de pânico (quebra de expectativas, variação, apresentação do estímulo incondicionado, foco sensorial, rotulação emocional, reforço). Fechando os olhos e falando conosco no tempo presente, solicita-se ao paciente relatar com o maior número de detalhes visuoespaciais e interoceptivos como foi sua pior experiência de pânico, e sua ansiedade é monitorada ao final do relato.

São realizados 40 minutos de exposição à respiração forçada, mas agora o paciente deve relatar de forma fragmentada sua experiência de pânico mais ansiógena (combinação, quebra de expectativas, variação, apresentação do estímulo incondicionado, foco sensorial, rotulação emocional). A tarefa consistirá em repetir os procedimentos de reviver e respiração forçada (hiperventilação), mas na sua casa, em ambientes diferentes (variação, retirada dos comportamentos de segurança).

Sessão 9. Combinação de exposições

Os quatro tipos de exposições interoceptivas são combinados em sua quantidade máxima de maneira sucessiva, e realiza-se uma exposição à respiração forçada com o relato da experiência de pânico mais ansiógena. Os resultados do tratamento são revisados e um plano de exercícios diários de exposição interoceptiva de manutenção é desenhado (combinação, quebra de expectativas, variação, apresentação do estímulo incondicionado, foco sensorial, rotulação emocional, reforço).

Sessão 10. Opcional. Em caso de diagnóstico adicional de agorafobia. Exposição imaginária à agorafobia e combinação com exposição interoceptiva prolongada

Revisão da semana. Elabora-se uma lista de estímulos da agorafobia. O paciente é exposto ao estímulo de menor intensidade que gera ansiedade no consultório por um minuto e por cinco minutos. O paciente é exposto a 30 minutos de respiração forçada com a evocação de enfrentamento do estímulo de ansiedade de menor intensidade na hierarquia de estímulos e que gere ansiedade no consultório.

Essa exposição imaginária com respiração forçada é designada como tarefa de casa.

Sessão 11. Exposição imaginária e desenho da exposição ao vivo

Revisão da semana. O exercício da sessão anterior é repetido e a exposição ao vivo é planejada, escolhendo, em conjunto com o paciente, o estímulo mais acessível, seguro e significativo. Sugere-se que a exposição ao vivo não dure menos de 30 minutos, e se possível chegar a uma hora, se possível todos os dias.

Sessão 12. Planejamento de exposição ao vivo com exposição interoceptiva

Revisão da semana. Uma vez alcançada a exposição ao primeiro estímulo, planeja-se realizá-lo, mas com hiperventilações forçadas (se possível). E planeja-se com o paciente dar continuidade aos estímulos ao vivo que devem ser enfrentados.

Sessão 13. Revisão e prevenção de recaídas

Revisão da semana e do tratamento. Verifica-se a funcionalidade do paciente, e analisam-se que estímulos ainda faltam ser descondicionados. É planejada uma série de exercícios de exposição interoceptiva diários e de exposição ao vivo semanalmente.

CONSIDERAÇÕES FINAIS

Em muitos transtornos, contamos com protocolos bem estabelecidos, que, no entanto, apresentam tamanhos de efeito pequenos e não são mantidos ao longo do tempo. A melhoria contínua dos protocolos deve ser guiada por dois princípios orientadores principais, teorias baseadas em evidências e investigações metanalíticas de análise de componentes. Este capítulo propõe um protocolo para o tratamento do pânico baseado em técnicas de exposição interoceptiva, sua combinação e aumento, exposição imaginária e a história, inspiradas na teoria da aprendizagem inibitória. A presente proposta está pendente de avaliação a partir de desenhos de caso único e ensaios clínicos.

REFERÊNCIAS

1. American Psychological Association (2020, Noviembre 29). Treatment: cognitive behavioral therapy for panic disorder. *Society of Clinical Psychology. 12 Division.* https://div12.org/treatment/cognitive--behavioral-therapy-for-panic-disorder/
2. Asociación Psiquiátrica Americana (2013/2014). *Manual diagnóstico y estadístico de los trastornos mentales, DSM-5.* Asociación Psiquiátrica Americana.
3. Baxter, A. J., Vos, T., Scott, K. M., Ferrari, A. J., & Whiteford, H. A. (2014). The global burden of anxiety disorders in 2010. *Psychological Medicine, 44*(11), 2363. https://doi:10.1017/S0033291713003243
4. Benke, C., Alius, M. G., Hamm, A. O., & Pané-Farré, C. A. (2018). Cue and context conditioning to respiratory threat: Effects of suffocation fear and implications for the etiology of panic disorder. *International Journal of Psychophysiology, 124,* 33-42.
5. Bouton, M. E., Mineka, S., & Barlow, D. H. (2001). A modern learning theory perspective on the etiology of panic disorder. *Psychological Review, 108*(1), 4–32. https://doi.org/10.1037/0033-295X.108.1.4
6. Carpenter, J. K., Andrews, L. A., Witcraft, S. M., Powers, M. B., Smits, J. A., & Hofmann, S. G. (2018). Cognitive behavioral therapy for anxiety and related disorders: A meta-analysis of randomized placebo-controlled trials. *Depression and anxiety, 35*(6), 502-514. https://doi.org/10.1002/da.22728
7. Clark, D. M. (1994). *Cognitive therapy for panic disorder.* American Psychiatric Association.

8. Craske, M. G., Kircanski, K., Zelikowsky, M., Mystkowski, J., Chowdhury, N., & Baker, A. (2008). Optimizing inhibitory learning during exposure therapy. *Behaviour Research and Therapy*, *46*(1), 5-27. https://doi.org/10.1016/j.brat.2007.10.003
9. Daffre, C., Oliver, K. I., & Pace-Schott, E. F. (2020). Neurocircuitry of Anxiety Disorders. In *Clinical Handbook of Anxiety Disorders* (pp. 15-41). Humana, Cham.
10. Deacon, B., Kemp, J. J., Dixon, L. J., Sy, J. T., Farrell, N. R., & Zhang, A. R. (2013). Maximizing the efficacy of interoceptive exposure by optimizing inhibitory learning: A randomized controlled trial. *Behaviour Research and Therapy*, *51*(9), 588-596. https://doi.org/10.1016/j.brat.2013.06.006
11. Forstner, A. J., Awasthi, S., Wolf, C., Maron, E., Erhardt, A., Eriksson, E., ... & Binder, E. B. (2019). Genome-Wide Association Study of Panic Disorder. *European Neuropsychopharmacology*, *29*, S776. https://doi.org/10.1016/j.euroneuro.2017.06.144
12. Goldstein, A. J., & Chambless, D. L. (1978). A reanalysis of agoraphobia. *Behavior Therapy*, *9*(1), 47-59. https://doi.org/10.1016/S0005-7894(78)80053-7
13. Greenberg, P. E., Sisitsky, T., Kessler, R. C., Finkelstein, S. N., Berndt, E. R., Davidson, J. R. T., Ballenger, J. C., & Fyer, A. J. (1999). The economic burden of anxiety disorders in the 1990s. *The Journal of Clinical Psychiatry*, *60*(7), 427-435. https://doi.org/10.4088/JCP.v60n0702
14. John, U., Rumpf, H. J., Hanke, M., & Meyer, C. (2020). Mental disorders and total mortality after 20 years in an adult general population sample. *European Psychiatry*, *63*(1). https://doi.org/10.1192/j.eurpsy.2020.27
15. Keefe, J. R., Chambless, D. L., Barber, J. P., & Milrod, B. L. (2020). Predictors and moderators of treatment dropout in cognitive-behavioral and psychodynamic therapies for panic disorder. *Psychotherapy Research*, 1-11. https://doi.org/10.1080/10503307.2020.1784487
16. Kessler, R. C., Chiu, W. T., Jin, R., Ruscio, A. M., Shear, K., & Walters, E. E. (2006). The epidemiology of panic attacks, panic disorder, and agoraphobia in the National Comorbidity Survey Replication. *Archives of General Psychiatry*, *63*(4), 415-424.
17. McNally, R. J. (2002). Anxiety sensitivity and panic disorder. *Biological Psychiatry*, *52*(10), 938-946.
18. Nay, W., Brown, R., & Roberson-Nay, R. (2013). Longitudinal course of panic disorder with and without agoraphobia using the National Epidemiologic Survey on Alcohol and Related Conditions (NESARC). *Psychiatry Research*, *208*(1), 54-61. https://doi.org/10.1016/j.psychres.2013.03.006
19. Pilecki, B., Arentoft, A., & McKay, D. (2011). An evidence-based causal model of panic disorder. *Journal of Anxiety Disorders*, *25*(3), 381-388. https://doi.org/10.1016/j.janxdis.2010.10.013
20. Pompoli, A., Furukawa, T. A., Imai, H., Tajika, A., Efthimiou, O., & Salanti, G. (2016). Psychological therapies for panic disorder with or without agoraphobia in adults: a network meta-analysis. *Cochrane Database of Systematic Reviews*, (4). https://doi.org/10.1002/14651858.CD011004.pub2
21. Pompoli, A., Furukawa, T. A., Efthimiou, O., Imai, H., Tajika, A., & Salanti, G. (2018). Dismantling cognitive-behaviour therapy for panic disorder: a systematic review and component network meta-analysis. *Psychological Medicine*, *48*(12), 1945-1953. https://doi.org/10.1017/S0033291717003919
22. Sewart, A. R., & Craske, M. G. (2020). *Inhibitory learning.* In J. S. Abramowitz & S. M. Blakey (Eds.), *Clinical handbook of fear and anxiety: Maintenance processes and treatment mechanisms* (p. 265–285). American Psychological Association. https://doi.org/10.1037/0000150-015
23. Scheer, V., Blanco, C., Olfson, M., Lemogne, C., Airagnes, G., Peyre, H., ... & Hoertel, N. (2020). A comprehensive model of predictors of suicide attempt in individuals with panic disorder: Results from a national 3-year prospective study. *General Hospital Psychiatry*, *67*, 127-135.
24. https://doi.org/10.1016/j.genhosppsych.2020.09.006
25. Robinaugh, D. J., Haslbeck, J. M. B., Waldorp, L., Kossakowski, J. J., Fried, E. I., Millner, A., . . . et al. (2019, May). Advancing the network theory of mental disorders: a computational model of panic disorder. PsyArXiv.

26. Taylor, S., Abramowitz, J. S., & McKay, D. (2012). Non-adherence and non-response in the treatment of anxiety disorders. *Journal of Anxiety Disorders*, *26*(5), 583-589. https://doi.org/10.1016/j.janxdis.2012.02.010
27. Tietbohl-Santos, B., Chiamenti, P., Librenza-Garcia, D., Cassidy, R., Zimerman, A., Manfro, G. G., ... & Passos, I. C. (2019). Risk factors for suicidality in patients with panic disorder: A systematic review and meta-analysis. *Neuroscience & Biobehavioral Reviews*, *105*, 34-38.https://doi.org/10.1016/j.neubiorev.2019.07.022
28. Tretiakov, A., Malakhova, A., Naumova, E., Rudko, O., & Klimov, E. (2020). Genetic Biomarkers of Panic Disorder: A Systematic Review. *Genes*, *11*(11), 1310. https://doi.org/10.3390/genes11111310
29. Van Dis, E. A., van Veen, S. C., Hagenaars, M. A., Batelaan, N. M., Bockting, C. L., van den Heuvel, R. M., ... & Engelhard, I. M. (2020). Long-term outcomes of cognitive behavioral therapy for anxiety-related disorders: a systematic review and meta-analysis. *JAMA Psychiatry*, *77*(3), 265-273.
30. Webler, R. D., & Coplan, J. D. (2020). Pathogenesis of panic disorder. *The American Psychiatric Association publishing textbook of anxiety, trauma, and OCD-related disorders*, 373.
31. Weisman, J. S., & Rodebaugh, T. L. (2018). Exposure therapy augmentation: A review and extension of techniques informed by an inhibitory learning approach. *Clinical Psychology Review*, *59*, 41-51. https://doi.org/10.1016/j.cpr.2017.10.010
32. Yonkers, K. A., Bruce, S. E., Dyck, I. R., & Keller, M. B. (2003). Chronicity, relapse, and illness-course of panic disorder, social phobia, and generalized anxiety disorder: findings in men and women from 8 years of follow-up. *Depression and Anxiety*, *17*(3), 173-179. https://doi.org/10.1002/da.10106

6
Terapia cognitivo-comportamental para o transtorno de ansiedade generalizada

Marina Galimberti

Este capítulo descreve o transtorno de ansiedade generalizada, seus critérios diagnósticos e características clínicas. Em seguida, os tratamentos psicológicos atuais são delineados. Por fim, foi incluída uma descrição do tratamento cognitivo-comportamental com as contribuições da Terapia Racional Emotiva Comportamental (TREC) em relação ao trabalho de crenças em sessão para fins terapêuticos e um tópico específico sobre *mindfulness*.

TRANSTORNO DE ANSIEDADE GENERALIZADA

O transtorno de ansiedade generalizada (TAG) é um estado persistente de ansiedade generalizada acompanhada por preocupação crônica, excessiva e generalizada que inclui sintomas físicos ou mentais de ansiedade, que causam sofrimento ou prejuízo significativo do funcionamento diário (Clark & Beck, 2012).

Critérios diagnósticos

De acordo com o *Manual diagnóstico e estatístico de transtornos mentais* (DSM-5), os critérios diagnósticos para TAG são os seguintes:

> "A. Ansiedade e preocupação excessivas (expectativa apreensiva), ocorrendo na maioria dos dias por pelo menos seis meses, com diversos eventos ou atividades (tais como desempenho escolar ou profissional). B. O indivíduo considera difícil controlar a preocupação. C. A ansiedade e a preocupação estão associadas com três (ou mais) dos seguintes seis sintomas (com pelo menos alguns deles presentes na maioria dos dias nos últimos seis meses). D. A ansiedade, a preocu-

pação ou os sintomas físicos causam sofrimento clinicamente significativo ou prejuízo no funcionamento social, profissional ou em outras áreas importantes da vida do indivíduo. E. A perturbação não se deve aos efeitos fisiológicos de uma substância (por exemplo, droga de abuso, medicamento) ou a outra condição médica (por exemplo, hipertireoidismo). F. A perturbação não é melhor explicada por outro transtorno mental (por exemplo, ansiedade ou preocupação quanto a ter ataques de pânico no transtorno de pânico, avaliação negativa no transtorno de ansiedade social [fobia social], contaminação ou outras obsessões no transtorno obsessivo-compulsivo, separação de figuras de apego no transtorno de ansiedade de separação, lembranças de eventos traumáticos no transtorno de estresse pós-traumático, ganho de peso na anorexia nervosa, queixas físicas no transtorno de sintomas somáticos, percepção de problemas na aparência no transtorno dismórfico corporal, ter uma doença séria no transtorno de ansiedade de doença ou o conteúdo de crenças delirantes na esquizofrenia ou transtorno delirante)" (p. 222).

Características clínicas

Uma característica central é a preocupação crônica, excessiva e sua vulnerabilidade. É uma estratégia de evitação cognitiva, desadaptativa e autoperpetuante que contribui para a persistência da ansiedade, pois magnifica uma interpretação enviesada da ameaça antecipada; gera uma falsa sensação de controle, previsão e certeza; garante a atribuição errônea de que o resultado temido do processo de preocupação não ocorra e culmina em tentativas frustradas de estabelecer uma sensação de segurança (Clark & Beck, 2012).

A ansiedade e a preocupação são acompanhadas por pelo menos três dos seguintes sintomas adicionais: inquietação ou sensação de estar com os nervos à flor da pele, fatigabilidade, dificuldade em concentrar-se ou sensações de "branco" na mente, irritabilidade, tensão muscular e perturbação do sono. Em crianças, apenas um sintoma adicional é necessário (p. 222).

Em relação à prevalência e ao gênero, as mulheres têm duas vezes mais chances do que os homens de apresentar transtorno de ansiedade generalizada. Em relação à idade da prevalência do diagnóstico, ocorre na meia-idade, com diminuição nas idades mais avançadas (DSM-5). Em relação ao desenvolvimento e curso, 30 anos é a idade média de início dos sintomas; seus sintomas tendem a ser crônicos e oscilantes (DSM-5). O TAG tende a ter um curso crônico e uma expressão clínica constante que não remite e causa significativo prejuízo social e ocupacional, o que leva o indivíduo a experimentar uma redução na satisfação com a vida e constitui um significativo ônus econômico para a sociedade. A comorbidade desse transtorno refere-se a diagnósticos secundários, como depressão maior, fobia social, transtorno do pânico, abuso de substâncias e transtorno de personalidade esquiva (Clark & Beck, 2012).

Como mencionado anteriormente, a preocupação está presente nesse transtorno e consiste em pensamentos contínuos sobre perigos futuros que são experimentados como aversivos e relativamente incontroláveis. Indivíduos muito preocupados são especialistas em descobrir possíveis problemas, da mesma forma que são incapazes de gerar soluções eficazes ou respostas de enfrentamento (Dugas & Ladouceur, 2007).

Krohne (1993) propôs um modelo sobre a ansiedade que pode ser útil para integrar essas descobertas e compreender a preocupação. Ele postula que os padrões de enfrentamento individuais são o resultado de preferências disposicionais em relação à vigilância (como consequência da intolerância à incerteza) e à evitação (como um efeito da intolerância à ativação emocional). O ato de se preocupar seria visto como um comportamento de aproximação-evitação, resultado do desdobramento dos modos de enfrentamento de vigilância e evitação (Dugas & Ladouceur, 2007).

Clark e Beck (2012) mencionam esquemas que categorizam esse transtorno, a saber: (1) Ameaça geral (implica crenças sobre a probabilidade e consequências de ameaças à própria segurança física ou psicológica). Exemplo: "Se eu passar por um evento negativo que ameace uma meta importante de vida, isso terá um efeito grave de longo prazo sobre mim." (2) Vulnerabilidade pessoal (implica crenças sobre incapacidade, inadequação, falta de recursos pessoais para enfrentar a situação). Exemplo: "Sou fraco e inútil frente a este acontecimento." (3) Intolerância à incerteza (implica crenças sobre a frequência, consequência, evitação e inaceitabilidade de eventos negativos incertos ou ambíguos). (Freeston, Rhéaume, Letarte, Dugas e Ladouceur, 1994). Exemplo: "É importante estar preparado para qualquer coisa negativa inesperada que possa acontecer comigo." (4) Metacognição da preocupação (Cartwright-Harton & Wells, 1997) (implica crenças a respeito dos efeitos positivos e negativos da preocupação e sua controlabilidade). Exemplo: "Se eu fosse uma pessoa mais forte, seria capaz de controlar minhas preocupações".

Tratamentos psicológicos para transtornos de ansiedade generalizada

Esta seção será dedicada a uma breve descrição de cada um dos tratamentos psicológicos elaborados para o TAG.

Terapia cognitivo-comportamental de Barlow

- A Terapia Cognitivo-comportamental de Barlow dura de doze a quinze sessões semanais de uma hora e inclui os seguintes componentes:

- Conceitualização do problema e justificativa do tratamento psicológico. Envolve o estabelecimento de uma boa relação terapêutica, a explicação dos aspectos da ansiedade, a justificativa e descrição do tratamento e o uso de autorregistros de preocupações.
- Treino de relaxamento.
- Reestruturação cognitiva do conteúdo das preocupações.
- Exposição aos medos subjacentes às preocupações por meio da imaginação.
- Mudança de comportamentos de segurança, porque contribuem para manter as preocupações e interpretações de ameaças.
- Organização do tempo. Estratégias de gerenciamento de tempo e definição de metas são ensinadas ao cliente.
- Solução de problemas. Isso estimula o cliente a pensar de forma diferente sobre as situações de sua vida (ao invés de se preocupar exclusivamente), com a possibilidade de adotar perspectivas mais realistas e menos catastróficas.
- Manter o progresso e prevenir recaídas (Bados, 2015).

Tratamento cognitivo-comportamental de Dugas

Dugas e Ladouceur (2007) distinguem três tipos de preocupações em pacientes com TAG: (1) problemas imediatos que estão ancorados na realidade e são modificáveis (por exemplo: preocupações sobre como chegar a tempo a um encontro, (2) problemas imediatos que estão ancorados na realidade, mas não podem ser alterados (por exemplo, preocupações sobre a pobreza ou as guerras) e (3) eventos muito improváveis que não são baseados na realidade e não podem ser alterados (por exemplo, a preocupação com a possibilidade de adoecer gravemente).

Lembramos que a preocupação está associada a dificuldades na resolução de problemas, portanto, o treinamento para resolução de problemas deve ser um dos componentes centrais no tratamento do TAG. Por ser intolerante à incerteza, o paciente muda de um modo de enfrentamento para o outro em uma tentativa lábil de lidar com a ameaça percebida. Por não ser capaz de tratar adequadamente a ameaça, ocorre uma espiral descendente na qual as preocupações e os níveis de ansiedade e depressão são mantidos ou aumentam (Dugas & Ladouceur, 2007).

A duração do tratamento é de 18 sessões de uma hora e inclui quatro componentes: (1) apresentação do tratamento, (2) análise do comportamento e treinamento de conscientização, (3) intervenções específicas sobre a preocupação e (4) reavaliação da avaliação da preocupação. Os objetivos do tratamento são ajudar o paciente a reconhecer suas preocupações como comportamento de aproximação-evitação, para discriminar entre diferentes tipos de preocupações. O objetivo do tratamento não é tentar eliminar a incerteza, mas sim reconhecer, aceitar e desenvolver estratégias de enfrentamento diante de situações de incerteza (Dugas & Ladouceur, 2007).

Para trabalhar a catastrofização, é feita ao paciente uma série de perguntas semelhantes a "Se ___ fosse verdade, a que isso levaria?" ou "O que isso significaria para você?". Técnicas cognitivas devem ser usadas para corrigir conceitos errôneos sobre as vantagens e desvantagens de cada preocupação específica. O questionamento socrático e o teste de realidade também são ferramentas úteis. O tratamento dura 4 meses, com sessões de acompanhamento por um período de um ano (Dugas & Ladouceur, 2007).

Terapia metacognitiva de Wells

Wells (1999) desenvolveu seu modelo metacognitivo e postula que o tratamento do TAG deve se concentrar em questionar as metapreocupações ou preocupações do tipo 2. A partir dessa abordagem, o paciente deve ser encorajado a abandonar as tentativas de controlar seus pensamentos e deixá-los passar. Dessa forma, as estratégias cognitivas não são usadas para lidar com distorções no conteúdo das preocupações (Bados, 2015). Wells distingue entre dois tipos de preocupações: tipo 1 e tipo 2. As preocupações do tipo 1 referem-se, por exemplo, a eventos externos e / ou sintomas físicos, e o tipo 2 ou meta-preocupações são sobre a preocupação e o medo da própria preocupação (Carro-de-Francisco e Sanz-Blasco, 2015).

O tratamento é aplicado em cerca de dez sessões e tem os seguintes componentes: (1) A formulação individualizada do caso ou análise funcional; (2) psicoeducação sobre o tratamento; (3) modificação da crença de que as preocupações são incontroláveis por meio de questionamentos verbais; (4) desafiar as crenças de que as preocupações são perigosas; (5) modificação de crenças positivas sobre as preocupações; (6) revisão de estratégias alternativas para abordar as preocupações e uso de exposição com prevenção de resposta para eliminar comportamentos residuais de defesa e evitação; (7) prevenção de recaídas. As sessões de apoio podem ser agendadas 3 e 6 meses depois (Bados, 2015).

Terapia comportamental baseada na aceitação

A terapia comportamental baseada na aceitação se concentra na reatividade [angústia por] a experiências internas e na evitação experiencial e comportamental (Roemer & Orsillo, 2018).

Baseada na teoria da aprendizagem, propõe que três comportamentos aprendidos contribuem para o desenvolvimento e manutenção do TAG: (1) Reagir às experiências internas com angústia, crítica e julgamentos, e isso leva a se fundir ou se emaranhar com essas mesmas experiências. É natural que o medo ou a preocupação sejam percebidos como angustiantes e implacáveis e que provoquem tentativas de fuga e evasão. (2) Tentativas rígidas de remover pensamentos, sentimentos, sensações ou memórias de nossa mente (evitação experiencial) (Hayes et al., 1996) que muitas vezes falham e realmente aumentam pensamentos, sentimentos ou sensações angustiantes (Gross, 2002; Levitt et al., 2004). (3) Evitação comportamental como uma característica central em indivíduos com TAG (Andrews et al., 2010). Os objetivos desse modelo baseado na aceitação são: (1) cultivar uma consciência ampliada (ao invés de estreita) e uma atitude compassiva (ao invés sde crítica e sentenciosa) e descentrada (ao invés de emaranhada e fundida) em relação às experiências internas; (2) aumentar a aceitação/disposição de ter experiências internas; e (3) envolver-se conscientemente em comportamentos pessoalmente significativos (Roemer & Orsillo, 2018).

A psicoeducação é um componente importante dessa abordagem e começa com uma revisão da natureza do medo, ansiedade e preocupação (incluindo análise da função da preocupação). Também inclui habilidades de *mindfulness*. No início, os terapeutas ajudam os clientes a se lembrar de praticar o mindfulness durante as sessões; com o tempo os clientes começam a se lembrar de retornar ao momento presente enquanto participam da terapia, o que fortalece a habilidade e contribui para seu uso de forma eficaz em suas vidas (Roemer & Orsillo, 2018).

O automonitoramento como um processo de monitoramento de preocupações, experiências internas e comportamentos ajuda a promover a conscientização e a descentralização, em vez de se afastar de suas experiências internas. Outra maneira de ajudar os clientes a cultivar uma consciência descentralizada de suas experiências é direcionar a atenção para sua linguagem. Os terapeutas ajudam os clientes a afastar sua atenção e seus esforços de tentar controlar suas experiências internas para se concentrar em um envolvimento mais pleno com suas vidas, de modo que comecem a explorar o que é importante para eles. A terapia envolve fazer planos de comportamento a cada semana para que o cliente faça algo valioso para ele, como estabelecer uma conexão social, afirmar-se no trabalho ou ingressar em uma organização comunitária (Roemer & Orsillo, 2018).

Tratamento cognitivo-comportamental (TCC) do TAG

Objetivos do tratamento para o TAG

De acordo com Clark e Beck (2012, p. 704), os objetivos são: normalizar a preocupação, corrigir crenças e interpretações errôneas de ameaça sobre as áreas de preocupação, modificar crenças metacognitivas positivas e negativas sobre a preocupação, eliminar a metapreocupação, reduzir a confiança em estratégias disfuncionais de controle da preocupação e promover respostas de controle da preocupação mais adaptativas, melhorar a confiança na capacidade de resolver problemas, aumentar o controle percebido sobre a preocupação, fortalecer a sensação de segurança e autoconfiança para lidar com desafios futuros, aceitar o risco e a tolerância a resultados incertos de situações e eventos futuros e aumentar a tolerância a emoções negativas.

Formulação de caso

A formulação cognitiva de caso enfoca o processamento elaborativo errôneo que contribui para a persistência do pensamento ansioso e da preocupação patológica, bem como dos esquemas disfuncionais responsáveis pelo estado de ansiedade generalizada. Inclui a especificação clara de esquemas idiossincráticos e falsos processos metacognitivos de preocupação (Clark & Beck, 2012).

Estratégias para o tratamento do TAG a partir do TCC

Existem três estratégias básicas para o TCC do TAG: reestruturação cognitiva de pensamentos ansiogênicos, treinamento em técnicas de relaxamento e tarefas de exposição a preocupações (Cía, 2007. p. 209).

Um terço dos pacientes com TAG, daqueles que comparecem à sessão, não entende a relação entre os processos cognitivos e emocionais, nem que seus estados de ansiedade são frequentemente desencadeados por cognições e que essa relação é recíproca (Gould & Otto, 1995), por exemplo, percebendo que o que sentem pode afetar o que pensam. A psicoeducação sobre esses processos é o primeiro passo para o tratamento (Cía, 2007. p. 209).

A chave para a reestruturação cognitiva é ensinar aos pacientes um método de examinar a veracidade de seus pensamentos e estimar a probabilidade de que eventos negativos realmente ocorram. As evidências que podem apoiar ou refutar esses pensamentos ansiosos são examinadas e eles são ensinados a gerar explicações alternativas e respostas racionais que desafiam seus pensamentos ansiosos distorcidos. Também são ensinadas técnicas de resolução de problemas (Cía, 2007. p. 209).

A segunda estratégia é o treinamento de relaxamento, que permite reduzir o estado de hiperalerta autonômico, com recursos como relaxamento muscular e procedimentos de *biofeedback* (Barlow et al., 1984). Em relação à técnica de exposição às preocupações, os pacientes com TAG geralmente tentam bloquear mentalmente suas imagens negativas ou catastróficas e se distrair delas. A técnica consiste em fazer com que o paciente se concentre em imagens catastróficas ou assustadoras em períodos entre 25 e 50 minutos. Recomenda-se completar as exposições em uma sessão inicial e depois atribuí-las como tarefa de casa (Cía, 2007).

Prevenção de recaídas

O terapeuta ajuda o cliente a desenvolver um plano para manter as práticas que foram mais úteis para ele no tratamento. O cliente é encorajado a consultar seus manuais e fichas de monitoramento quando surgirem dificuldades e a revisar os conceitos e práticas que contribuíram ao tratamento (Roemer & Orsillo, 2018). A prevenção de recaídas é muito útil em longo prazo, pois inclui instruções sobre a natureza do Transtorno de Ansiedade e ensina aos pacientes novas respostas para enfrentá-lo, com técnicas de exposição ou reestruturação cognitiva (Cía, 2007. p. 209). Esses procedimentos têm se mostrado muito úteis e melhoram consideravelmente as taxas de recuperação em longo prazo (Ost, 1987).

Contribuições da Terapia Racional Emotiva Comportamental (TREC)

Conceitos fundamentais

A Terapia Racional Emotiva Comportamental (TREC) foi criada pelo Dr. Albert Ellis em 1995, sendo pioneira e uma das principais terapias cognitivo-comportamentais. Ao contrário de outras terapias, é também um modelo filosófico e uma filosofia pessoal de vida e, como tal, inclui a epistemologia (a arte do conhecimento), a dialética (a arte de dialogar, argumentar e debater), um sistema de valores e princípios éticos (Walen et al., 1992).

O principal núcleo da filosofia racional-emocional é a aceitação incondicional da realidade, que consiste em: (a) reconhecer que existe uma realidade, mesmo que seja desagradável; (b) acreditar que não há razão para que essa realidade não deva existir, mesmo que se deseje ou prefira que as coisas sejam diferentes; e (c) não avaliar globalmente a si mesmo, ou aos outros, ou a vida em geral por qualquer motivo, mesmo que haja aspectos dessa realidade que não gostemos. Aceitar essa realidade ajuda a tolerar o que não se pode mudar, evita sofrimentos desnecessários e aumenta as chances de mudar o que se pode (Lega et al., 2017).

Modelo ABCDEF

O modelo ABC não é apenas um modelo psicopatológico, mas também uma teoria da personalidade ou um modelo de funcionamento. Começa com a premissa estoica (Epicteto, século 1 d.C.) de que "não somos perturbados pelas coisas, mas pela interpretação que fazemos delas".

As abreviações ABC do modelo significam: "A" para Evento Ativador ou Adversidade (percepção do evento ou situação que ocorreu e que foi o gatilho para o distúrbio emocional), "B" para Sistema de Crenças (percepção, interpretação, crença ou pensamento sobre o "A"), "C" para as consequências emocionais e comportamentais (fisiológicas, reações somáticas e as tendências de ação que ocorrem frente ao "A"). É de fundamental importância que o cliente entenda que o "A" (o evento) não causa diretamente o "C" (suas emoções e/ou comportamentos), mas é a interpretação do dito "A", os pensamentos que a pessoa tem sobre ele ("B"), o que gera as referidas consequências ou "C".

O objetivo da TREC é ajudar os clientes a desenvolver pensamentos mais racionais sobre os eventos (Ellis & Grieger, 1986). O eixo é produzir a mudança do pensamento dogmático e irracional por meio do Debate ou Disputa ("D"), com o propósito de ser substituído por uma nova filosofia racional ("E"), lógica, empiricamente verificável e mais eficaz em longo prazo na obtenção dos objetivos pessoais dos indivíduos, e que conduza a sentimentos saudáveis e comportamentos funcionais ("F"). O "debate" ou questionamento das crenças irracionais ("D") destaca o uso do método científico e o debate lógico-empírico. Existem diferentes tipos de debate: (1) debate lógico/filosófico, (2) sobre o aspecto empírico/realista e (3) sobre o aspecto pragmático/prático (o primeiro deles faz parte da TREC preferencial); e quatro táticas (maiêutica socrática, didática, humorística e metafórica) (Lega et al., 2017).

Crenças e demandas

Ellis (1995) distingue entre crenças racionais e irracionais e sua contribuição para o desenvolvimento de emoções, comportamentos e pensamentos adequados ou disfuncionais (Díaz et al., 2017). As crenças racionais são cognições avaliativas de significado pessoal de caráter preferencial e se expressam na forma de desejo, preferência, gosto, agrado e desagrado (Ellis, 1995). As crenças irracionais são cognições avaliativas de natureza absolutista e são rigidamente expressas na forma de "deveria" e "teria que". Geram emoções negativas que interferem no alcance de metas que proporcionam bem-estar. Por exemplo, no caso de uma preocupação relacionada ao TAG, pode ser uma emoção associada à seguinte crença irracional: "Estudei muito para este exame. Não devo reprovar em hipótese alguma, se isso acontecer seria terrível" (Díaz et al., 2017).

Em relação ao TAG e a partir desse modelo, propõe-se que o pensamento flexível permite ajustar-se e se adaptar a novas circunstâncias que exigem novas formas de pensar e agir. Uma visão extremista das coisas, em preto e branco, leva a problemas. Flexibilidade implica considerar os valores como preferências e não como normas rígidas, estar abertos a mudar a visão caso surjam novas informações e ver as mudanças como novos desafios ou desafios ao invés de ameaças (Lega et al., 2017). Tudo isso é muito importante no quadro do TAG.

Também é pertinente a esse transtorno mencionar a importância da aceitação da incerteza *versus* certezas absolutas e de privilegiar o pensamento científico *versus* o pensamento mágico ao fazer conexões sem evidências. A TREC convida que o paciente veja suas crenças como hipóteses sobre a realidade e não como verdades absolutas sobre essa realidade. O cliente é ensinado a usar o método científico de análise do pensamento para que construa crenças mais alinhadas com a realidade observável. A TREC sugere que, se a maneira de pensar e agir das pessoas fosse científica, elas se tornariam emocionalmente menos perturbadas e perturbáveis (Lega et al., 2017).

Aplicações clínicas

A partir desse modelo, podem ser utilizadas as seguintes técnicas: técnicas de discussão e debate de crenças, distração cognitiva (em que se destaca o uso do relaxamento progressivo de Jacobson), treinamento em resolução de problemas, técnicas emocionais como o uso da Imaginação Racional Emotiva desenvolvida por Maultsby (1971) e autorregistros.

Mindfulness

Um resultado essencial da terapia cognitiva para o TAG é substituir a preocupação do cliente com potenciais ameaças orientadas para o futuro por uma maior valorização do momento presente em sua vida diária (Clark & Beck, 2012). Aqui entra em cena o *mindfulness*, definido por Kabat-Zinn (2003) como a consciência que emerge ao colocar a atenção intencional no momento presente, de forma não condenatória, do fluxo da experiência momento a momento. Germer (2005) menciona oito qualidades-chave do *mindfulness*: conceitual, focado no presente, não avaliativo ou não julgador, intencional, observação participativa, não verbal, exploratório e liberador, uma vez que cada momento de experiência vivido a partir dessa abordagem é uma experiência de liberdade.

A TREC considera o uso do *mindfulness* na psicoterapia como uma técnica experiencial ou um método de distração que pode ajudar na mudança do sistema de crenças, mas não como um método único (Lega et al., 2017). Para o modelo de Terapia Comportamental de Aceitação é uma habilidade fundamental que os clientes podem aplicar para mudar a natureza de seu relacionamento com as experiências internas, aumentar sua disposição a aceitar quaisquer reações que surjam e promover o compromisso com uma vida satisfatória e significativa. Uma ampla variedade de técnicas é usada para ajudar os clientes a direcionar sua consciência para o momento presente e suas experiências com curiosidade, gentileza e compaixão (Roemer & Orsillo, 2018).

CONSIDERAÇÕES FINAIS

A terapia cognitiva e a terapia cognitivo-comportamental são tratamentos eficazes para o TAG que alcançam taxas de recuperação entre 50 e 60% no pós-tratamento (Clark & Beck, 2012). A TREC e seu modelo ABC têm suporte empírico significativo, destacando que as crenças irracionais estão associadas a emoções e comportamentos perturbadores (Díaz et al., 2017). O catastrofismo e o pensamento exigente estão presentes nos transtornos de ansiedade (David et al., 2002).

Foi feita uma tentativa de dar uma contribuição significativa para o tratamento desse transtorno por meio da TREC e deve-se levar em consideração que, pela Divisão 12 da American Psychological Association (APA), esse tipo de psicoterapia é endossado como um tratamento eficaz, pois inclui componentes da TREC em vários transtornos (Díaz et al., 2017), mas ainda é necessário continuar com pesquisas e estudos.

REFERÊNCIAS

1. American Psychiatric Association. (2014). *Manual diagnóstico e estatístico de transtornos mentais*, 5.ed. (DSM-5). Porto Alegre: Artmed.
2. Andrews, G., Hobbs, M., Borkovec, T., Beesdo, K., Craske, M, Heimberg, R. et al. (2010). Transtorno de preocupação generalizada: uma revisão do transtorno de ansiedade generalizada do DSM-IV e opções para o DSM-V. *Depressão e Ansiedade*, 27(2), 134-147.
3. Bados, A. (2015). *Distúrbio de ansiedade generalizada. Guia para o terapeuta.* Madrid: Editorial Síntesis.
4. Barlow, D. Cohen, A, Wadell, M et al. (1984). *Pânico e ansiedade generalizada e pânico.* Nova York: Guilford Press.
5. Carro-de-Francisco, C., & Sanz-Blasco, R. (2015). Cognição e crenças metacognitivas no transtorno de ansiedade generalizada à luz de um caso clínico. *Clinic and Health*, *26*(3), 159-166.
6. Cartwright-Harton, S., & Wells, A. (1997) Crença sobre preocupação e intrusões: The Meta-Cognitions Questionnaire and its correlates. *Journal of Anxiety Disorders*, *11*, 279-296.
7. Cía, A. (2007). *Ansiedade e seus transtornos.* Argentina: Polemos editoriais.
8. Clark, D. & Beck, A. (2012). *Terapia cognitiva para transtornos de ansiedade.* Ciência e prática. Espanha: Desclée de Brouwer.
9. David, D., Schnur, J. & Belloiu, A. (2002). Another search for the "hot" cognitions: Appraisal irrational beliefs, attribution, and their relation to emotion. *Journal of Rational-Emotive and Cognitive Behavior Therapy, 20,* 93-131.
10. Díaz, MI, Ruiz, MA & Villalobos, A. (2017). *Manual de terapias cognitivo conductuales.* España: Descleé de Brouwer.
11. Dugas, M. J & Ladouceur, R. (2007). Análise e tratamento do transtorno de ansiedade generalizada. In: *Manual para o tratamento cognitivo-comportamental de transtornos psicológicos.* Vol. 1: transtornos de ansiedade sexual, afetiva e psicótica. Cavalo. V. (2007). Espanha: século XXI. Editores da Espanha.
12. Ellis, A. (1995). *Rational emotive behavior therapy.* In: Corsini R., & Wedding D. (eds.). *Current psychotherapies.* Itasca, IL: Peacock.
13. Ellis, A. & Grieger, R. (1986). *Handbook of rational emotive therapy, vol. 2.* New York: Institute of Rational Emotive Therapy. New York: Springer.
14. Freeston, M., Rhéaume, J., Letarte, H., Dugas, M. e Ladouceur, R. (1994). Por que as pessoas se preocupam? *Personality and Individual Differences*, *17*, 791-802.
15. Germer, C. (2005). Mindfulness & psychotherapy. In: Germer, C., Siegel, R. & Fulton, P. (Eds). *Mindfulness what is it? What does it matter?* (pp3-27). New York: Guilford Press.

16. Gould R, Otto M. et al. (1995). *Uma meta-análise do resultado do tratamento para transtorno de ansiedade generalizada.* Apresentado na 29ª Reunião Anual da Associação para o Avanço da Terapia Comportamental, Washington DC.
17. Gross, J. (2002). *Regulação da emoção: consequências afetivas, cognitivas e sociais.* Psychophysiology, 39 (3), 281-291.
18. Hayes, SC, Wilson, K., Gifford, E., Follete, V. e Strosahl, K. (1996). *Evitação experiencial e prática de mudança consciente* (2ª ed.). Nova York: Guilford Press.
19. Kabat-Zinn, J. (2003). *Vivir con plenitud las crisis.* Barcelona: Kairós.
20. Krohne, H. (1993). Vigilância e evitação cognitiva como conceitos na pesquisa de coping. In: Krohne, H. W. (Dir). *Atenção e evitação.* Seattle: Hogrefe e Huber.
21. Lega. L., Sorribes, F. & Calvo, M. (2017). *Terapia Racional Emotiva Conductual.* España: Paidós.
22. Levitt, J., Brown, T., Orsillo, S. e Barlow, D. (2004). Os efeitos da aceitação versus supressão da emoção na resposta subjetiva e psicofisiológica ao desafio com dióxido de carbono em pacientes com transtorno de pânico. *Behavior Therapy, 35*(4), 747-766.
23. Maultsby, M. (1971). *Systematic written homework in psychotherapy: a clinical study of 87 selected OPD patients.* Rational Living, 6, 16-23.
24. Ost L. (1987). Idade de início em diferentes fobias. *Journal of Abnormal Psychology 96*:223-229.
25. Roemer, L. & Orsillo, S. (2018). In: *Clinical manual of psychological disorders: Tratamento passo a passo.* Barlow, D. (2018). México: Editorial Manual Moderno.
26. Walen, S., DiGiuseppe, R., & Dryden, W. (1992). *A practitioners guide to rational emotive therapy.* New York: Oxford University Press.
27. Wells, A., & Carter, K. (1999). Testes preliminares de um modelo cognitivo de transtorno de ansiedade generalizada. *Behavior Research and Therapy, 37*, 585-594.

7

Terapia focada na compaixão para a autocrítica: protocolos para intervenção individual e em grupo

Taisa Borges Grün
Jorge José Ramírez Landaeta

A Terapia Focada na Compaixão (TFC) foi originalmente desenvolvida como uma abordagem transdiagnóstica para pessoas com altos níveis de autocrítica e vergonha, e tem sido abordada como um processo colaborativo, passo a passo em uma série de etapas, combinadas entre paciente e terapeuta à medida que a psicoterapia avança. No entanto, nos últimos anos, tem sido observado o desenvolvimento de manuais ou protocolos para abordar diversos aspectos em TFC. Nesse sentido, com o objetivo de auxiliar os terapeutas na aplicação da TFC, apresentamos a proposta inicial de dois protocolos, um para intervenção individual, com oito sessões, e outro para intervenção em grupo, com onze sessões, para abordar a autocrítica em clientes que fazem terapia.

AUTOCRÍTICA EM CLIENTES QUE FAZEM TERAPIA

A autocrítica ao longo da história nem sempre foi conceitualizada como uma característica negativa. Por exemplo, Platão avaliava que a falta de autocrítica era o que provocava o "mito da caverna", já que ao terem se acostumado a ver as sombras em uma caverna, as pessoas não questionavam as distorções que percebiam, ou seja, não distinguiam as opiniões da verdade. Por outro lado, quando saem da caverna, a luz do sol lhes provoca uma dor intensa nos olhos, mas com o passar do tempo podem se dar conta que tinham percebido erroneamente os objetos. Portanto, Platão considerava positivo o processo de autocrítica, porque apesar do desafio, traz a contrapartida de conhecer a verdade (Chang, 2008).

Nas últimas duas décadas, têm se realizado múltiplas pesquisas a respeito do construto da autocrítica no âmbito da psicopatologia e psicoterapia. É um fenômeno que transcende a cultura, raça, classe e gênero. As pessoas autocríticas têm crenças negativas sobre si mesmas que se apresentam em diferentes aspectos da sua vida ou se mantêm de maneira consistente ao longo do tempo. Apesar da autocrítica ser experimentada universalmente, também contém diferenças na sua forma, gravidade e consequências para cada indivíduo (Gilbert, 2019a; Kannan & Levitt, 2013).

A autocrítica costuma se manifestar em diversos clientes que fazem psicoterapia, tanto como um processo envolvido em alguma perturbação ou diagnóstico mais amplo ou de forma transdiagnóstica. Apenas em poucos casos aparece como o tema central do tratamento. Na literatura, costuma estar associada à depressão desde seus estudos iniciais, mas a cada dia se encontram outras implicações, por exemplo associada ao estresse, ansiedade social, TEPT, transtornos alimentares, comportamento suicida e autolesivo, problemas interpessoais, esquizofrenia, transtorno bipolar, doenças psicossomáticas, abuso de substâncias e transtornos de personalidade. Da mesma forma, tem aparecido associada a outros processos como o perfeccionismo, *coping* e diminuição da aliança e efetividade terapêutica (Gilbert & Procter, 2006; Kannan & Levitt, 2013; Werner et al., 2018; Athanasakou et al., 2020).

A autocrítica é considerada um elemento complexo, pois tem origens e funções diversas. Neste capítulo, assume-se a perspectiva de Gilbert e Procter (2006) da autocrítica como um contínuo, que vai desde uma manifestação saudável até apresentações desadaptativas, ou seja, pode ser um processo autorreferencial que permite a avaliação consciente do indivíduo como um comportamento saudável e reflexivo para alcançar metas. Nesses casos, a autocrítica ajuda a enxergar os erros cometidos para não repeti-los, mantendo a pessoa alerta.

No outro extremo, apresenta-se como uma forma de se dirigir a si mesmo caracterizada pela utilização de palavras duras e conotação punitiva, realizando atribuições negativas sobre fracassos ou expectativas frustradas. Então o problema ocorre quando existem altos níveis de autocrítica, uma vez que o sistema de ameaças é ativado no indivíduo, gerando emoções de frustração, raiva, desprezo e decepção (Gilbert & Procter, 2006; Chang, 2008).

Nesse sentido, é inevitável falar dos aspectos patogênicos da autocrítica, o que está relacionado ao grau de hostilidade, desprezo e repulsa que a pessoa sente por si mesma (Gilbert et al., 2004). Então a importância da autocrítica em relação ao surgimento da psicopatologia não passa tanto pelo conteúdo (cognitivo) das mensagens críticas, mas pelas emoções de raiva e desprezo. Por essa razão, Gilbert (2014) propõe a avaliação de como a parte crítica se sente consigo mesma, isto é, quais são as emoções subjacentes em relação a si mesmo.

A importância dos terapeutas se prepararem para abordar a autocrítica durante a psicoterapia, mesmo quando esta não é considerada o objetivo central pelos seus clientes, é justificada porque clientes autocríticos têm uma resposta pior à psicoterapia, podem apresentar sentimentos de desprezo se não atenderem a padrões elevados e são mais resistentes a reconhecer os sucessos do tratamento que, por sua vez, podem impactar até mesmo a autocrítica do próprio terapeuta.

AUTOCRÍTICA EM INTERVENÇÕES BASEADAS EM EVIDÊNCIAS

Na literatura especializada, diversos estudos destacam as evidências empíricas da efetividade do tratamento para a autocrítica, principalmente a partir das abordagens da Terapia Cognitivo-comportamental (TCC) e, mais recentemente, da Terapia Focada na Compaixão (TFC) (Kannan & Levitt, 2013; Leaviss & Uttley, 2015; Irons & Lad, 2017, Wilson et al., 2019; Athanasakou et al., 2020). A seguir, apresentaremos algumas noções para o trabalho terapêutico com a autocrítica a partir dessas abordagens.

Noções da TCC para abordar a autocrítica durante a psicoterapia

Beck não lidou especificamente com a autocrítica, mas suas contribuições são importantes para conceitualizá-la, especificamente os conceitos da tríade cognitiva e processamento de informação (Beck et al., 1979), os traços de sociotropia e autonomia (Beck, 1983) e a teoria dos modos (Beck, 1996).

O processamento da informação apresenta uma série de mecanismos que fazem a mediação entre a cognição, o afeto e o comportamento. Nos distúrbios emocionais, existe uma distorção ou parcialidade sistemática no processamento da informação. Especificamente na depressão há um viés em relação a experiências que envolvam perda ou privação; portanto, as pessoas que sofrem de depressão supervalorizam essas experiências negativas, dotando-as de globalidade e irreversibilidade, e são vividas como frequentes, resultando em uma visão negativa de si, do mundo e do futuro, ou seja, os elementos que compõem a tríade cognitiva. Independentemente da etiologia, o processamento distorcido ou enviesado é intrínseco ao transtorno emocional, atuando como seu gatilho e mantenedor (Chang, 2008).

Dos três elementos que compõem a tríade cognitiva, é a visão negativa de si mesmo que indica que Beck (1983) já estava prestando atenção às visões negativas de si mesmo como um sintoma principal de depressão. A visão negativa de si mesmo faz com que a pessoa seja percebida como incompetente e inadequada. Ou seja, embora o autor não chame isso de autocrítica, esses pensamentos contêm um julgamento crítico (avaliação negativa) sobre o indivíduo (Chang, 2008).

Beck (1983) usa o termo esquema para falar das estruturas cognitivas que contêm as representações relativamente duráveis de conhecimento e experiência anteriores. Essas estruturas que orientam os processos de percepção, codificação, armazenamento e recuperação de informação diferem em seu conteúdo e estrutura dos esquemas possuídos por pessoas sem transtornos afetivos. Especificamente, as pessoas com depressão apresentam regras, crenças tácitas e estáveis sobre si e sobre o mundo de caráter disfuncional, afastadas da realidade e conectadas com memórias relevantes no desenvolvimento e formação dessa crença.

Como os esquemas são estruturas que permitem que os dados sejam processados de forma rápida e eficiente para atender às informações relevantes, estes também tendem a preencher as informações com o que é consistente com as crenças e estrutura do esquema. Portanto, a presença de esquemas negativos sobre si mesmo faz com que informações negativas sobre si sejam selecionadas, ao mesmo tempo em que alternativas positivas são rejeitadas, reforçando os esquemas pessoais negativos que influenciam a visão de si e, portanto, o aumento de sofrimento emocional (Chang, 2008). Além disso, esse processo é automático, ou seja, ocorre sem esforço consciente e é relativamente duradouro.

Outro fator que influencia a vulnerabilidade para a consolidação ou ativação de esquemas negativos referentes a si mesmo diz respeito às dimensões categóricas da personalidade que Beck (1983) denomina sociotropia e autonomia. A sociotropia está relacionada às necessidades de cuidado e aprovação de outras pessoas. Esses esquemas abrangem crenças que implicam a necessidade de uma consideração muito elevada das relações interpessoais, bem como uma grande dependência social ao avaliar o próprio valor. A autonomia implica a necessidade de forte independência e realização. Considerando esses dois fatores, haveria estressores para cada tipo de esquema: dessa forma, o esquema pessoal negativo poderia ser reforçado diante de contratempos nas relações pessoais (sociotropia) ou na ausência de objetivos pessoais (autonomia), ocasionando uma avaliação negativa (crítica) do *self*.

Em razão das críticas e com a intenção de avançar no sentido de uma teoria da personalidade e da psicopatologia, Beck (1996) faz uma reformulação em termos de modos. Os modos são conjuntos de esquemas intimamente ligados, portanto, bem como processos afetivos, motivacionais e comportamentais relacionados, cujas características cognitivas incluem visões negativas sobre o *self*, um ataque interno ativo e escrutínio constante dos próprios defeitos também pode estar relacionado a emoções como raiva e desprezo autodirigido (Beck & Haigh, 2014; Chang, 2008).

As intervenções para tratar a autocrítica podem incluir as técnicas de reestruturação cognitiva. A partir dessa estratégia, os clientes são ensinados a ver seus pensamentos autocríticos como ideias hipotéticas que devem ser testadas. O questionamento socrático é utilizado ao fazer perguntas para recuperar informações e desafiar pensamentos.

A reatribuição é comumente usada para trabalhar com clientes autocríticos em razão da tendência de assumir a responsabilidade por resultados negativos que estão além de seu controle. O objetivo aqui é orientar o cliente a atribuir a si mesmo a quantidade adequada de responsabilidade, mas também a fatores externos que podem ter responsabilidade na situação. O terapeuta também pode optar por neutralizar as cognições avaliando os "fatos" ou "verdades" sobre o evento que resultaram em autocrítica. Outras técnicas como dramatização, uso de imagens e testes de realidade também podem ser utilizadas para promover uma visão pessoal mais adaptativa e realista. Em quaisquer dos casos, uma vez identificados os pensamentos autocríticos, os clientes são encorajados a adotar uma abordagem objetiva para avaliá-los e substituí-los (Beck, 1983; Chang, 2008).

Noções da TFC para abordar a autocrítica durante a psicoterapia

Enquanto a TCC se concentra principalmente na redução dos sintomas e na mudança de cognições e comportamentos desadaptativos, a TFC é um processo, não está focada em transtornos específicos, uma vez que a autocrítica e a vergonha estão presentes em vários transtornos psicológicos – são processos transdiagnósticos (Castilho et al., 2016; Werner et al., 2018; Athanasakou et al., 2020) –, mas concentra-se mais nas respostas adaptativas das pessoas a ambientes difíceis.

A TFC traz uma posição adicional para trabalhar o problema de sentimentos que não seguem cognições ou raciocínio lógico ("eu sei disso, mas não sinto isso"), como o caso de alguns clientes que conseguem gerar "pensamentos alternativos" à autocrítica, mas os percebem como frios ou distantes. Gilbert (2009, 2014) sugere que pode haver um desequilíbrio nos sistemas de regulação das emoções. É como se a culpa sentida por seus problemas funcionasse como bloqueio para os sentimentos de compaixão, existindo a necessidade de uma preparação para que essas pessoas possam se distanciar de seus pensamentos, sentimentos e problemas, e tratar-se com mais compaixão e gentileza (Gilbert & Procter, 2006; Gilbert, 2009, 2014).

A autocrítica tem origens e também funções diversas, que estão relacionadas a essas origens. Por essa razão, Gilbert (2014, 2020) destaca que é muito importante realizar uma análise funcional da autocrítica para entender qual a função específica para aquele cliente. Embora ele também ressalte o fato de que nem sempre cumpre uma função além de uma resposta a um evento particular, por exemplo, uma pessoa pode ficar com raiva ou frustrada consigo mesma por ter falhado.

Um estudo recente forneceu a primeira evidência de que os mecanismos de apego podem modular as respostas às ameaças e às imagens mentais ao se engajar na autocrítica (Kim et al., 2020). Geralmente, a pessoa autocrítica está focada na ameaça, porque aspectos como o medo, a rejeição ou ser criticado por outros são ativados com a consequente falta de conexão com os outros (ameaça externa) ou medo do fracasso e ansiedade sobre a própria inadequação (ameaça interna) (Gilbert et al., 2004; Gilbert & Procter, 2006).

Especificamente, Gilbert et al. (2004) identificaram duas formas principais de autocrítica. Uma delas está relacionada aos sentimentos de inadequação (*self* inadequado) em relação aos sentimentos de decepção e inferioridade. A segunda forma tem a ver com o ódio contra si mesmo (*self* odiado), tem maior presença em populações clínicas (é mais patogênica) e pouca presença em populações não clínicas. Também pode estar relacionada a um passado mais abusivo. Além disso, o modo como a crítica é vivenciada adquire uma forma de diálogo interno, ou seja, como uma espécie de conversa entre diferentes aspectos do *self*. Esse diálogo crítico, ofensivo e até odioso de si mesmo pode ser direcionado a diferentes aspectos da pessoa, a uma parte do corpo, a comportamentos, pensamentos e sentimentos (Gilbert, 2014).

Por outro lado, esse processo da autocrítica está mediado pela capacidade de se tranquilizar, se dar calor e, portanto, dar compaixão. Embora reduzir o nível de crítica seja importante, Gilbert e Procter (2006) afirmam que o desenvolvimento de habilidades de autocompaixão é tão importante quanto. Para isso, algumas estratégias utilizadas por Gilbert têm esse objetivo.

Estratégias da TFC para a autocrítica

O terapeuta pode explorar esses processos pedindo à pessoa que se imagine em uma situação difícil com autocrítica e expresse as emoções que isso gera. Também pode explorar as diferentes ameaças nas quais a pessoa pode estar imersa e identificar comentários críticos, diálogos e sentimentos que ocorrem internamente. Por outro lado, o trabalho do indivíduo começa quando ele entende que deve criar respostas emocionais congruentes, alternativas mais úteis e pensamentos mais saudáveis à autocrítica (Gilbert & Irons, 2004; Chang, 2008; Cavada, 2020).

Para compreender a autocrítica de cada indivíduo, é necessário conhecer sua história, mais especificamente as ameaças presentes no momento em que a pessoa percebe que a autocrítica começa. Isso inclui a exploração, não apenas do que pode estar acontecendo, mas dos sonhos e objetivos frustrados e a importância desses sonhos e objetivos para aquela pessoa (em razão da necessidade subjacente) (Gilbert, 2019b).

Como a autocrítica frequentemente surge e ataca em situações relacionadas ou semelhantes à ameaça original (isto é, as primeiras memórias emocionais em relação aos sentimentos de autocrítica, de vergonha, humilhação ou solidão), é importante relacionar o contexto desencadeante da autocrítica atual com essas origens e memórias.

Uma dessas estratégias é o desenvolvimento do *self* compassivo que se concentra, inicialmente, na identificação das qualidades que a pessoa possui e quais são os elementos com os quais ela se forma (identidade) (Gilbert, 2019b; 2020). Ao analisá-lo, é importante explicar à pessoa que cada ser humano pode cultivar os aspectos que possui e também adotar elementos que não estão em nós, mas que podemos alcançar com a prática. No passo seguinte, o terapeuta pode trabalhar quais as qualidades que uma pessoa autocompassiva deveria ter. Nesse caso, são utilizados os elementos que o indivíduo possui e os que faltam são aprendidos (Cavada, 2020). Diferentes estratégias foram desenvolvidas com essa finalidade e têm apresentado bons resultados, incluindo o uso de imagens mentais, a cadeira compassiva (Gilbert, 2019b; Bell et al., 2020) e um kit integrativo contendo estratégias multissensoriais (Lucre & Clapton, 2020).

As qualidades de uma pessoa compassiva são: sabedoria, pois permite o amadurecimento e a compreensão das diferentes situações que surgem na vida; força, firmeza e coragem, que permitem que a pessoa tenha autoridade sobre si mesma e confiança; calor e bondade para com os outros e consigo mesmo; por último, não julgar os outros ou a si mesmo e concentrar-se na responsabilidade de ajudar ou mudar (Gilbert, 2014; 2019a). A Tabela 1 mostra algumas técnicas possíveis que os terapeutas podem usar para lidar com a autocrítica a partir da TCC e da TFC.

PRINCÍPIOS GERAIS PARA O TERAPEUTA QUE ABORDA A AUTOCRÍTICA

Um recurso importante para o terapeuta que requer trabalhar a autocrítica em clientes, mesmo quando esta não é considerada o objetivo central da terapia, pode ser conhecer e aplicar alguns dos princípios gerais para a intervenção da autocrítica.

Com esse objetivo, os pesquisadores Kannan e Levitt (2013) estudaram diferentes abordagens terapêuticas com evidências científicas para o tratamento da autocrítica e extraíram princípios comuns a todas elas para nortear o psicólogo clínico ao abordar esse processo em psicoterapia ou na aplicação de protocolos específicos. Na Tabela 2 estão os principais princípios descritos pelos autores.

Quando a autocrítica surge durante a psicoterapia, tem sido associada a resultados negativos, afeta a relação terapêutica e o alcance de objetivos; portanto, o terapeuta deve estar preparado para identificá-la e abordá-la quando surge ao longo das sessões. Dessa forma, esses princípios podem ser utilizados e adaptados

Tabela 1 Exemplos de técnicas terapêuticas para intervenções da autocrítica

Abordagem	TCC	TFC
Início da psicoterapia Psicoeducação	Educação sobre a natureza da TCC. • Treinamento em manejo de ansiedade, relações e técnicas de distração.	• Educar sobre a natureza da TFC. • *Mindfulness*: aprender como prestar atenção ao momento presente. • Compreender as origens e funções da autocrítica, vergonha e orgulho. • Aprender a observar a si mesmo com bondade própria e calor.
Durante a psicoterapia	• Método socrático, focado na autocrítica, características, magnitude e tipo, e crenças em nível de esquema. • Reestruturação cognitiva para examinar crenças centrais. • Reatribuição de responsabilidades. • Em caso de manutenção autocrítica, exposição imaginal de trauma autocrítico. • Uso de terapia de exposição.	• Desenvolver um foco compassivo usando uma variedade de intervenções, incluindo imagens, pensamento, comportamento ou emoção compassivos. • Trabalhar medos e bloqueios para desenvolver a compaixão. • Perguntas socráticas, foco em pensamentos autocríticos. • Desenvolver sensibilidade e aceitação de suas próprias dificuldades por meio da autorreflexão. • Exposição com foco em explorar o que o eu compassivo poderia dizer/fazer na situação de autocrítica.
Tarefas de casa	• Registro de pensamentos, gráficos, análise de custo-benefício, a fim de explorar pensamentos, emoções, comportamentos e reações corporais.	• Examinar aspectos positivos, por exemplo, o que deu certo, e focar em qualidades. • Uso do diário de autocompaixão. • Escrita de cartas compassivas com foco em ser gentil e solidário.

Tabela 2 Princípios gerais para a intervenção da autocrítica

1. A autocrítica pode ser uma força prejudicial na vida dos clientes. A autocrítica excessiva tem sido vista como prejudicial em todas as orientações terapêuticas, apesar de seus aspectos adaptativos. É considerada um preditor de depressão e ansiedade, pode ser prejudicial mesmo em populações normais.
2. A autocrítica do cliente é mantida em razão de uma resposta inadequada de enfrentamento. Diferentes abordagens psicoterapêuticas compartilham a ideia de que a autocrítica é automatizada e que tomar consciência desse processo pode ser necessário antes que os clientes possam reconhecê-la totalmente. Por exemplo, na TFC, a autocrítica pode se manifestar quando envolvida em situações ligadas à ameaça, para evitar sentimentos de vergonha.
3. Intervenções centradas na conscientização sobre o conteúdo e o processo de autocrítica. Do ponto de vista da TFC, esse princípio pode levar o cliente a processos de exploração explícita de seus pensamentos e emoções, por exemplo, por meio do trabalho com a cadeira compassiva, o que ajuda o cliente a começar a se sentir mais capacitado para lidar efetivamente com sua autocrítica. Além disso, estimular a autocrítica permitirá que o cliente e o terapeuta compreendam como ocorre o relacionamento do cliente com ele próprio e que o terapeuta forneça, por meio da aliança terapêutica, formas adaptativas para que o cliente se relacione com ele mesmo.
4. Abordar a autocrítica fortalecendo e externalizando o *self* (sem erradicar a autocrítica). O tratamento não visa erradicar a autocrítica, mas sim transformar uma perspectiva nociva e autodestrutiva em outra mais construtiva e menos severa, mantendo assim uma autocrítica mais segura. A literatura sugere que o terapeuta oriente o cliente a modificar sua posição em relação à autocrítica. Na TFC, isso pode ser abordado de diferentes maneiras, mas geralmente há um abrandamento da crítica a partir do desenvolvimento do *self* compassivo.
5. A aliança terapêutica e a demonstração de empatia e compaixão. Estudos com pessoas autocríticas e perfeccionistas mostram que elas têm mais dificuldades em estabelecer uma aliança terapêutica adequada. O medo e a vergonha podem impedi-las de revelar o que as angustia durante a terapia. Por esse motivo, é importante estabelecer e manter vínculos baseados na empatia para ganhar confiança, criar um ambiente seguro que permita ao cliente explorar seu mundo interno por meio de uma maior autorrevelação. Além disso, uma aliança adequada permite uma experiência relacional corretiva, que pode fortalecer o *self* e ser especialmente terapêutica quando o cliente é validado e tranquilizado, se está lidando com emoções negativas intensas. Além disso, a metacomunicação sobre processos autocríticos pode ajudar a entender como o cliente se sente sobre si mesmo e sobre o terapeuta, o que, por sua vez, impacta positivamente em uma melhor compreensão de suas necessidades na terapia.
6. Os terapeutas devem se preparar para tolerar críticas. Como os clientes autocríticos têm uma resposta mais pobre à psicoterapia, têm sentimentos de desprezo se não atenderem a padrões elevados ou inatingíveis e são mais resistentes a reconhecer os sucessos do tratamento, os terapeutas podem precisar desenvolver seus próprios recursos ou processos para enfrentar sua autocrítica. Assim, parece que as habilidades e o conforto dos terapeutas em lidar com a autocrítica dos clientes podem ser função de suas próprias atitudes, crenças e experiências de autocrítica. Ao lidar com essa situação, pode ser proveitoso tolerar, aceitar e se conectar com emoções negativas difíceis (e intensas).

Adaptado de Kannan e Levitt (2013).

pelos terapeutas para nortear suas intervenções relacionadas à autocrítica durante a psicoterapia, mesmo quando esta não fizer parte de seus objetivos principais.

Entretanto, para aqueles terapeutas interessados em ferramentas mais específicas, os protocolos de intervenção terapêutica baseados na TFC podem ser importantes aliados.

PROTOCOLOS BASEADOS NA TFC

Embora a TFC tenha sido tradicionalmente orientada como um processo colaborativo entre terapeuta e paciente à medida que a terapia progride, todos os dias observamos a adaptação de protocolos para implementar tanto a TFC quanto outras terapias de terceira onda. O uso de protocolos procura fornecer um guia estruturado e orientações sobre as estratégias para abordar a autocrítica, além de garantir que as questões-chave do cliente sejam abordadas a partir dos objetivos da terapia. Também possibilitam o tratamento simultâneo por um ou vários indivíduos, grupos ou terapeutas e podem estimular a utilização da TFC por novos terapeutas.

Da mesma forma, os protocolos facilitam as pesquisas na área de várias formas, por exemplo, no estudo dos elementos e estratégias específicas da TFC que mais funcionam em determinadas condições, na comparação entre grupos diferentes, na magnitude dos resultados alcançados com a terapia, o que permite o contínuo desenvolvimento da abordagem a partir de evidências empíricas.

Apesar de todos esses benefícios, é importante ressaltar que a adaptação dos protocolos pode ser requerida em caso das necessidades de cada cliente ou contexto de grupo, e a atenção dos terapeutas sobre os processos individuais, de grupo e da relação terapêutica deve ser priorizada sobre a aplicação rígida e inflexível dos protocolos.

Protocolo individual

Com o objetivo de orientar o terapeuta sobre como intervir de maneira mais específica na autocrítica quando ela aparece na psicoterapia como um processo que interfere em outros objetivos terapêuticos ou como foco central, apresenta-se um protocolo inicial proposto para intervenção individual baseado na TFC composto por oito sessões semanais individuais de uma hora. Quando a autocrítica não é um dos objetivos centrais da terapia, o protocolo pode ser adaptado para ocorrer junto a outros protocolos ou junto a outras estratégias terapêuticas.

Inicialmente, o cliente recebe com antecipação um material com psicoeducação sobre o tratamento, informações sobre obstáculos comuns que podem surgir durante as tarefas de casa, um diário de treinamento e instruções para tarefas de casa após cada sessão.

Cada sessão inicia com psicoeducação e o diálogo socrático em torno de um tema. Em seguida, esse tema é relacionado à própria situação do cliente e são realizados exercícios de imaginação experiencial e *mindfulness* focado na compaixão.

O protocolo proposto na Tabela 3 foi adaptado por Boersma et al. (2015) e baseado em outros similares.

Tabela 3 Protocolo de tratamento individual baseado na TFC para autocrítica e vergonha

Sessão 1. Psicoeducação sobre como o cérebro se desenvolveu ao longo da evolução e está configurado com sensibilidade para ameaças sociais; como as emoções são reguladas em diferentes sistemas (ameaça, afiliação e realização), compaixão e mindfulness. Exercício de conceitualização de caso colaborativa para compreender como os sistemas de regulação da emoção se apresentam na vida do participante. Exercício de *mindfulness* focado na respiração. **Tarefa de casa:** prática diária de respiração.
Sessão 2. Psicoeducação sobre vergonha, autocrítica e barreiras para sentir compaixão. Conceitualização dos problemas do cliente com foco no sistema de ameaças, estratégias de enfrentamento para regular os sintomas de ansiedade e compreensão compassiva de si mesmo. **Tarefas de casa**: monitoramento diário com foco na identificação de autocrítica e prática diária de respiração.
Sessão 3. Psicoeducação sobre a função dos pensamentos críticos e imagens. Exercício experiencial em sessão sobre como as imagens podem ajudar a criar um ambiente acolhedor, útil e sentimentos de compaixão enquanto pensamentos negativos criam sentimentos negativos. **Tarefas de casa**: monitoramento diário e atenção plena a pensamentos automáticos autocríticos, prática diária do exercício de imagens mentais "Lugar seguro", prática diária de respiração.
Sessão 4. Psicoeducação sobre autovalidação. Em sessão, treinar a elaboração de pensamentos mais compassivos como uma alternativa para pensamentos autocríticos. Exercício de imagens mentais de compaixão pelos outros. **Tarefas de casa**: treinamento diário de elaboração de pensamentos compassivos como alternativa para pensamentos autocríticos, prática diária de exercício de imagens mentais "Recebendo compaixão dos outros", prática diária de respiração.
Sessão 5. Psicoeducação sobre comportamentos de segurança. Na sessão, treinar a identificação de comportamentos de segurança. **Tarefas de casa:** monitoramento diário e desafio de comportamentos de segurança, prática diária do exercício de imagens mentais "Sentindo compaixão por outros ", prática diária de respiração.

(continua)

Tabela 3 Protocolo de tratamento individual baseado na TFC para autocrítica e vergonha (*continuação*)

Sessão 6. Psicoeducação sobre como os valores da vida podem motivar e ajudar as pessoas a lidar com emoções difíceis a fim de alcançar objetivos de longo prazo. Durante a sessão, mapear os valores importantes usando uma bússola de vida. Introdução de princípios orientadores de validação, aceitação, direção e compaixão como um auxílio para enfrentar situações difíceis na vida cotidiana. **Tarefas de casa:** utilização dos princípios orientadores em uma situação difícil vivenciada ao longo da semana, prática diária de exercícios de imagens mentais "Sentir compaixão por si mesmo e pelos outros", prática diária de respiração.
Sessão 7. Na sessão, trabalhar como integrar a compaixão à vida e ações diárias, bem como usar a compaixão para enfrentar situações difíceis. **Tarefas de casa:** utilização dos princípios orientadores em uma situação difícil vivenciada ao longo da semana, prática diária de exercícios de imagens mentais "Sentir compaixão por si mesmo e pelos outros", escrever uma carta compassiva para si mesmo, prática diária de respiração.
Sessão 8. Resumo colaborativo da intervenção. Na sessão, trabalhar sobre um plano para continuar evoluindo e como lidar com as dificuldades com compaixão por si mesmo e pelas outras pessoas.

Adaptado de Boersma, Håkanson, Salomonsson e Jahansson (2015).

Boersma et al. (2015) avaliaram o protocolo inicial em um estudo piloto com desenho experimental de caso único em seis indivíduos que sofriam de ansiedade social e os resultados mostraram efetividade no aumento da autocompaixão e na redução da autocrítica, da vergonha e da ansiedade social.

Protocolo em grupo

Existem algumas vantagens em escolher abordar a autocrítica a partir da TFC em um contexto de terapia de grupo, pois a TFC destaca a importância dos aspectos relacionais, condições humanas comuns e a importância de ser capaz de dar e receber compaixão, e o grupo pode potencializar essa experiência. Além disso, em ambientes terapêuticos de pacientes com diagnósticos tratados tradicionalmente em grupo – como a ansiedade social –, quando existe um amplo espectro de diagnósticos psiquiátricos, a abordagem em grupo pode centrar a atenção em processos transdiagnósticos, como a autocrítica de forma efetiva.

O protocolo inicial proposto para abordar a autocrítica em grupos a partir da TFC consiste em dez sessões semanais de duas horas de duração (com um intervalo na metade de cada sessão), mais uma sessão de seguimento depois de um ou dois meses, finalizado o tratamento. A estrutura geral das sessões, abordada na Tabela 4, é a seguinte: meditação/exercício, discussão/revisão da sessão anterior, discussão/revisão da tarefa de casa, tema do dia, meditação/exercício, discussão/revisão da nova tarefa de casa (Anderson & Rasmussen, 2017).

Tabela 4 Protocolo de tratamento em grupo baseado na Terapia Focada na Compaixão (TFC) para pacientes com autocrítica

Primeira sessão. O grupo se acomoda e há uma introdução, incluindo apresentação, propósito e regras do grupo. Depois de explorar as esperanças, medos e motivação das pessoas por estarem no grupo, os terapeutas apresentam as ideias fundamentais da TFC. Isso inclui o problema do novo cérebro/velho cérebro, a humanidade comum, a importância do apego e a satisfação das necessidades básicas na perspectiva do desenvolvimento psicológico. Os terapeutas descrevem os três sistemas de regulação emocional, destacando a importância das estratégias de segurança para reduzir a ansiedade. Por último, realiza-se um exercício de *mindfulness* focado na respiração em ritmo calmante. Os participantes discutem, em duplas, os possíveis obstáculos para a realização da tarefa de casa. É importante reconhecer os medos, bloqueios e resistências que surgem no encontro com a compaixão e abordar essas emoções/reações já desde os estágios iniciais do tratamento. **Tarefa de casa**: exercício diário de respiração relaxante orientado por um arquivo de áudio.
Segunda sessão. Inicia-se a sessão com o exercício de *mindfulness* focado na respiração em ritmo relaxante. O grupo discute ansiedade, medos e preocupações de uma perspectiva psicológica e biológica. Os terapeutas apresentam ilustrações que descrevem os mecanismos da ansiedade. Os terapeutas destacam a semelhança entre as reações físicas associadas a ameaças experimentadas e ameaças imaginárias. O condicionamento é mencionado como um possível fator psicológico no desenvolvimento da ansiedade. Após uma pausa, um novo exercício "Criação de um Lugar Seguro" é introduzido. O objetivo é dar às pessoas a sensação de que as imagens interiores relaxantes podem ter um efeito físico e emocional imediato. Alguns podem achar difícil ou impossível criar tais imagens. Portanto, é importante adotar uma abordagem "lúdica" em vez de orientada para o desempenho do exercício. Por fim, o grupo reflete sobre o sistema de motivação humana, distinguindo entre motivos e emoções categorizados como focados na ameaça, focados no impulso/realização e focados na tranquilização/contentamento. Os sistemas de regulação da emoção constituem uma formulação de caso preliminar. As pessoas refletem sobre como experimentam o equilíbrio entre esses sistemas. Os participantes apresentam situações específicas que influenciam os sistemas individuais. **Tarefas de casa:** meditar fazendo o ritmo respiratório relaxante, exercícios de lugar seguro e anotar as situações nas quais o sistema de proteção contra ameaças, o sistema de realização e o sistema de afiliação, respectivamente, são predominantes.
Terceira sessão. A sessão é iniciada com o exercício "Lugar Seguro com Pedra". A pedra é um objeto condicionador. A ideia é permitir que as pessoas, com o tempo, entrem em contato com seu lugar seguro tocando a pedra.

(continua)

Tabela 4 Protocolo de tratamento em grupo baseado na Terapia Focada na Compaixão (TFC) para pacientes com autocrítica (*continuação*)

Elas compartilham experiências de visualização de seus lugares seguros e sobre como superar os obstáculos que alguns podem encontrar durante o exercício. Fala-se das experiências dos participantes na tarefa de casa sobre os sistemas de afeto. Eles refletem sobre suas descobertas e experiências, delineando fatores específicos que afetam o equilíbrio entre os sistemas. Além de situações associadas aos sistemas de realização e segurança, os participantes identificam situações-gatilho que afetam o sistema de ameaça. O modelo da Compaixão é apresentado durante a segunda parte da sessão, primeiro conversando sobre a teoria com o grupo, enfatizando a complexidade do conceito de compaixão, tanto em atributos como em habilidades. Em segundo lugar, é apresentado o exercício "O *self* compassivo". O objetivo é estimular uma compreensão baseada na experiência. Durante esse exercício, os participantes criam uma imagem compassiva de si mesmos. O foco está em desenvolver uma atenção compassiva, pensamento, sentimento e comportamento ligados ao sistema de tranquilização afiliativo. Finalmente, os participantes usam seus próprios exemplos de situações-gatilho como base para trabalhar compassivamente com suas avaliações negativas e autocríticas. **Tarefas de casa:** Exercitar o *self* compassivo e trabalhar compassivamente com as situações-gatilho.
Quarta sessão. A sessão se inicia com a meditação do *self* compassivo. Depois o foco é principalmente no trabalho dos participantes com situações-gatilho. Usando experiências pessoais, o grupo ensaia uma reavaliação compassiva de pensamentos negativos associados a situações-gatilho. O objetivo não é desafiar a autocrítica diretamente. Durante esse exercício é vital demonstrar a diferença entre uma abordagem compassiva e, por exemplo, uma resposta mais racional e reservada. Alguns participantes podem não achar suas reavaliações calmantes ou úteis, talvez porque sejam autocríticas quanto ao conteúdo ou ao tom. Alguns podem experimentar medos e bloqueios em relação à compaixão. É muito importante observar e abordar essas questões no grupo. **Tarefas de casa:** identificar situações-gatilho e ensaiar uma abordagem compassiva para pensamentos e emoções negativas.
Quinta sessão. Depois da meditação e conversa sobre a tarefa de casa, dá-se início ao exercício de escrita da carta compassiva. O grupo se divide em grupos menores e as pessoas são solicitadas a ler uma carta não compassiva. Usando a experiência das sessões anteriores, os participantes devem redigir um rascunho mais compassivo. Eles compartilham seus rascunhos com todo o grupo. Mais uma vez, os elementos vitais da compaixão são destacados, não apenas o tom de voz compassivo. **Tarefas de casa:** meditação e escrever uma carta compassiva para si mesmo.
Sexta sessão. Depois da meditação inicial, o grupo apresenta a tarefa de casa, ou seja, a redação de cartas compassivas. As pessoas são encorajadas a ler suas cartas de compaixão para si mesmas em voz alta para o grupo. Em alguns casos, um dos terapeutas pode ler a carta a pedido do participante. Novamente, o tom da carta, tanto na escrita quanto

(*continua*)

Tabela 4 Protocolo de tratamento em grupo baseado na Terapia Focada na Compaixão (TFC) para pacientes com autocrítica (*continuação*)

na leitura, é claramente crucial para as reações emocionais e físicas experimentadas. Os terapeutas convidam as pessoas a expressar suas reações emocionais às cartas lidas em voz alta e pedem explicitamente seu *feedback* compassivo. Após o intervalo, os participantes tentam identificar as fontes externas de pensamentos autocríticos e, nesse exercício, a ideia/conceito do *self* crítico/crítico interno é apresentada. O pressuposto fundamental é que ninguém nasce autocrítico e que a autocrítica sempre virá de fontes externas baseadas na experiência. As pessoas compartilham suas reflexões individuais sobre as fontes externas que moldaram seus críticos internos, por exemplo, pais, irmãos, professores e colegas de classe. Durante a última parte da sessão, o grupo considera a função do crítico interno, suas vantagens, bem como suas desvantagens. A seguir se trabalha o exercício "O bom professor e o mau professor", dando exemplos de qualidades associadas a um bom e a um mau professor, respectivamente. O objetivo é descobrir se a postura autocrítica é útil ou não. **Tarefas de casa:** meditação e continuar trabalhando com as fontes de pensamentos autocríticos.
Sétima sessão. Depois da meditação e revisão da tarefa de casa, o grupo é apresentado à Formulação de Estratégias de Ameaça/Segurança. Usando um exemplo impresso de uma mulher com um passado bastante traumático, o grupo discute como o passado a afetou, no que diz respeito a seus esquemas e medos principais. O grupo identifica suas possíveis estratégias de segurança e discute as consequências positivas e negativas subsequentes. É importante apontar que uma formulação de caso pode incorporar apenas parte da história de uma pessoa e a história de ninguém pode caber em uma folha de papel A4. O objetivo de criar uma formulação de caso é dar às pessoas uma chance de obter uma maior compreensão dos antecedentes e das possíveis consequências não intencionais de seus comportamentos de segurança. Isso inclui ver o comportamento de segurança como uma resposta inteiramente natural e provável às experiências traumáticas da infância e ao subsequente medo de rejeição e exclusão. Na última parte da sessão, os participantes trabalham individualmente em sua própria formulação de caso. Durante o trabalho de formulação de caso, os participantes podem sentir uma dor totalmente compreensível pelas condições a que foram expostos e as consequências dessas condições. É importante ver, reconhecer e lidar com essas reações de maneira apropriada e compassiva. **Tarefas de casa:** meditação e conclusão da formulação pessoal de caso sobre as estratégias de segurança.
Oitava sessão. Após a meditação, o foco consiste em revisar as experiências das pessoas com sua tarefa de casa de formulação de caso. Alguns estarão dispostos a compartilhar sua formulação com o grupo. Novamente, as respostas compassivas dos outros participantes à pessoa que apresenta a formulação de um caso são de grande importância. Alguns podem se identificar com a história contada; outros podem reagir emocionalmente às histórias de vida frequentemente muito duras e austeras. O trabalho com a formulação de casos é um exemplo altamente eficaz do fato de que a condição humana comum envolve uma vida com desafios e sofrimento, embora em graus e formas variados.

(*continua*)

Tabela 4 Protocolo de tratamento em grupo baseado na Terapia Focada na Compaixão (TFC) para pacientes com autocrítica (*continuação*)

Na continuação, usando a expressão de Paul Gilbert "não é sua culpa, mas é sua responsabilidade mudá-lo" e as formulações de casos pessoais como base, as pessoas são encorajadas a articular uma mentalidade mais compassiva: "Como eu gostaria que minhas relações interpessoais fossem?", "Qual seria uma visão mais compassiva de mim mesmo, dos outros e do mundo?", " Posso ter uma imagem disso na minha mente?", "Quais novas regras de vida e estratégias seriam mais adequadas nesse sentido?", "Como posso construir minha motivação e minha força para perseguir os novos objetivos?". **Tarefas de casa:** meditação e praticar as novas estratégias desenvolvidas durante a sessão.
Nona sessão. Após a meditação e revisão da tarefa de casa, o tema principal da sessão é a construção de uma Imagem Compassiva. Assim como as pessoas podem ter imagens mentais internas de natureza ameaçadora, elas também podem criar imagens mentais de natureza compassiva. As pessoas aprendem que as qualidades do novo cérebro - como a capacidade de criar imagens mentais calmantes, por exemplo - irão reforçar o sistema de tranquilização/segurança, reduzindo assim a ansiedade e a preocupação. Em primeiro lugar, as pessoas refletem sobre quais traços e qualidades sensoriais associam individualmente com tranquilidade e segurança. Então, descrevem por escrito sua própria Imagem Compassiva, que pode ser, por exemplo, uma pessoa ou animal que tem essas qualidades sensoriais (ou seja, com cheiro, cor, aparência, textura e voz específicos). A Imagem Compassiva também deve possuir força, sabedoria e coragem, juntamente com um profundo compromisso para melhorar o bem-estar da pessoa. A sessão termina com uma meditação durante a qual a Imagem Compassiva é visualizada. Alguns podem achar difícil visualizar essa imagem de compaixão durante a primeira tentativa. Portanto, vale lembrar que este é um processo fomentado por uma abordagem lúdica. **Tarefa de casa**: meditação "incorporando a Imagem Compassiva". Os participantes também são encorajados a usar a Imagem Compassiva como um parceiro de discussão para tarefas como escrever cartas compassivas e reavaliação compassiva quando em situações de gatilho.
Décima sessão. Após a meditação e revisão da tarefa de casa, os participantes trabalham com Medos, Bloqueios e Resistência à compaixão. Esse tópico estava implícito nas outras sessões, mas esta sessão enfoca explicitamente esse assunto. Além de trabalharem juntos em grupo, os participantes refletem em pares sobre as barreiras potenciais e as possíveis maneiras de superá-las. O grupo, então, faz uma lista de iniciativas comportamentais que as pessoas podem lançar mão no futuro para estimular seu sistema de segurança, bem como discutem as possíveis barreiras e formas de superá-las. Após o intervalo, realiza-se o exercício usando a imagem compassiva e os participantes refletem sobre quais mensagens vão levar para casa das sessões de grupo e compartilham suas ideias com os outros. A sessão é concluída com a meditação da bondade amorosa e as declarações finais sobre o curso de todos os membros do grupo.
Acompanhamento (11ª sessão). Começa com uma meditação. Em seguida os terapeutas dão início a uma discussão em grupo. Cada participante descreve sua experiência de trabalhar com compaixão durante o período relativamente longo desde a última sessão. As pessoas apontam barreiras e obstáculos específicos. O grupo tem a oportunidade de repetir exercícios e meditações de sessões anteriores. No final da sessão, os participantes refletem individualmente sobre como cada um poderia manter uma perspectiva compassiva do futuro.

Adaptado de Andersen e Rasmussen (2017).

O protocolo foi avaliado em um estudo com 75 pacientes divididos em grupos de 10 a 12 participantes, nos quais todos apresentavam diagnósticos variados avaliados a partir do CID-10. Os participantes incluídos no estudo foram avaliados durante o processo terapêutico pelo psiquiatra ou psicólogo que, ao notar altos níveis de autocrítica e vergonha, fazia o encaminhamento para a participação no grupo de TFC para autocrítica, de forma simultânea ao tratamento psicológico individual diagnosticado. Os resultados mostraram reduções significativas na depressão, ansiedade, autocrítica, vergonha, inferioridade e comportamento submisso. Houve também um aumento significativo na capacidade dos participantes de se acalmarem e se concentrarem em sentimentos de calor e segurança para si próprios (Andersen & Rasmussen, 2017).

Finalmente, para a avaliação de ambos os protocolos, sugere-se que o terapeuta, assim que concluir a execução das sessões programadas, realize uma avaliação com pelo menos três questões: (1) Quão satisfeito você está com o tratamento? (escala de 1 "muito insatisfeito" a 5 "muito satisfeito"), (2) Até que ponto você considera que melhorou sua capacidade de lidar com o desconforto em situações sociais? e (3) "Até que ponto você considera que melhorou sua capacidade de autocompaixão?" (escala de 1 = nada até 5 = muito).

CONSIDERAÇÕES FINAIS

Este capítulo teve como objetivo apresentar alguns princípios gerais para que o terapeuta possa orientar a compreensão e a intervenção da autocrítica nos clientes, bem como dois protocolos iniciais de intervenção escolhidos deliberadamente, baseados na TFC, o primeiro com o formato individual de oito sessões e o protocolo de grupo de onze sessões, os quais ainda requerem maior avaliação a partir de desenhos de caso único e ensaios clínicos no Brasil.

A base de evidências sobre a eficiência e compreensão dos mecanismos subjacentes de mudança da TFC vem crescendo, mas ainda resulta pequena em comparação com outros tratamentos eficazes e ativos, por exemplo a Terapia Cognitivo-comportamental. Porém, promover pesquisas e o desenvolvimento do conhecimento no contexto clínico e científico no qual se aplica continua sendo uma atividade em construção.

Esperamos que os protocolos aqui apresentados possam estimular a aplicação da TFC na intervenção para a autocrítica por psicólogos clínicos e o desenvolvimento de novas pesquisas brasileiras na área. No entanto, é importante ressaltar que o protocolo não deve prevalecer ao cuidado dos terapeutas com os processos individuais ou grupais dos seus clientes, incluindo as relações interpessoais e terapêuticas. Em caso de dúvida, o terapeuta pode utilizar os princípios gerais para as intervenções com a autocrítica como norteadores de sua prática.

Por último, é importante lembrar que o terapeuta também pode vivenciar sua própria autocrítica durante a psicoterapia, como função de seu treinamento e conhecimento, bem como de suas próprias atitudes, crenças e experiências pessoais relacionadas à autocrítica. Portanto, nesses casos é necessário também reconhecer e aplicar estratégias de compaixão para aprender a tolerar, aceitar e se conectar com as emoções negativas difíceis e intensas dessa eventual situação, além de modelar respostas mais adequadas para seus clientes, potencializando os efeitos do seu trabalho.

REFERÊNCIAS

1. Andersen, B., Rasmussen, P. H. (2017). Transdiagnostic group therapy for people with self - critic and low self esteem, based on compassion focused therapy principles. *J Compassionate Health Care 4*, 14. https://doi.org/10.1186/s40639-017-0043-1
2. Athanasakou, D., Karakasidou, E., Pezirkianidis, C., Lakioti, A. & Stalikas, A. (2020) Self-compassion in clinical samples: a systematic literature review. *Psychology, 11*, 217-244.
3. Beck, A. T., Rush, A. J., Shaw, B. F., & Emery, G (1979). *Cognitive therapy of depression.* New York: Guilford.
4. Beck, A. T. (1983). Cognitive therapy of depression: new perspectives. In: Clayton P. J., & Barrett J. E. (Eds.). *Treatment of depression: old controversies and new approaches* (pp. 265-290). New York: Raven Press.
5. Beck, A. T. (1996). Beyond belief: a theory of modes, personality, and psychopathology. In: Salkovskis P. (Ed.). *Frontiers of cognitive therapy* (pp. 1-25). New York: Gilford.
6. Beck, A. T., & Haigh, E. A. P. (2014). Advances in cognitive theory and therapy: the generic cognitive model. *Annu. Rev. Clin. Psychol. 10*, 1-24.
7. Bell, T., Montague, J., Elander, J., & Gilbert, P. (2020). "A definite feel-it moment": Embodiment, externalization and emotion during chair-work in compassion-focused therapy. *Counselling and Psychotherapy Research, 20*, 143-153.
8. Boersma, K., Håkanson, A., Salomonsson, E. & Jahansson, I. (2015). Compassion focused therapy to counteract shame, self-criticism and isolation. A replicated single case experimental study for individuals with social anxiety. *J Contemp Psychother 45*, 89-98. https://doi.org/10.1007/s10879-014-9286-8
9. Castilho, P; Pinto-Gouveia, J, & Duarte, J. (2016). Two forms of self-criticism mediate differently the shame–psychopathological symptoms link. *Psychol. Psychother. 90*, 44-54.
10. Cavada, C. L. (2020). Tratamiento de la autocrítica a través de la Terapia Focalizada en la Emoción. Tesis de Doctorado, Universidad Pontificia Comillas, Madrid, Madrid, España.
11. Chang, E. C. (2008). *Self-criticism and self-enhancement: theory, research, and clinical implications.* American Psychological Association.
12. Gilbert, P. e Irons, C. (2004). A pilot exploration of the use of compassionate in a group of self-critical people. *Memory, 12*(4), 507-516.
13. Gilbert, P., Clarke, M., Hempel, S., Miles, J. N. V., & Irons, C. (2004). Criticizing and reassuring oneself: an exploration of forms, styles and reasons in female students. *The British Journal of Clinical Psychology, 43*, 31-50.
14. Gilbert, P., e Procter, S. (2006). Compassionate mind training for people with high shame and self--criticism: overview and pilot study of a group therapy approach. *Clinical Psychology & Psychotherapy, 13*, 353-379. https://doi.org/10.1002/cpp.507

15. Gilbert, P. (2009). Introducing compassion-focused therapy. *Advances in Psychiatric Treatment, 15*(3), 199-208.
16. Gilbert, P. (2014). The origins and nature of compassion focused therapy. *British Journal of Clinical Psychology, 53*(1), 6-41. https://doi.org/10.1111/bjc.12043
17. Gilbert, P. (2019a). Explorations into the nature and function of compassion. *Curr. Opin. Psychol., 28*, pp. 108-114.https://doi.org/10.1016/j.copsyc.2018.12.002
18. Gilbert, P. (2019b). *Terapia focada na compaixão*. 2a edição. São Paulo: Hogrefe CETEPP.
19. Gilbert, P. (2020). Compassion: from its evolution to a psychotherapy. *Front. Psychol.* https://doi.org/10.3389/fpsyg.2020.586161.
20. Irons, C. e Lad, S. (2017). Using compassion focused therapy to work with shame and self-criticism in complex trauma. *Australian Clinical Psychologist, 3*(1): 47-54.
21. Kannan, D., & Levitt, H. M. (2013). A review of client self-criticism in psychotherapy. *Journal of Psychotherapy Integration, 23*(2), 166.
22. Kim, J. J., Kent, K. M., Cunnington, R. et al. (2020). Attachment styles modulate neural markers of threat and imagery when engaging in self-criticism. *Sci Rep 10*, 13776. https://doi.org/10.1038/s41598-020-70772-x.
23. Leaviss, J., & Uttley, L. (2015). Psychotherapeutic benefits of compassion-focused therapy: An early systematic review. *Psychological Medicine, 45*(5), 927-945.
24. Lucre, K. & Clapton, N. (2020). The Compassionate Kitbag: A creative and integrative approach to compassion-focused therapy. *Psychology and Psychotherapy: Theory, Research and Practice.*
25. Werner, A. M., Tibubos, A. N., Rohrmann, S., & Reiss, N. (2018). The clinical trait self-criticism and its relation to psychopathology: a systematic review-update. *Journal of Affective Disorders.*
26. Wilson, A.C., Mackintosh, K., Power, K. *et al.* (2019). Effectiveness of self-compassion related therapies: a systematic review and meta-analysis. *Mindfulness 10*, 979-995. https://doi.org/10.1007/s12671-018-1037-

8

Formulação de caso na terapia comportamental integrativa de casal

Mara Regina Soares Wanderley Lins

As Terapias Comportamentais Contextuais (Hayes, 2004) centram-se na análise funcional do comportamento clínico e na redefinição contextual da problemática do paciente. Baseiam-se no pressuposto de que o sofrimento faz parte da condição humana e o trabalho é focado em três processos básicos: o trabalho centrado nos valores da pessoa, a necessidade de consciência plena e a aceitação dos eventos privados ao invés da evitação ou tentativas de controle deles. A partir dessa perspectiva, a flexibilidade psicológica, advinda desse trabalho, é considerada critério de saúde mental (Hayes et al., 2003; Hayes et al., 2011).

Em relação à Terapia de Aceitação e Compromisso (ACT), esta propõe eliciar a habilidade de ser/estar no momento presente com completa consciência e abertura à experiência, e de agir guiado pelos valores, ou seja, pelo que é importante. Dessa forma, a pessoa consegue responder de forma muito mais eficaz aos problemas e desafios que a vida inevitavelmente traz (Hayes & Strosahl, 2004; Polk & Schoendorff, 2014. Quando se trata de orientar o comportamento psicologicamente saudável, o trabalho com a aceitação é, naturalmente, relevante para relacionamentos amorosos e sexuais (Dahl et al., 2013. É importante observar que o conceito de Aceitação incorporado à terapia de casal não se refere a aceitar o inaceitável, ou seja, situações abusivas. O trabalho é voltado para a aceitação do que não se pode mudar e, ainda assim, ainda se escolhe ficar com o(a) parceiro(a), como, por exemplo, a existência de diferentes características de personalidade, formas como cada um lida com as emoções, desejo de proximidade ou distância etc. (Lins, 2020).

No que se refere à terapia de casal com base nas terapias contextuais, Cordova, Jacobson e Christensen (1998) organizaram a Terapia Comportamental Integrativa de Casal (*Integrative Behavioral Couple Therapy* – IBCT). Esta evoluiu dos princípios de análise do comportamento da terapia de casal comportamental (Jacobson & Margolin, 1979). Há diversos estudos que comprovam sua eficácia e efetividade ao comparar o processo terapêutico e os resultados da terapia de casal tradicional e a IBCT. Os principais resultados indicam que a IBCT utiliza as estratégias terapêuticas tradicionais de Resolução de Conflitos e de Comunicação, entendidas como estratégias terapêuticas de mudança, e integra as estratégias inovadoras de intervenção, as quais podem ser definidas como estratégias de Tolerância e Aceitação, estas definidas como o elo que faltava para um adequado processo de terapia de casal. Nesses estudos, as mudanças significativas foram observadas nos *follow-ups* de dois e de cinco anos após a intervenção, com os casais apresentando mudanças por contingências, de forma mais naturalística (Baucom et al., 2011; Baucom et al., 2015; Baucom et al., 2015; Sevier et al., 2015). Esse novo modelo de trabalho dá ênfase especial ao conceito de aceitação, que se desenvolve de forma característica e própria no contexto do casal. É baseado em princípios e leis de comportamento, em vez de suposições ou constructos psicológicos. Não aborda traços de personalidade, padrões de pensamento ou autoestima, por exemplo. O foco é que se possa aprender com a própria experiência, considerando a utilidade do comportamento naquele contexto, no qual os bons ou maus julgamentos perdem seu sentido. O que é observado é se algo é útil ou não, dependendo do contexto (Perissuti & Barraca, 2013; Mairal, 2015).

A IBCT entende que o casal fica preso em uma armadilha mútua, na qual a reatividade emocional impede respostas possíveis de soluções. Há classes de respostas mais típicas que revelam as polarizações do casal. Além disso, há forte interferência da história de aprendizagem de cada um. Os cônjuges costumam reeditar emoções passadas que surgem no presente, constituindo padrões intensos que não permitem que percebam o que acontece hoje, no contexto atual (Jacobson & Christensen, 1998; Christensen et al., 2018; Christensen et al., 2020). A proposta é que a pessoa que traz a queixa procure realizar mudanças em si mesmo, e não no outro, no contexto do problema, mais além do que focar no comportamento dito problemático (Jacobson & Christensen, 1998).

O problema não são as diferenças ou incompatibilidades do casal, mas a forma como lidam com elas, as quais podem ser por coerção ou afastamento, ou seja, estimulação aversiva que gera a sensação de estarem presos em uma armadilha, sem solução. A proposta é observar a utilidade de determinado comportamento em seu contexto, sem julgamentos de bom ou mau, mas se funciona ou não, sem que o outro diga o que fazer, mas cada um aprendendo a partir de sua própria experiência (Jacobson & Christensen, 1998).

Essa abordagem parte de uma formulação dos problemas conjugais, em uma proposta inovadora e de muita utilidade, visto que será a base de todo o processo terapêutico. Após a etapa de avaliação, há a fase ativa do tratamento. Esta é composta pelas Estratégias de Aceitação orientadas para as coisas que não se pode mudar (União Empática e Distanciamento Unificado) e de Tolerância, somadas às já conhecidas Estratégias de Mudança orientadas para as coisas que podem ser mudadas (Intercâmbio de Reforçadores, Habilidades de Comunicação e Resolução de Problemas) (Christensen et al., 2020; Lins, 2019; Lins 2020a).

O presente capítulo irá se focar na primeira etapa do tratamento, a qual se refere à avaliação e formulação do caso. Para isto, deve-se ter em conta o tema, os processos de polarização e a armadilha mútua. O tema pode ser o desencadeante, é um conjunto de estímulos que faz com que o casal comece a se posicionar, cada um em sua perspectiva, e desencadeia processos de polarização. Aqui, exploramos as questões em que o casal tende a divergir, pois irá desencadear discussões e, possivelmente, outras condutas indesejadas. Portanto, os temas são situações em que os membros do casal vivenciam sentimentos, pensamentos, emoções etc., que os fazem se colocar em oposição; por exemplo, temas sobre distância *versus* intimidade, controle *versus* responsabilidade, convencionalismo *versus* inovação. A polarização é a reação de cada um diante do desencadeante, por exemplo, o desprezo, a coerção e/ou outras respostas que tentam forçar o outro membro do casal a mudar, sendo este percebido como o responsável pela destruição da união.

São coisas concretas que os parceiros fazem: é um comportamento que pode ser observado. O que pode ser um desrespeito inaceitável para um parceiro pode ser inofensivo e totalmente normal para outro, por isso a importância de analisar o comportamento no contexto. Como saber se um comportamento está polarizado? Porque o parceiro transmite. Não há esquemas ou *scripts* para isso. Sempre será necessário avaliar se é esse o caso por meio da entrevista. É necessário conferir com o casal. E a armadilha mútua consiste na consequência, é o resultado dos processos de polarização: o casal, ao tentar resolver o seu problema, cai em um estado de esgotamento e desconforto. Acusações, reclamações, petições e outras ações fazem o casal, como um todo, sentir-se exausto e sem esperança (Jacobson & Christensen, 1998; Christensen et al., 2020).

A IBCT se concentra mais em aspectos emocionais, nas reações dos parceiros diante das dificuldades que se encontram em seus relacionamentos, e menos sobre as soluções ativas para resolver essas dificuldades. Nesse sentido, tenta alterar o contexto emocional entre os parceiros e promover uma maior intimidade entre eles por meio da aceitação básica das diferenças e emoções, aceitação e mudança em relação aos fatores externos e mudança nos padrões de interação problemáticos (Cordova et al., 1998; Christensen et al., 2006; Doss et al., 2005; Vandenberghe, 2015).

Para um adequado trabalho terapêutico, os autores propõem realizar uma avaliação do caso por meio da formulação DEEP (palavra que significa profundo em inglês), que é apresentada como um acrônimo: **D**iferenças que o casal tem em relação ao tema tratado; sensibilidades **E**mocionais diante do tema; fatores **E**xternos que interferem no tema (por exemplo, problemas com a família de origem ou com o trabalho); e o **P**adrão de interação que utilizam para lidar com os temas (Christensen et al., 2018; Christensen et al., 2020, Lins, 2019).

São utilizados, ainda, instrumentos de autorrelato como complemento e propõe-se uma avaliação da satisfação conjugal, do grau de comprometimento de cada um com a relação, da existência ou não de infidelidade, agressões físicas e verbais (Christensen, 2009). Deve-se, também, avaliar possíveis áreas da relação que, em razão de dificuldades conjugais, possam estar resultando em sofrimento, as denominadas "áreas problemáticas" (Heavey et al., 1995). Por fim, avalia-se o padrão de comunicação, cuja consequência é a armadilha mútua, ou seja, um desgaste emocional intenso que faz o casal questionar se tem solução ou não (Christensen et al., 2018; Christensen et al., 2020).

Esse processo de avaliação se dá em quatro encontros: o primeiro com o casal, os dois seguintes são individuais, nos quais cada cônjuge responde aos questionários de autorrelato, e o quarto encontro novamente com o casal junto para ser realizada a sessão de *feedback*. Na primeira sessão, o terapeuta deverá observar componentes essenciais, tais como o nível de angústia de cada membro, a apresentação do problema conforme o ponto de vista de cada um, os padrões interacionais em torno desses problemas, as circunstâncias atuais que possam contribuir para a manutenção desses problemas, se há situações de violência (para avaliar indicação de terapia individual e/ou avaliação psiquiátrica) e o grau de comprometimento com a relação. Ainda se rastreiam dados como o histórico do relacionamento, se a história individual pode contribuir para a existência dos problemas (por exemplo, dependência de substâncias psicoativas sem tratamento) e os pontos fortes do relacionamento. Na sessão individual, há espaço para que se fale sobre o que cada um trouxe para a relação, sua história de aprendizagem acerca de relacionamentos, e, principalmente, seus pontos mais vulneráveis. Na quarta sessão é apresentada a formulação para o casal, considerando as nuances e correções que o próprio casal possa fazer. Uma característica dessa formulação é que não é estática: pode ser modificada à medida que a intervenção avança para melhor ajustá-la à situação do casal e torná-la mais útil (Jacobson & Christensen, 1998; Christensen et al., 2020).

Os instrumentos utilizados, além da ficha de dados sociodemográficos, são:

- **Questionário do relacionamento**. Desenvolvido por Christensen, essa medida fornece algumas informações demográficas básicas sobre o casal, uma descrição aberta de suas preocupações e uma linha de base de satisfação no mês anterior ao início da terapia de casal (formas de quatro e oito itens que fazem parte do Índice de Satisfação do Casal, desenvolvido por Funk & Rogge, 2007).

- **Índice de Satisfação do Casal** (CSI-16). Desenvolvido por Funk e Rogge (2007), essa medida fornece uma indicação empiricamente validada do nível de satisfação no relacionamento. Ele será usado no início, durante e no final da terapia para avaliar a melhoria da satisfação ao longo do curso do processo terapêutico.
- **Questionário para casais.** Desenvolvido por Christensen com base em Funk e Rogge (2007), essa medida é projetada para avaliar (a) a satisfação do casal, (b) o compromisso com o relacionamento e (c) a violência por parceiro íntimo, usando três itens desenvolvidos pormeio de consulta com Dan O'Leary, Rick Heyman e Katherine Iverson (Christensen, 2010). É usado durante a fase de avaliação para avaliar essas três áreas importantes de funcionamento, e também solicita um exemplo de interação negativa e positiva entre o casal.
- **Questionário de áreas problemáticas.** Desenvolvido por Heavey, Christensen e Malamuth (1995), essa medida avalia quais áreas comuns do funcionamento do relacionamento, como dinheiro e sexo, são problemas para o casal. É usado durante a fase de avaliação para auxiliar na formulação dos problemas do casal.
- **Comunicação do casal durante um conflito.** Desenvolvido por Christensen, essa medida é projetada para avaliar os padrões de interação problemáticos que dificultam a relação do casal. É usado durante a avaliação para desenvolver uma formulação dos problemas do casal.
- **Questionário de *feedback*.** Desenvolvido por Christensen, essa medida é projetada para avaliar as reações do casal à sessão de *feedback* e a satisfação atual do relacionamento (novamente com as formas de quatro e oito itens do Inventário de Satisfação do Casal, desenvolvido por Funk e Rogge, 2007).
- **Inventário de Aliança Terapêutica.** Formulário curto. Com base no trabalho de Horvach e Greenberg (1989) e Tracey e Kokotovic (1989), essa medida de doze itens foi projetada para avaliar a qualidade da relação terapeuta-cliente. Dois itens adicionais foram incluídos para abordar especificamente o relacionamento entre o terapeuta e o casal. Essa medida também é utilizada no meio e no final do tratamento (Lins, 2020 b, s/p).

A quarta sessão, de devolução da avaliação para o casal, deve ser clara, para que ambos compreendam sobre seu funcionamento e participem ativamente com mais contribuições, sendo seu foco ser apresentada a formulação DEEP. Segue um exemplo de devolução, conforme Christensen et al. (2020):

Observa-se que o casal diz que os problemas são [aqui vão os problemas conforme conceitualizados pelo casal, por exemplo, problemas de comunicação]. Será apresentada outra conceitualização ou maneira de entender por que esses problemas estão acontecendo. Isso pode ser diferente de como o casal entende, atualmente, os problemas no relacionamento. Essa formulação é baseada em uma estrutura chamada DEEP, que é uma sigla que descreve os fatores que contribuem para o sofrimento do casal, da perspectiva da terapia comportamental integrativa de casais. O casal pode pensar nisso como um "mergulho profundo" em seu relacionamento. A sigla significa: diferenças, sensibilidades emocionais, estressores externos e padrão de interação que, com o tempo, tornou-se parte do problema. Usa-se o DEEP para identificar as maneiras pelas quais o casal tem trabalhado para manter seu relacionamento e gerenciar os desafios ao longo do tempo.

A primeira parte do DEEP tem a ver com as diferenças como pessoas – há diferenças naturais que existem entre as pessoas. Todos têm diferenças de personalidade e temperamento – por exemplo, a maneira como se lida com o estresse, administra conflitos, interage com as pessoas ou expressa os sentimentos pode ser diferente. Essas diferenças são fonte tanto de atração quanto de conflito. Todos os casais têm diferenças.

A segunda parte da compreensão do relacionamento é chamada de "sensibilidades emocionais". Pode-se pensar nisso como alergias emocionais; por exemplo, há pessoas que têm alergia a pólen e ficam mal sem perceber quando estão próximas do alérgeno. Essa pessoa reage de uma maneira muito diferente daquela que não tem a alergia, sente profundamente e até pode parecer que está exagerando. É como se tivesse pontos sensíveis. Quando se ama alguém, há um certo grau de vulnerabilidade e as alergias emocionais são mais propensas a serem desencadeadas do que em outros contextos. As alergias/sensibilidades emocionais podem vir de experiências dolorosas da história de aprendizagem, por exemplo, algo difícil que vivenciou na família de origem, em relacionamentos anteriores ou experiências de vida antes de o casal se unir ou, ainda, podem também surgir de eventos impactantes do relacionamento atual.

Uma sensibilidade tende a começar com um evento ou eventos perturbadores na vida das pessoas, muitas vezes em um relacionamento importante, que as fez se sentir vulneráveis ou sob ameaça, muitas vezes porque uma necessidade legítima delas foi ignorada ou descartada em um momento crítico, ou elas foram ativamente machucadas. A consequência é que a pessoa emerge com um conjunto de crenças sobre certas coisas serem ameaçadoras. Isso tem duas implicações:

- Uma é que os lembretes do evento original, o qual parecia ameaçador, agora trazem uma reação emocional/fisiológica/comportamental mais intensa do que outros poderiam ter nas mesmas situações.
- Quando a sensibilidade é acionada, a pessoa vai mostrar uma reação defensiva, como sinais comportamentais de luta/fuga, os quais, provavelmente, irão

desencadear os gatilhos da outra pessoa, daí forma-se um padrão de interação disfuncional. É importante que se possa esclarecer para si mesmo e compartilhar com o(a) parceiro(a) a compreensão dessas feridas emocionais. Isso permite que o casal entenda melhor como as vulnerabilidades influenciam na forma como um interage com o outro.

Auxiliar os casais a identificar seus pontos fracos é essencial para ajudá-los a compreender suas estratégias reativas de enfrentamento que os levam a se envolver em uma dança improdutiva. Uma vez que eles entendam seus pontos fracos (ou feridas emocionais) e como eles foram reforçados ao longo dos anos, seus padrões reativos fazem sentido, podem ser compreendidos.

Para melhor avaliar, pode-se fazer algumas perguntas, especialmente na entrevista individual, sobre o que a pessoa aprendeu sobre conforto e conexão, se houve traumas passados e como se adaptou, a quem procurava conforto quando era jovem, como deixava essa pessoa saber que precisava de conexão, se essa pessoa estava disponível em momentos críticos, e, se não se sentia segura, como se consolava. Também se pode investigar se na vida adulta houve momentos em que conseguiu ser vulnerável e encontrar conforto com seu(sua) parceiro(a), se houve mágoas de relacionamentos românticos anteriores e de que maneira tentou encontrar conforto em relacionamentos românticos.

Uma forma de reconhecer as vulnerabilidades é identificar um momento do relacionamento em que se reagiu em um nível muito intenso a partir de algo que parecia pequeno para a outra pessoa. A partir daí, observar as emoções duras ou superficiais (ou secundárias) e acessar as emoções brandas ou profundas (ou primárias) (Christensen et al., 2018; Lins, 2019; Christensen et al., 2020).

Um exercício que pode ser útil:

> "Neste incidente, o gatilho para o meu ponto fraco (ferida) foi ________________.
> Na superfície, eu provavelmente mostrei ___________________. Mas, no fundo, eu apenas senti ______________________. O que eu ansiava era ______________.
> A principal mensagem que recebi sobre nosso vínculo, sobre mim ou meu amor foi ______________________."

Após relacionar essa mensagem com a história de aprendizagem, observar onde pode ter alguma relação.

A terceira parte do DEEP que é importante entender refere-se aos estressores externos que o casal está vivenciando. Alguns deles podem ser controláveis, de outros pode-se ter algum controle limitado ou nenhum. Por exemplo, uma situação de desemprego influencia, mas é possível mudar. A situação de pandemia de Covid-19 não é passível de mudança, deve-se somente administrá-la.

Deve-se avaliar tanto a interferência desses fatores externos quanto se o trabalho será pela mudança ou aceitação deles.

O quarto aspecto para ajudar a entender o relacionamento conjugal é o "padrão de interação" ou a dança que o casal dança. Esse padrão em que os dois se engajam é na verdade uma tentativa de lidar com as diferenças pessoais, sensibilidades emocionais e fatores estressantes mencionados antes, mas esse padrão de comunicação tornou-se parte do problema. A dança tende a ser previsível e circular, o que significa que qualquer um dos dois pode iniciar, dependendo do seu ponto de vista. É como se um reagisse ao outro, que também reage ao primeiro, em um ciclo sem fim. A IBCT refere que "A tentativa de cura é pior do que a doença", ou seja, a tentativa é para resolver algum mal-estar, mas a forma como se está tentando piora toda a situação. É um esforço para lidar com os problemas, mas responde-se repetidamente com métodos duvidosos, fato que gera mais problemas.

Porém, se esses comportamentos ocorrem com frequência, algum reforço existe, geralmente em curto prazo. Christensen, Doss e Jacobson (2018) sugerem alguns exemplos:

- Mover-se contra o outro com acusação: o benefício pode ser liberar os próprios sentimentos de raiva ou forçar uma solução temporária, mas o outro recua de sua posição ou escolha, podendo se afastar afetivamente.
- Afastar-se do outro com distanciamento: o benefício pode ser certo refúgio temporário do problema, ou evitação do problema, mas ele continuará existindo.
- "Colar" no outro com vigilância, intrusão: o benefício pode ser sentir certa tranquilidade temporária, mas não implica em mudança genuína.
- Ir contra o outro com ajuda externa (desabafar com familiares ou amigos): o benefício pode ser ter algum apoio imediato de terceiros, mas o conflito com o(a) parceiro(a) fica sem solução, além de que essas pessoas que foram acionadas provavelmente ficarão com raiva do seu cônjuge, pois verão somente uma parte da interação conjugal.

Após a cuidadosa revisão com o casal sobre todos esses aspectos, é proposta a fase ativa do tratamento, na qual as estratégias de aceitação e mudança serão implementadas. O objetivo do tratamento é ajudar cada um dos parceiros a compreender e aceitar suas diferenças; compreender, aceitar e ter empatia com as sensibilidades emocionais ou pontos sensíveis (ou feridas) de cada um; mudar os estressores externos que possam ser mudados e ficarem juntos como uma equipe para apoiar um ao outro ao aceitar os estressores que não podem ser alterados; e mudar os padrões de interação que os mantêm distantes e em conflito.

A proposta é que, com o trabalho terapêutico, o casal possa se reconhecer como imperfeito, que cada um tem suas características individuais, suas dificuldades, assim como seus encantos e, ainda assim, valha a pena seguir a vida com essa pessoa, em uma relação genuinamente valiosa e escolhida.

REFERÊNCIAS

1. Baucom, K. J., Sevier, M., Eldridge, K. A., Doss, B. D., & Christensen, A. (2011). Observed communication in couples two years after integrative and traditional behavioral couple therapy: outcome and link with five-year follow-up. *Journal of Consulting and Clinical Psychology, 79*(5), 565-576.
2. Baucom, K. J., Baucom, B. R., & Christensen, A. (2015). Changes in dyadic communication during and after integrative and traditional behavioral couple therapy. *Behaviour Research and Therapy, 65*, 18-28.
3. Baucom, B. R., Atkins, D. C., Rowe, L. S., Doss, B. D., & Christensen, A. (2015). Prediction of treatment response at 5-year follow-up in a randomized clinical trial of behaviorally based couple therapies. *Journal of Consulting and Clinical Psychology, 83*(1), 103.
4. Christensen, A. (2009). Couple Questionnaire. Unpublished questionnaire. Retrieved from: http://ibct.psych.ucla.edu/assets/couple-questionnaire.pdf
5. Christensen, A., Atkins, D. C., Yi, J., Baucom, D. H., & George, W. H. (2006). Couple and individual adjustment for 2 years following a randomized: clinical trial comparing traditional versus integrative behavioral couple therapy. *Journal of Consulting and Clinical Psychology, 74*(6), 1180-1191.
6. Christensen, A. (2010). *Description, scoring & interpretation of couple therapy measures.* Disponível em: http://www.goodmedicine.org.uk/sites/default/files/ict%2C%20christensen%20handouts%20brief.docx
7. Christensen, A., Doss, B. D., & Jacobson, N. S. (2018). *Diferenças Reconciliáveis: reconstruindo seu relacionamento ao redescobrir o parceiro que você ama, sem se perder* (2a ed.; M.R.S.W. Lins & M. Rozman, Trads.). Novo Hamburgo: Sinopsys.
8. Christensen, A., Doss, B. D., & Jacobson, N. S. (2020). *Integrative behavioral couple therapy: a therapist's guide to creating acceptence and change.* New York: Norton.
9. Cordova, J. V., Jacobson, N. S., & Christensen, A. (1998). Acceptance versus change interventions in behavioral couple therapy: impact on couples in-session communication. *Journal of Marital and Family Therapy, 24*(4), 437-455.
10. Dahl, J., Stewart, I., Martell, C., & Kaplan, J. (2013). *ACT & RFT in Relationships.* Oakland: New Harbinger Publications.
11. Doss, B. D., Thum, Y. M., Sevier, M., Atkins, D. C., & Christensen, A. (2005). Improving relationships: mechanisms of change in couple therapy. *Journal of Consulting and Clinical Psychology, 73*(4), 624-633.
12. Funk, J. L. & Rogge, R. D. (2007). Testing the ruler with item response theory: increasing precision of measurement for relationship satisfaction with the couple's satisfaction index. *Journal of Family Psychology*, 21, 572-583.
13. Hayes, S. Strosahl, K., & Wilson, K. (2003) *Acceptance and commitment therapy an experiential approach to behavior change.* New York: The Guilford Press.
14. Hayes, S. C. (2004). Acceptance and commitment therapy, relational frame theory, and the third wave of behavioral and cognitive therapies. *Behavior Therapy, 35*(4), 639-665.
15. Hayes, S. C., & Strosahl, K. D. (2004). *A practical guide to acceptance and commitment therapy.* New York: Springer Science & Business Media.
16. Hayes, S. C., Strosahl, K. D., & Wilson, K. G. (2011). *Acceptance and commitment therapy* (2nd ed.). New York: Guilford.

17. Heavey, C. L., Christensen, A., & Malamuth, N. M. (1995). The longitudinal impact of demand and withdrawal during marital conflict. *Journal of Consulting and Clinical Psychology, 63*(5), 797-801.
18. Horvath, A. 0., & Greenberg, L. S. (1989). Development and validation of the Working Alliance Inventory. *Journal of Counseling Psychology*, 36, 223-233.
19. Jacobson, N. S., & Margolin, G. (1979). *Marital therapy: strategies based on social learning and behavior exchange principles.* New York: Brunner/Mazel.
20. Jacobson, N. S., & Christensen, A. (1998). *Acceptance and change in couple therapy: a therapist's guide to transforming relationships.* New York: Norton.
21. Lins, M. R. (2019). Terapia comportamental integrativa de casal. In W. Melo (Org.). *A prática das intervenções psicoterápicas: Como tratar pacientes na vida real.* Novo Hamburgo: Sinopsys.
22. Lins, M. R. (2020 a). Terapia Comportamental Integrativa de Casal: A Terapia de Casal da Abordagem Contextual. In Cardoso, B. Paim, K. (Org.). *Terapias cognitivo-comportamentais para casais e famílias: bases teóricas, pesquisas e intervenções.* Novo Hamburgo: Sinopsys.
23. Lins, M. R. (2020 b). Atualização dos Questionários da IBCT. *Blog CEFI Contextus*: http://terapias-contextuais.com.br/atualizacao-dos-questionarios-da-ibct/
24. Mairal, J. B. (2015). Integrative Behavioral Couple Therapy (IBCT) as a third-wave therapy. *Psicothema, 27*(1), 13-18.
25. Nguyen, T. 0., Attkisson, C. C., & Stegner, B. L. (1983). Assessment of patient satisfaction: development and refinement of a service evaluation questionnaire. *Evaluation and Program Planning*, 6, 299-314.
26. Perissutti, C., & Barraca, J. (2013). Integrative behavioral couple therapy vs. traditional behavioral couple therapy: A theoretical review of the differential effectiveness. *Clínica y Salud, 24*(1), 11-18.
27. Polk, K., Schoendorff, B. (2014). The ACT - *MATRIX A New Approach to Building Psychological Flexibility Across Settings & Populations.* Oakland: New Harbinger Publications.
28. Sevier, M., Atkins, D. C., Doss, B. D., & Christensen, A. (2015). Up and down or down and up? The process of change in constructive couple behavior during traditional and integrative behavioral couple therapy. *Journal of Marital and Family Therapy, 41*(1), 113-127.
29. Tracey, T. J., & Kokotovic, A. M. (1989). Factor structure of the Working Alliance Inventory. Psychological Assessment, 1, 207-210.
30. Vandenberghe, L. (2015). Terapia Comportamental Integrativa de Casais. In: P. Lucena-Santos, P., Pinto-Gouveia, J. & Oliveira, M. S. (Orgs). *Terapias comportamentais de terceira geração*: guia para profissionais (pp. 506-526). Novo Hamburgo: Sinopsys.

9
O tratamento cognitivo-comportamental para a ansiedade social funciona, mas pode ser melhorado?

Olivia Gamarra

DESCRIÇÃO DO TRANSTORNO DE ANSIEDADE SOCIAL (TAS)

O diagnóstico de ansiedade social é feito quando há a presença de medo intenso e persistente das interações sociais. O conteúdo do medo tem a ver com sentimentos de inadequação social, de falhar nas respostas que são consideradas desejáveis em uma interação. O DSM-5 (American Psychiatric Association, 2013) descreve três situações temidas por uma pessoa com TAS: "interações sociais (p. ex., manter uma conversa, encontrar pessoas que não são familiares), ser observado (p. ex., comendo ou bebendo) e situações de desempenho diante de outros (p. ex., proferir palestras)" (p. 202). Essas manifestações têm duração igual ou superior a 6 meses, produzem evitação dos cenários em que têm contato com as pessoas, causando desconforto clinicamente significativo, e prejudicam as áreas social, laboral, acadêmica e outras em que a pessoa se desenvolve.

No que diz respeito aos sintomas que o paciente pode apresentar, o DSM-5 descreve o medo da situação social e o esforço para esconder as manifestações de ansiedade dos outros (critério B), pois interpreta que estas serão avaliadas negativamente e de forma catastrófica. Além disso, esse medo pode ocorrer na maioria dos contextos em que o paciente se relaciona, incluindo o ambiente familiar.

Durante a interação, existe a preocupação de que outras pessoas tenham uma avaliação negativa do desempenho, podendo incluir trabalhar, usar transporte público, andar na frente de outras pessoas, comer, assinar ou escrever na frente de outras pessoas (Caballo et al., 2014) . Então, a ansiedade é mostrada como social, porque essas atividades não são impactadas quando realizadas em privado (Barlow, 2002). Algumas pessoas experimentam ansiedade na maioria dos ambientes sociais em que atuam, e outras, considerando-se um subtipo, apresentam apenas ao falar em público, afetando pessoas que possuem profissões ligadas à atuação como artistas, cantores ou que devem falar em público, como professores.

Muitas vezes, essas condições são complicadas porque as pessoas com TAS tendem a consumir substâncias que as ajudam a enfrentar as situações temidas, gerando outras condições comórbidas, como alcoolismo ou uso de drogas ou psicotrópicos ansiolíticos. Outra característica que não aparece no DSM-5 é a dificuldade que a maioria tem em se relacionar amorosamente, e que algumas investigações consideram relevante na avaliação do transtorno, além de outras dimensões, como a expressão assertiva de insatisfação, ou falar com pessoas de autoridade (Caballo et al., 2019).

Pacientes com ansiedade social com predomínio de medo na maioria dos ambientes (ansiedade social generalizada) tendem a apresentar um maior grau de desconforto e comportamentos de evitação, habilidades sociais afetadas e maior prejuízo na funcionalidade social, familiar ou de trabalho. Em geral, a idade de início é mais precoce e é improvável que tenham parceiros ou sejam casados. Além disso, apresentam outros transtornos clínicos, como transtornos de humor ou outros transtornos de ansiedade (Bados, 2001).

A FOBIA SOCIAL COMO UM TRANSTORNO CRÔNICO

Estudos epidemiológicos relatam uma prevalência ao longo da vida de 7% a 12% nos países ocidentais, afetando homens e mulheres igualmente. O início em geral ocorre na adolescência, mas o aparecimento na infância é muito frequente, apresentando-se como mutismo seletivo, ansiedade de separação ou timidez (Hofmann, 2012).

A idade média de início é geralmente aos 15 anos. Em um estudo de Grant et al. (2005) com 40 mil pessoas nos Estados Unidos, eles puderam ver que a idade de início é de 15,1 e a mediana é 12,5. Com 2 modas, conforme lembram os entrevistados, 5 anos ou menos e 13 a 15 anos, com história de timidez ou inibição social em pacientes que relatam ter o transtorno ao longo da vida.

Em crianças pequenas, de 2 ou 3 anos, podem ser observados medos de críticas ou desaprovação, que podem evoluir para o transtorno mais tarde. O período mais crítico ocorre na adolescência, à medida que a organização social hierárquica e as posições de dominação no grupo são mais evidentes. Normalmente, os pacientes recordam ter medo da interação social desde crianças, também recordam ter passado por eventos específicos ou repetitivos de vergonha ou humilhação, alguns por apresentar alguma característica física marcante ou problemas na comunicação (por exemplo, gagueira).

Naqueles que desenvolvem o transtorno abruptamente na idade adulta, especialmente do tipo específico (por exemplo, falar em público), ele poderia ser resultado de uma experiência estressante ou humilhante, em que a atividade foi associada à resposta aversiva. Porém, a grande maioria desenvolve esse quadro de forma lenta e gradual. Em estudos retrospectivos com amostras clínicas, observou-se que o transtorno não tratado pode ser crônico e com pouca variação na vida adulta, com uma taxa de remissão entre 3% e 80%, mas em estudos comunitários prospectivos verificou-se que a taxa de remissão foi entre 36% e 93% (Vriends et al., 2014).

Em geral, as comorbidades frequentes são: outro transtorno de ansiedade (49%), transtornos afetivos, especialmente depressão maior (38%), dependência de nicotina (27%), abuso ou dependência de álcool (13%), abuso ou dependência de outras drogas (5,5%) (Grant et al. 2005).

GÊNESE E MANUTENÇÃO DO TRANSTORNO, MECANISMOS INTERVENIENTES

Existem vários modelos explicativos do transtorno, desde os psicoevolutivos, como Weeks et al. (2009), que apresentam um modelo cognitivo da submissão que poderia explicar a ansiedade social. Nesse estudo, três fatores de ordem inferior são apresentados (avaliações negativas, medo de avaliações positivas e cognições depressivas) e um fator de ordem superior, a cognição submissa, que foi uma forma adaptativa de enfrentar ameaças sociais no passado histórico da humanidade, ajudando a organizar funções adaptativas, como a filiação a grupos, a sobrevivência e a reprodução. Avaliações cognitivas submissas teriam um papel mediador na comparação social com outras pessoas, fazendo com que o indivíduo se sentisse em uma escala inferior na hierarquia de dominação. Esses processos, que em algum momento poderiam ter sido funcionais, não são adaptativos em pacientes com ansiedade social.

Nas explicações associativas, parece haver uma resposta evolutiva ao medo de certos animais potencialmente perigosos para nossos ancestrais, e também certas expressões faciais de raiva, rejeição ou crítica, que organizariam de uma certa forma a ordem social, estabelecendo grupos hierárquicos de dominação. É muito mais provável que se condicione o medo a essas expressões que a rostos felizes ou neutros, sendo que esses condicionamentos ocorrem apenas quando esses rostos olham diretamente para a pessoa, destacando a importância do contato visual (Bados, 2001).

Por outro lado, nas explicações não associativas, Menzies e Clarke (1995) apontam que existem diversos estímulos evolutivamente preponderantes que podem gerar medo sem a necessidade de aprendizagem prévia, tanto direta quanto indireta, mas essa resposta pode ser enfraquecida por existirem exposições repetidas e adequadas às situações temidas, gerando habituação, e os medos podem reaparecer após a ocorrência de novos eventos estressantes intensos.

Esses modelos poderiam explicar por que nos humanos há maior suscetibilidade à crítica e desaprovação social, experimentando algum grau de medo frente à avaliação de outros em algum momento da vida (principalmente na adolescência). A combinação de certos fatores biológicos e psicológicos, como no caso do primeiro, o fenômeno filogenético da maior capacidade das pessoas com TAS de reconhecer a ameaça social nas expressões faciais e responder de forma submissa a elas, e o baixo limiar de ativação fisiológica e a lentidão na redução da ativação (de possível transmissão genética) (Bados, 2001) poderiam dificultar o processo de habituação a múltiplas situações sociais, com uma consciência de si distorcida, baixo desempenho social e aumento dos comportamentos de evitação.

Em uma investigação prospectiva de Caster et al. (1999) com adolescentes com ansiedade social, observou-se que aqueles que relataram níveis mais elevados de ansiedade social perceberam seus pais como mais isolados socialmente, preocupados demais com a opinião dos outros, envergonhados de sua timidez e baixo desempenho, e menos socialmente ativos do que os jovens que relataram níveis mais baixos de ansiedade social. Também foram observados transtornos de ansiedade ou de humor dos pais, o que pode ser um fator de risco (Micco et al.2009).

Barlow (2011) apresenta um modelo de tripla vulnerabilidade, a vulnerabilidade biológica geral, a psicológica geral e a psicológica específica (Figura 1). A primeira está relacionada à contribuição genética que incide sobre o início e a manutenção dos transtornos emocionais, que poderiam permanecer latentes a menos que sejam ativados por estímulos ambientais. A psicológica geral faz menção a experiências precoces que contribuem a experimentar ansiedade e que estão associadas a mudanças na função cerebral após vivenciar eventos aversivos iniciais e estados afetivos negativos relacionados. Isso produz como consequência um aprendizado de falta de controle e incerteza. Se as duas vulnerabilidades coincidem, a pessoa corre um risco maior de sofrer transtornos de ansiedade na vida. Finalmente, a vulnerabilidade psicológica específica pode explicar por que um transtorno de ansiedade se desenvolve e não outro, como um produto da aprendizagem de respostas desadaptativas específicas frente a estímulos produtores de medo.

De acordo com vários autores que desenvolveram modelos explicativos (Clark & Wells, 1995; Hofmann, 2012; Kimbrell, 2008; Rapee & Heimberg, 1997; Weeks & Howell, 2012), os seguintes elementos podem ser reconhecidos para a gênese e manutenção da ansiedade social.

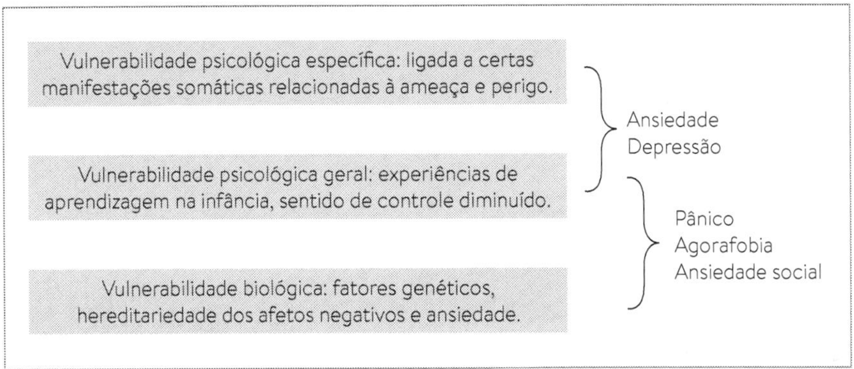

Figura 1 Ilustração adaptada do modelo de vulnerabilidade tripla de Barlow (2011).

Elementos distais

Entre esses predisponentes distantes estariam os fatores genéticos, explicando entre 30% e 50% da variação do transtorno, embora ainda não tenha sido possível separar se o risco genético é específico para TAS ou genérico para os outros transtornos de ansiedade. Outro elemento distal é o traço temperamental de inibição comportamental (BI). O BI é uma característica observada desde os primeiros anos nas pessoas que se distingue por comportamentos de retraimento, diminuição do comportamento de aproximação, aumento dos estados de vigilância e maior reação de excitação em resposta a situações novas e desconhecidas.

Essas causas tornam as pessoas mais vulneráveis ao mediarem fatores de risco, como experiências ambientais sensíveis, condicionamentos diretos ou indiretos, modelagem e reforçamento de comportamentos de evitação e ansiedade social, além de experiências estressantes e redução do comportamento de enfrentamento. Por outro lado, os sistemas de proteção ao TAS podem ser experiências repetidas de habituação a diferentes contextos sociais e um elevado comportamento de enfrentamento a estímulos socialmente ameaçadores (Kimbrell, 2008).

Elementos atuais

Na descrição do processo de manutenção do quadro de TAS, podem ser detalhados os seguintes elementos:

Antecipação da situação social

O paciente com TAS está constantemente atento às futuras interações que podem ocorrer em sua vida diária. Em casos generalizados e mais agudos, qualquer contexto social pode ser avaliado como potencialmente ameaçador, mesmo quando a probabilidade de interagir de forma direta com outra pessoa é muito baixa, por exemplo, caminhar em um parque. A partir desse momento são ativadas as crenças de que os outros são basicamente críticos e que isso seria avaliado negativamente (por exemplo, sua aparência física, forma de caminhar, se expressar, o conteúdo de suas verbalizações, manifestações de ansiedade etc.). O medo pode se dar em ambos os sentidos: medo de uma avaliação negativa na forma de crítica (e geralmente essas avaliações são baseadas em suposições, quase nunca verificadas pelo paciente) ou mesmo uma avaliação positiva – nesse sentido o medo de passar despercebido também pode acontecer. Outro componente desse momento descrito é a baixa confiança na própria habilidade para satisfazer as demandas (geralmente sobredimensionadas) dos outros em relação a si, somado às metas elevadas e perfeccionistas de desempenho social.

Comportamento de evitação ou fuga

Se não for possível evitar o contato social, ou se a motivação for maior do que o medo, essas avaliações negativas anteriores geram ansiedade, com respostas somáticas: tremores, rubor no rosto, suor (muitas vezes nas mãos), respiração acelerada, voz embargada e palpitações, em várias manifestações e intensidades. Além disso, respostas cognitivas: a atenção está voltada para si mesmo, tanto a partir da interpretação do que os outros estariam pensando sobre ele quanto da avaliação negativa e sobredimensionada de seu próprio desempenho. Está presente o pensamento perfeccionista sobre o que deveria ser esperado do desempenho social. É muito importante notar que a atenção e a avaliação da experiência social raramente se concentram no desempenho dos outros, ou, basicamente, no tema da conversa que está se desenvolvendo naquele momento. Voncken et al. (2010) apontam que o problema não é tanto que a atenção está focada em si mesmo, mas que esta é uma fonte de crenças negativas, comportamentos defensivos e evasão. As Operações Motivadoras (Michael, 1993), especialmente os estados de privação, poderiam alterar o valor do estímulo antecedente, e isso poderia explicar por que o desejo de evitar totalmente as situações sociais não se mantém e o paciente com TAS se sente motivado à aproximação social, embora essa experiência tenha um longo histórico aversivo. O efeito ansiógeno da atenção distorcida para si mesmo pode ser mantido ou aumentado por comportamentos de fuga (desviar o olhar, colocar as mãos nos bolsos ou finalizar a interação e deixar o lugar etc.), por reforço negativo. A impressão negativa do próprio desempenho também pode ser agravada por regras verbais sobre como devemos nos comportar.

Posterior à interação

Pessoas com TAS passam muito tempo em processos de ruminação, que muitas vezes se concentram nas consequências do que eles acreditam que "deu errado" na interação social anterior. Essas últimas conclusões reforçam a ideia de que o ambiente social é perigoso e vergonhoso, mantendo uma retroalimentação positiva, como exemplificado no Quadro 1.

TRATAMENTOS BEM ESTABELECIDOS PARA A ANSIEDADE SOCIAL

Os tratamentos cognitivo-comportamentais (TCC) estão na primeira linha de recomendação dentro das terapias baseadas em evidências, tanto pela 12ª Divisão da American Psychological Association (APA, 2020), como pelo National Institute for Health and Clinical Excellence (NICE, 2013).

Os tratamentos recomendados pela APA com *status* bem-estabelecido (Chambless, 1998) são:

- O tratamento cognitivo-comportamental em grupo para ansiedade social de Hope et al. (2006). Componentes:
  - Psicoeducação sobre a ansiedade social.
  - Reestruturação cognitiva.
  - Exposição imaginária, exposição ao vivo, com exercícios para refutar pensamentos automáticos eliciados em ambos os exercícios.
  - Reestruturação cognitiva avançada, com exercícios de generalização de pensamentos automáticos e crenças centrais fundamentais.
  - Finalização, com prevenção de recaídas.
- Tratamento cognitivo-comportamental para a ansiedade social de Hofmann e Otto (2008), em formato individual. Componentes:
  - Psicoeducação do transtorno.
  - Modificação da atenção e da situação.
  - Reestruturação cognitiva.
  - Exposição e aceitação (aceitação incondicional da realidade).

Os tratamentos recomendados pelo NICE são:

- O tratamento cognitivo-comportamental de Clark e Wells (1995), em formato individual. Componentes:
  - Psicoeducação sobre a ansiedade social.

Quadro 1 Exemplo do processo de retroalimentação positiva da gênese e manutenção do transtorno de ansiedade social (TAS)

Análise funcional da ansiedade social em quatro termos			
Eventos distais	Antecedentes	Respostas	Consequências
Fatores genéticos. Inibição Comportamental (BI). Experiências ambientais iniciais estressantes que geram condicionamento direto ou indireto. Comportamentos de enfrentamento reduzidos. Modelagem e reforço de comportamentos de evitação	**Variáveis disposicionais** (exemplo: aptidão física, gagueira, habilidades sociais reduzidas etc.) **Operações motivadoras:** *Privação*: necessidade de contato social para conseguir um emprego, parceiro, amigos etc. **Estímulos discriminativos, exemplos:** Ser convidado para uma reunião social. Uma pessoa que te atrai vai falar com você. O chefe chama você em seu escritório. Estar em uma reunião e se sentir o centro das atenções. Sair para uma caminhada. **Regras verbais:** "Tenho de me comportar perfeitamente" "Pessoas bem-sucedidas sabem se comportar socialmente"	**Fisiológicas:** Taquicardia Tremor (voz e mãos) Rubor, sudorese Tensão muscular, boca seca Calafrios, dor de cabeça Náusea, diarreia, urgência urinária Dor no peito **Cognitivas:** "Todos estão olhando para mim" "Não sei o que dizer" "Eles estão percebendo que estou ansioso" "Eles vão pensar que eu sou um tolo" "Eu vou estragar tudo e eles vão perceber o quão incompetente eu sou" **Comportamentais:** Beber álcool ou tranquilizantes, procurar um lugar para passar despercebido, conversar sem olhar para o outro, não segurar objetos na frente dos outros, deixar a barba crescer, manter as mãos nos bolsos ou atrás, não falar, se distrair. Fugir da situação.	**Curto prazo:** Se os comportamentos de evitação "funcionam", diminuição da ansiedade: (Reforço –) **Médio a longo prazo:** Ruminação sobre a percepção catastrófica da interação (Punição +) Baixo desempenho profissional ou acadêmico (P-) Menos relações sociais (P –) Menos amigos (P –) Rejeição de outros (P +) Humor decaído (P –) Perda de reforçadores (P-) Autocrítica aumentada (P +)

  - Exercícios experimentais para demonstrar os efeitos adversos da atenção centrada em si mesmo e comportamentos de busca de segurança.
  - *Feedback* em vídeo gravado para corrigir a autoimagem negativa distorcida.
  - Treinamento sistemático no redirecionamento da atenção, com foco fora da pessoa.
  - Experimentos comportamentais dentro da sessão para testar crenças negativas com tarefas de casa vinculadas.
  - Treinamento de discriminação e reelaboração de memórias de trauma social.
  - Exame e modificação das crenças fundamentais.
  - Modificação do processamento problemático anterior e posterior ao evento.
  - Prevenção de recaídas.
- Tratamento cognitivo-comportamental (individual) de Heimberg (2002). Com os seguintes componentes:
  - Educação sobre a ansiedade social.
  - Reestruturação cognitiva.
  - Exposição gradual a situações sociais temidas, tanto nas sessões de tratamento quanto nas tarefas entre as sessões.
  - Exame e modificação de crenças fundamentais.
  - Prevenção de recaídas.

Os componentes comuns que apresentam os tratamentos cognitivo-comportamentais para o TAS são psicoeducação, reestruturação cognitiva, ou seja, a refutação direta de pensamentos distorcidos, exposição, tanto imaginária quanto ao vivo, e trabalho em profundidade com crenças centrais disfuncionais, abordados nesta ordem. O tratamento de Clark e Wells, e também o de Hofmann, têm a variação de gravar o desempenho do paciente na sessão e depois expô-lo a ele (o que poderia funcionar como dessensibilização, ou quebra de expectativas) e também o componente de treinamento em redirecionamento de atenção, para tratar o viés de atenção típico de pessoas com TAS.

Outro componente interessante que Clark e Wells apresentam é o da discriminação e reelaboração de memórias traumáticas, que alguns estudos indicam como mais eficaz do que a terapia de exposição (Wild & Clark, 2011). Nessa estratégia, os eventos (antecedentes distais) da infância ou adolescência que estão armazenados nas memórias do paciente são reconhecidos, estimula-se a reestruturação cognitiva e a memória é revivida com as imagens associadas na perspectiva da criança. Então se revive a mesma memória na perspectiva do adulto, já reelaborando aquela imagem com outro comportamento, de enfrentamento, compaixão e compreensão.

NÍVEL DE EVIDÊNCIA DOS TRATAMENTOS

Os tratamentos para ansiedade social têm funcionado desde os anos 1970 (Kanter & Goldfried, 1979). Desde esta década, os tratamentos para o TAS enfocam a exposição, com ou sem reestruturação cognitiva, com bons tamanhos de efeito em suas pesquisas. Além disso, alguns tratamentos incluem treinamento em habilidades sociais. Na metanálise de Powers et al. (2008), com base em 32 ensaios clínicos randomizados (N = 1479), o tratamento apresentou clara vantagem sobre a lista de espera (*d* = 0,86), ou seja, 80% dos participantes melhoraram, porém, quando comparados com o placebo, o tamanho do efeito é médio (*d* = 0,38).

O participante promédio teve uma melhora de 60%. A exposição e os componentes de trabalho cognitivo combinados frente ao controle (*d* = 0,61) não foram significativamente diferentes à exposição frente ao controle (*d* = 0,89; p = 0,33) ou tratamentos cognitivos frente ao controle (*d* = 0,80; p = 0,70). Da mesma forma, tratamentos em grupo *versus* controle (*d* = 0,68) não foram significativamente diferentes do tratamento individual *versus* controle (*d* = 0,69; p = 0,62).

Em relação ao tamanho do efeito dos diferentes tratamentos para o transtorno de ansiedade, pode-se observar que o tratamento para a ansiedade social apresenta uma certa desvantagem no que diz respeito ao tamanho do efeito em relação aos demais transtornos de ansiedade. A metanálise de Norton et al. (2007), com base em 108 ensaios clínicos randomizados, mostrou que a terapia cognitiva e a terapia de exposição sozinhas ou combinadas com treinamento de relaxamento foram eficazes para transtornos de ansiedade. Ao examinar a mudança no pós-tratamento, nenhuma diferença adicional foi observada para cada componente F (5,146) 0,77, p 0,57. No entanto, observando o tamanho do efeito do tratamento em cada diagnóstico podemos verificar o observado na Figura 2.

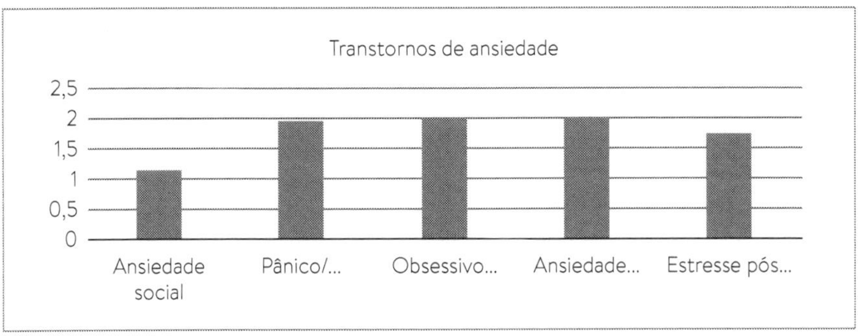

Figura 2 Tamanhos de efeito dos tratamentos combinados, terapia cognitiva + exposição nos diferentes transtornos de ansiedade.
Fonte: Norton et al., 2007.

Claramente, o tratamento com o menor tamanho de efeito é o TAS. Agora, as coisas ficam ainda mais complicadas quando comparamos a TCC com o efeito de drogas psicotrópicas, como pode ser visto na metanálise de Federoff e Taylor (2001) (Figura 3), em 108 ensaios clínicos randomizados, em que o efeito de intervenções psicológicas foi comparado: exposição (EXP), reestruturação cognitiva (CR), exposição + CR, treinamento de habilidades sociais e relaxamento aplicado; com intervenções farmacológicas: benzodiazepínicos (BDZ), inibidores seletivos da recaptação da serotonina (SSRI) e inibidores da monoamina oxidase, nos quais os menores tamanhos de efeito foram obtidos em tratamentos psicológicos. Em uma metanálise de Canton et al. (2012), concluiu-se que o tratamento ideal é a combinação de inibidores seletivos da recaptação da serotonina e inibidores seletivos da recaptação de serotonina-norepinefrina e terapia cognitivo-comportamental.

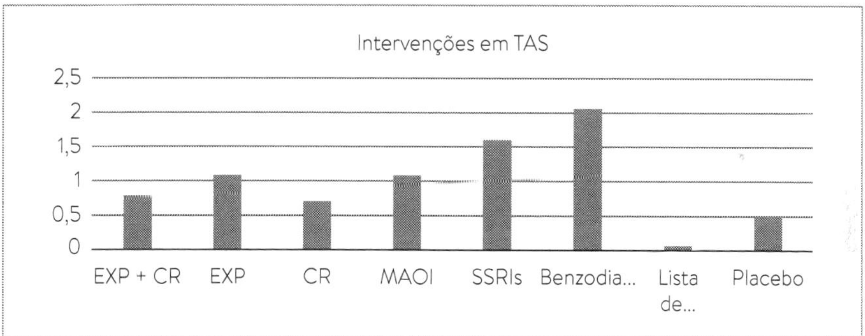

Figura 3 Tamanhos de efeito: exposição (EXP), reestruturação cognitiva (CR), Inibidores da monoamina oxidase (IMAO), Inibidores seletivos da recaptação da serotonina (SSRI), benzodiazepínicos (BDZ) (Federoff & Taylor, 2001).

TRATAMENTOS EXPERIMENTAIS EM ANDAMENTO, O QUE AGREGAM?

Os resultados da pesquisa de ensaios clínicos randomizados mostram o que mais precisa ser feito nas intervenções do TAS. Atualmente estão sendo desenvolvidos tratamentos em fase experimental que agregam outros componentes aos tratamentos tradicionais com os quais a TCC trabalha. Alguns, como os desenvolvidos por Rapee et al. (2009), McEvoy (2019), Pelissolo et al. (2019), Caballo et al. (2019), Strachan et al. (2020), nos dão uma ideia dos componentes que estão sendo adicionados e investigados para melhorar as intervenções de TCC para o TAS.

Rapee et al., desde 2009 têm desenvolvido um tratamento de TCC "melhorado", que basicamente inclui intervenções cognitivas pós-exposição, como *feedback* de desempenho (teste de hipótese), trabalhando assim as crenças centrais subjacentes. As exposições também incluíram retreinamento da atenção, reduzindo assim o viés de avaliação negativa em relação a si e ao ambiente. Essas intervenções apresentaram melhora em relação aos construtos: avaliação negativa (d = 1,46), atenção em si mesmo (d = 0,60), comportamentos de segurança e representações mentais negativas (d = 0,97) (Rapee et al., 2009).

Em relação aos Componentes da Terapia de Aceitação e Compromisso (ACT), alguns estudos, como este não controlado por Dalrymple e Herbert (2007), com 19 participantes, puderam observar mudanças significativas nas medidas de evitação experiencial que predizem mudanças no TAS.

MacEvoy (2019), em uma revisão sistemática, apresenta a Terapia Metacognitiva (MT) como uma proposta válida para melhorar o tratamento do TAS. As características do modelo metacognitivo, que atua no aumento da consciência sobre as cognições e habilidades cognitivas, por meio do diálogo socrático, também visam aumentar a flexibilidade atencional e a necessidade de controle, e poderiam funcionar como elementos-chave no tratamento do transtorno.

Outras intervenções com abordagens de terceira onda, realidade virtual e modificação de distorções cognitivas estão em desenvolvimento. As estratégias contextuais ou de terceira onda visam modificar a maneira como o paciente vivencia o estresse em relação às experiências sociais, em vez de modificar diretamente os conteúdos cognitivos. As intervenções baseiam-se na flexibilidade psicológica, nos valores e na aceitação de eventos privados. Alguns estudos mostram mudanças específicas nesse transtorno, como a terapia ACT ou a terapia baseada em *mindfulness* (MBSR). A realidade virtual também se apresenta como uma intervenção com resultados promissores, como uma forma alternativa de exposição *ao vivo*, apoiada por um interessante número de pesquisas. O Tratamento de Modificação da Atenção (ABMT) foi desenvolvido para reduzir o viés de atenção negativa e as crenças negativas que são geradas quando os pacientes com TAS focam sua atenção de forma restrita. Trata-se de uma intervenção baseada em um programa de computador, que treina o paciente a redirecionar sistematicamente sua atenção para pontos de percepção não ameaçadores, desviando assim a atenção de estímulos socialmente ameaçadores (Pelissolo et al., 2019).

Caballo et al. (2019) estão realizando um ensaio clínico randomizado, o *Intervención Multidimensional para la Ansiedad Social* (IMAS), baseado em cinco dimensões que a equipe encontrou trabalhando em 20 países, durante 15 anos: (1) interação com estranhos, (2) interação com o sexo oposto, (3) expressão assertiva de insatisfação, desprazer ou raiva, (4) expor-se/cair no ridículo e (5) falar em público/interação com pessoas de autoridade. Esse tratamento em grupo agrega estratégias de terceira geração, como trabalho com valores para a vida, treinamento de aceitação, treinamento de desfusão de pensamentos disfuncionais da ACT e treinamento em *mindfulness*.

APRENDIZAGEM INIBITÓRIA MAXIMIZANDO A TERAPIA DE EXPOSIÇÃO

O transtorno de ansiedade social tem como estímulos eliciadores de medo todo o enorme universo social, em que os sinais obtidos das pessoas são geralmente ambíguos e raramente verificáveis. Ao contrário de trabalhar com fobias específicas, a ansiedade social apresenta tantos contextos fóbicos que os resultados obtidos, a extinção ou a habituação a estímulos ansiosos podem retornar frente a um novo evento estressante. Por exemplo, se o paciente conseguiu se sentir confortável na maioria de seus âmbitos de ação, mas ao mudar de emprego e passar por uma situação aversiva essa ansiedade social retorna e se generaliza para seus outros contextos (Craske et al., 2014).

De acordo com o modelo de condicionamento pavloviano, a resposta condicionada (RC) ocorre porque o estímulo condicionado (EC) se torna um preditor do estímulo incondicionado (EI), de modo que as apresentações do EC ativam indiretamente a memória do EI, e o medo pode ser desencadeado apenas pensando sobre o EI. No processo de extinção, o EC ocorre repetidamente na ausência do evento aversivo associado, o EI, procedimento que utiliza a terapia de exposição. Dentro do modelo de aprendizagem inibitória, propõe-se que a associação EC-EI não se apaga durante o processo de extinção, ela permanece intacta enquanto se desenvolve uma nova aprendizagem inibitória secundária sobre o EC-EI, ou seja, o EC não prediz mais o EI. Estudos com mecanismos neurais apoiam esse modelo (Shin & Liberzon, 2010).

Estratégias derivadas de modelos de aprendizagem inibitórios não enfatizam a redução do medo durante os ensaios de exposição, mas, pelo contrário, são projetadoas para manter o medo elevado durante o procedimento. A favor dessa ideia está o fato de que a magnitude do medo ao final da extinção não prediz o grau de medo no teste de evocação da extinção (Prenoveau et al., 2013; Rescorla, 2006).

Portanto, algumas estratégias que já são utilizadas para o tratamento do TAS poderiam ser explicadas pelo processo de aprendizagem inibitória básica, por exemplo, são modelos cognitivos que enfatizam o ensaio comportamental para refutar crenças e pressupostos, como a modificação do processamento problemático anterior e posterior ao evento (Clark e Wells, 1995) e a quebra de expectativas, na qual o objetivo é um novo aprendizado, ao invés da redução do medo. Ou, então, o exercício de ataque de vergonha, no qual o paciente é encorajado a passar por situações abertamente vergonhosas, como ir a um restaurante e perguntar a um estranho seu nome, ou falar com um estranho na rua etc.

Outra proposta é a de extinção intensificada (Rescorla, 2006), em que vários ECs são extintos separadamente antes de serem combinados durante a extinção, ou um estímulo previamente extinto é pareado com um novo EC. Por exemplo, exposições imaginárias de vários contextos fóbicos, com exposição interoceptiva, provocados por hiperventilação.

Retirada dos sinais de segurança: a gravação em sessão da performance poderia operar sobre esse mecanismo, além dos exercícios de exposição, nos quais não se realiza o treino de relaxamento, mas da prevenção de respostas de fuga ou evitação da situação social, aumentando o tempo de exposição ao temido contexto social.

Finalmente, a variabilidade. Na ansiedade social é importante que a exposição aconteça na maior quantidade possível de contextos, tanto imaginários, trabalhando com memórias do passado, com reelaboração da memória ou com fantasias catastróficas sobre o futuro, bem como os contextos presentes do paciente; essas estratégias poderiam diminuir os efeitos da renovação após estratégias de exposição.

A compreensão em nível molecular das estratégias de tratamento utilizadas no TAS poderia ajudar a maximizar os efeitos de protocolos bem estabelecidos, além de alcançar maior adesão por parte dos psicólogos clínicos, melhorando assim a qualidade de vida dos pacientes com ansiedade social.

REFERÊNCIAS

1. American Psychiatric Association (2013). *Diagnostic and statistical manual of mental disorders* (5ª ed.). Arlington: APA.
2. American Psychological Association (2020), Division 12, Society of Clinical Psychology. *Treatment target: social anxiety disorder and public speaking anxiety.* https://div12.org/diagnosis/social-anxiety-disorder-and-public-speaking-anxiety/
3. Pelissolo, A., Kassm, S. A., & Delhay, L. (2019). Therapeutic strategies for social anxiety disorder: where are we now? *Expert Review of Neurotherapeutics*, https://doi.org/10.1080/14737175.2019.1666713
4. Bados, A. (2001). *Fobia social.* Síntesis.
5. Barlow, D. H. (2002). *Anxiety and its disorders: the nature and treatment of anxiety and panic* (2ª ed.). New York: Guilford.
6. Barlow, D. H (2011). *Protocolo unificado para el tratamiento transdiagnostico de los trastornos emocionales.* Alianza.
7. Caballo, V. E., Salazar, I. C., García-López, L. J., Irurtia, M. J. & Arias, B. (2014). Trastorno de ansiedad social (fobia social): características clínicas y diagnósticas. En VE Caballo, IC Salazar y JA Carrobles (dirs.), *Manual de psicopatología y trastornos psicológicos* (2ª ed.) (pp. 183-210). Pirámide.
8. Caballo, V. E., Salazar, I. C., & Hofmann, S. G. (2019). Una nueva intervencion multidimensional para la ansiedad social: el programa IMAS 1. *Behavioral Psychology/Psicología Conductual, 27*(1), 149-172.

9. Canton, J., Scott, K. M., Glue, P., (2012). Optimal treatment of social phobia: systematic review and meta-analysis. *Neuropsychiatric Disease and Treatment*, 8, 203-215. https://doi.org/10.2147/NDT.S23317
10. Caster, J. B., Inderbitzen, H. M., & Hope, D. (1999). Relationship between youth and parent perceptions of familiy environment and social anxiety. *Journal of Anxiety Disorders, 13*, 237-251. https://doi.org/10.1016/S0887-6185(99)00002-X
11. Chambless, D. L., & Hollon, S. D. (1998). Defining empirically supported therapies. *Journal of Consulting and Clinical Psychology, 66*, 7-18. https://doi.org/10.1037/0022-006X.66.1.7
12. Clark, D. M., & Wells, A. (1995). A cognitive model of social phobia. In: Heimberg R. G., Liebowitz M. R., Hope D. A., & Schneier F. R. (Eds.). *Social phobia: diagnosis, assessment, and treatment* (pp. 69-93). New York: Guilford.
13. Craske, M. G., Treanor, M., Conway, C. C., Zbozinek, T., & Vervliet, B. (2014). Maximizing exposure therapy: an inhibitory learning approach. *Behaviour Research and Therapy, 58*, 10-23. https://doi.org/10.1016/j.brat.2014.04.006
14. Dalrymple, K. & Herbert, J. (2007). Acceptance and commitment therapy for generalized social anxiety disorder: a pilot study. *Behavior Modification, 31*, 543-568. https://doi.org/10.1177/0145445507302037
15. Fedoroff, I. C., & Taylor, S. (2001). Psychological and pharmacological treatments of social phobia: A metaanalysis. *Journal of Clinical Psychopharmacology, 21*, 311-324.
16. Grant, B. F., Hasin, D. S., Blanco, C., Stinson, F. S., Chou, S. P., Goldstein, R. B., Dawson, D. A., Smith, S., Saha, T. D. & Huang, B. (2005). The epidemiology of social anxiety disorder in the United States: Results from the National Epidemiologic Survey on Alcohol and Related Conditions. *Journal of Clinical Psychiatry, 66*, 1351-1361. https://doi.org/10.4088/JCP.v66n1102
17. Heimberg, R. G. & Becker, R. E. (2002). *Cognitive-behavioral group therapy for social phobia: Basic mechanisms and clinical strategies*. New York: Guilford.
18. Hofmann, S. G. & Otto, M. W. (2008). *Cognitive-behavioral therapy for social anxiety disorder: Evidence-based and disorder-specific treatment techniques*. Routledge.
19. Hofmann, S. G. (2012). *An introduction to modern CBT*. Hoboken: Wiley-Blackwell.
20. Hope, D. A., Heimberg, R. G. & Turk, C. L. (2006). *Managing social anxiety: a cognitive-behavioral therapy approach. Therapist guide*. Oxford University Press.
21. Kanter, N. J., & Goldfried, M. R. (1979). Relative effectiveness of rational restructuring and self–control desensitization in the reduction of interpersonal anxiety. *Behavior Therapy, 10*, 472-490. https://doi.org/10.1016/S0005-7894(79)80051-9
22. Kimbrel, N. (2008). A model of the development and maintenance of generalized social phobia. *Clinical Psychology Review, 28*, 592-612. https://doi.org/10.1016/j.cpr.2007.08.003
23. Micco, J., Henin, A., Mick, E., Kim, S., Hopkins, C., Biederman, J., et al. (2009). Anxiety and depressive disorders in offspring at high risk for anxiety: a meta-analysis. *Journal of Anxiety Disorders, 23*, 1158-1164.
24. McEvoy, P. M. (2019). Metacognitive therapy for anxiety disorders: a review of recent advances and future research directions. *Current Psychiatry Reports 21*,29 https://doi.org/10.1007/s11920-019-1014-3
25. Menzies, R.G. & Clarke, J.C. (1995). The etiology of phobias: A nonassociative account. *Clinical Psychology Review, 15*, 23-48. https://doi.org/10.1016/0272-7358(94)00039-5
26. Michael, J. (1993). Establishing operations. *The Behaviour Analyst, 16*(2) 191-206. https://doi.org/10.1007/BF03392623
27. National Institute for Health and Clinical Excellence (2013). Social anxiety disorder: recognition, assessment and treatment of social anxiety disorder. Guideline 159. Manchester: National Institute for Health and Clinical Excellence. https://www.nice.org.uk/guidance/cg159
28. Norton, P.J. & Price, E.C. (2007). A metaanalytic review of adult cognitivebehavioral treatment outcome across the anxiety disorders. *Journal of Nervous and Mental Disease, 195*, 521-531. https://doi.org/10.1097/01.nmd.0000253843.70149.9a

29. Powers, M. B., Sigmarsson, S. R. & Emmelkamp, P. M. G. (2008). A meta-analytic review of psychological treatments for social anxiety disorder. *International Journal of Cognitive Therapy, 1*, 94-113. https://doi.org/10.1521/ijct.2008.1.2.94
30. Prenoveau, J. M., Craske, M. G., Liao, B., & Ornitz, E. M. (2013). Human fear conditioning and extinction: Timing is everything...or is it? *Biological Psychology, 92*, 59-68. https://doi.org/10.1016/j.biopsycho.2012.02.005
31. Rapee, R. M. & Heimberg, R. G. (1997). A cognitive-behavioral model of anxiety in social phobia. *Behaviour Research and Therapy, 35*, 741-756. https://doi.org/10.1016/S0005-7967(97)00022-3
32. Rapee, R. M., Gaston, J. & Abbott, M. (2009). Testing the efficacy of theoretically derived improvements in the treatment of social phobia. *Journal of Consulting and Clinical Psychology, 77*, 317-327. https://doi.org/10.1037/a0014800
33. Rescorla, R. A. (2006). Deepened extinction from compound stimulus presentation. *Journal of Experimental Psychology: Animal Behavior Processes, 32*, 135-144.
34. https://doi.org/10.1037/0097-7403.32.2.135
35. Shin, L. M., & Liberzon, I. (2010). The neurocircuitry of fear, stress, and anxiety disorders. *Neuropsychopharmacology, 35*, 169-91. https://doi.org/10.1038/npp.2009.83
36. Strachan, L. P., Hyett, M. P. & McEvoy, P. M. (2020). Recriptación de imágenes para trastornos de ansiedad y trastorno obsesivo-compulsivo: avances recientes y direcciones futuras. *Curr Psychiatry Rep 22*, 17. https://doi.org/10.1007/s11920-020-1139-4
37. Voncken, M. J., Dijk, C., de Jong, P. J. & Roelofs, J. (2010). Not self-focused attention but negative beliefs affect poor social performance in social anxiety: an investigation of pathways in the social anxiety-social rejection relationship. *Behaviour Research and Therapy, 48*, 984-991. https://doi.org/10.1016/j.brat.2010.06.004
38. Vriends, N., Bolt, O. C. & Kunz, S. M. (2014). Social anxiety disorder, a lifelong disorder? A review of the spontaneous remission and its predictors. *Acta Psychiatrica Scandinavica, 130*, 109-122. https://doi.org/10.1111/acps.12249
39. Weeks, J., Rodebaugh, T., Heimberg, R., Norton, P. & Jakatdar, T. (2009). "To avoid evaluation, withdraw": Fears of evaluation and depressive cognitions lead to social anxiety and submissive withdrawal. *Cognitive Therapy and Research, 33*, 375-389. https://doi.org/10.1007/s10608-008-9203-0
40. Weeks, J. W. & Howell, A. N. (2012). The bivalent fear of evaluation model of social anxiety: further integrating findings on fears of positive and negative evaluation. *Cognitive Behaviour Therapy, 41*, 83-95. https://doi.org/10.1080/16506073.2012.661452
41. Wild, J. & Clark, D. M. (2011). Imagery rescripting of early traumatic memories in social phobia. *Cognitive and Behavioral Practice, 18*(4), 43-443. https://doi.org/10.1016/j.cbpra.2011.03.002

10

Terapia cognitivo-comportamental para os problemas relacionados ao envelhecimento: um olhar para a solidão

Eduarda Rezende Freitas
Leopoldo Barbosa
Carmem Beatriz Neufeld

O objetivo deste capítulo é discutir estratégias da Terapia Cognitivo-comportamental (TCC) para problemas relacionados ao envelhecimento, especialmente a solidão. Com o envelhecimento, os indivíduos são expostos a uma série de eventos desafiadores que podem contribuir para o desenvolvimento de sintomas psicológicos, sofrimento emocional e solidão. Citam-se como exemplos desse eventos: as perdas de pessoas queridas (falecimento de cônjuge, familiares, amigos), de redes de apoio, da saúde e da independência; e as transições, como as vivenciadas a partir da aposentadoria, da necessidade de mudança para outra residência (p. ex., uma casa adaptada, a residência de um filho ou uma instituição para idosos) e das alterações nos papéis familiares (como filhos cuidando de pais) e em outras relações (como a convivência diária com um cuidador formal em casa) (Freitas et al., 2018).

Somado a isso, em algumas culturas, como a ocidental, a pessoa idosa ainda precisa lidar com o ageísmo, termo proposto por Butler (1969) para caracterizar formas de preconceito dos mais jovens em relação aos mais velhos. O ageísmo (também chamado de idadismo ou etarismo em textos brasileiros) pode se manifestar de diferentes maneiras, como em crenças de que idosos não contribuem para a sociedade, caracterizando-os unicamente como alvo de proteção do Estado e da sociedade (preconceito compassivo), que são como crianças (infantilização – preconceito implícito) e que são todos ranzinzas ou sábios (generalização e simplificação), entre outras.

Desse modo, observa-se que os idosos são expostos a uma série de eventos que, se lidados de forma disfuncional, podem impactar negativamente em sua saúde mental e percepção de bem-estar. Discutir sobre estratégias de intervenção baseadas em TCC para os problemas relacionados ao envelhecimento é um tema fundamental, sobretudo atualmente, quando a expectativa de vida e o número de idosos não param de crescer.

A TERAPIA COGNITIVO-COMPORTAMENTAL

Com início na década de 1960, a Terapia Cognitivo-comportamental (TCC) foi proposta Aaron Beck e seus colaboradores. Com base em estudos acerca da depressão, propuseram a tríade cognitiva caracterizada por uma tendência negativa, representada pelas expectativas de resultados negativos de futuro, e uma visão negativa de *self*, contexto e objetivos (Beck & Alford, 2000).

Descrita como uma abordagem estruturada, diretiva, ativa, colaborativa, que visa ter um prazo limitado e com foco no presente, a TCC parte do pressuposto de que as emoções e o comportamento são em grande parte influenciados pelo modo como é percebida a realidade, por meio dos pensamentos e cognições do indivíduo (Beck, 2013). Cabe ressaltar que a cognição é a chave para os transtornos psicológicos, sendo definida como função que envolve deduções sobre as experiências e sobre a ocorrência e controle de eventos futuros. Na clínica, é incluído nessa definição o processo de identificação e previsão das relações complexas entre eventos, de forma a possibilitar a adaptação aos ambientes (Beck & Alford, 2000). Nesse sentido, diversos estudos têm evidenciado sua alta eficácia no tratamento de vários transtornos psiquiátricos, tais como: transtornos de ansiedade, transtornos alimentares, abuso de substâncias, problemas conjugais, depressão, transtorno obsessivo-compulsivo, transtorno do pânico, fobia social, transtorno de estresse pós-traumático, transtornos de personalidade, dor crônica e esquizofrenia (Beck et al., 1997).

Dentre os seus fundamentos teóricos, essa teoria pressupõe a existência de três níveis específicos de pensamentos identificados pela terapia cognitiva: os pensamentos automáticos, as crenças intermediárias e as crenças centrais. Os pensamentos automáticos são pensamentos espontâneos, não decorrentes de deliberações e raciocínio, são avaliativos e surgem de forma rápida e breve. Eles costumam ser frequentes nos transtornos psicológicos e apresentam distorções cognitivas. A crenças intermediárias consistem em regras e suposições (se... então), que refletem ideias ou entendimentos mais profundos, sendo mais resistentes do que os pensamentos automáticos. E as crenças centrais, que constituem o terceiro nível de pensamento, são compostas por ideias absolutistas, rígidas e globais sobre o próprio indivíduo, outras pessoas e seu mundo; são entendimentos profundos que as próprias pessoas normalmente não têm consciência, desenvolvendo-se ao longo da infância, a partir de suas experiências, e tornam-se convincentes na vida adulta (Beck, 2013).

A TCC apresenta como objetivo produzir mudanças no pensamento e no sistema de significados com o propósito de promover modificações duradouras nos padrões emocionais e comportamentais, e para que isso possa ser feito, há princípios que caracterizam esse procedimento clínico. Tais princípios podem ser resumidos em: (1) o caráter colaborativo, no qual paciente e terapeuta trabalham juntos com o objetivo de identificar pensamentos disfuncionais que provocam as emoções, as variáveis que influenciam na percepção das situações e formular hipóteses para compreender a queixa; (2) o estabelecimento de uma aliança terapêutica segura; (3) a participação ativa de terapeuta e paciente; (4) a estruturação da terapia a partir de metas e foco nos problemas; (5) o foco no presente; (6) o caráter educativo das sessões, apresentando meios para que o paciente se torne seu próprio terapeuta; (7) o tempo limitado das sessões, o qual depende da natureza e da quantidade de problemas apresentados, além da motivação e disponibilidade do cliente para o tratamento; (8) a estruturação das sessões; (9) o ensino para o paciente da identificação e intervenção em pensamentos disfuncionais; e (10) o uso de técnicas para alterar pensamentos, humor e comportamento (J. Beck, 1997).

TERAPIA COGNITIVO-COMPORTAMENTAL COM IDOSOS: DESAFIOS E POSSIBILIDADES

Apesar de as primeiras obras de Aaron Beck e colaboradores não apresentarem exemplos de aplicação da TCC em pacientes idosos (para mais informações sobre o contexto histórico e atual da TCC com idosos, ver Freitas et al., 2018), atualmente não há dúvidas sobre a possibilidade e os benefícios do uso da TCC na velhice. Ainda existem, no entanto, diversos fatores que dificultam que o idoso receba tratamento psicológico (adequado) (Bryant, 2017).

Um deles, e talvez o maior, seja o estigma (Bryant, 2017; Freitas et al., 2018). Muitos idosos, sobretudo aqueles com 70 anos ou mais, isto é, de gerações mais antigas, podem entender o sofrimento mental como fraqueza moral, falta de Deus, frescura etc. Isso impacta na identificação dos sintomas pelos próprios idosos e no relato de aspectos emocionais e psicológicos para os profissionais que os assistem. Mesmo quando relatam, não é sempre que o profissional (p. ex., o médico) indagará sobre esses sintomas ou os reconhecerá como sendo psicológicos. Dentre outras razões, isso ocorre por um foco maior em problemas de saúde física, por alguns sintomas psicológicos se assemelharem aos de doenças físicas, como determinados sintomas de hipertireoidismo que são similares aos da ansiedade, ou por considerarem os sintomas relatados como normais do envelhecimento (Bryant, 2017; Nardi et al., 2016).

Outro aspecto que impacta significativamente na apresentação dos sintomas e na capacidade do idoso de identificá-los e descrevê-los é a presença de comprometimento cognitivo ou demência. A avaliação de sintomas ansiosos e depressivos em uma pessoa nessa condição exigirá do profissional um questionamento ainda mais cuidadoso, assim como a busca de informações de alguém que conheça bem o idoso (Bryant, 2017).

Além disso, na velhice, sintomas de ansiedade e depressão – transtornos mais comuns em idosos – podem se manifestar diferentemente do que é observado em outras fases da vida. Do ponto de vista quantitativo, os idosos tendem a apresentar transtornos de ansiedade e depressão em um nível abaixo do limiar, uma vez que não atendem aos critérios diagnósticos dos grandes manuais de classificação de transtornos psiquiátricos (Ferreira & Batistoni, 2016; Nardi et al., 2016). Já em um nível qualitativo, a depressão em idosos, sobretudo a depressão de início tardio, pode se apresentar como uma "depressão sem tristeza", já que o idoso pode negar subjetivamente sentir-se deprimido ou triste (Bryant, 2017; Ferreira & Batistoni, 2016). Em relação à ansiedade, idosos podem ter mais facilidade para evitar situações que provocam ansiedade, tornando-se menos cientes dos impactos da ansiedade em suas atividades e em seu cotidiano (Bryant, 2017). Por exemplo, uma pessoa idosa com deficiência auditiva pode perceber que situações sociais a deixam ansiosa e passar a evitá-las. Os familiares, embebidos de estereótipos relacionados à velhice, podem entender isso como um comportamento esperado para alguém daquela idade. Assim, pode se instalar um ciclo de evitação da ansiedade, declínio na participação social e sentimentos de solidão.

Mesmo que todas essas barreiras sejam superadas (o profissional reconhece a importância da psicoterapia para o idoso e ele concorda em buscar pelo tratamento), não há certeza de que tais serviços estarão disponíveis (Bryant, 2017). Muitos psicólogos não consideram pessoas na velhice uma população desejável para se trabalhar (Bryant, 2017; Bryant & Koder, 2015) e, algumas vezes, os psicólogos irão oferecer esse atendimento, mas sem conhecimento teórico e técnico sobre envelhecimento e psicoterapia com idosos, transpondo o modelo de atendimento que conhecem sobre a vida adulta para pacientes mais velhos. Isso, consequentemente, impacta nos resultados da psicoterapia e no engajamento do idoso ao processo terapêutico.

Pode acontecer, ainda, de os serviços disponíveis não corresponderem aos desejos dos próprios clientes potenciais. Por exemplo, alguns grupos de idosos podem enfrentar dificuldades para receber os serviços adequados, como homens (que podem ter suas necessidades subestimadas, já que as idosas buscam com maior frequência serviços de saúde e esses serviços podem focar no atendimento a elas) e idosos LGBTI+ (lésbicas, gays, bissexuais, transexuais, intersexuais e mais) (Bryant, 2017).

A despeito das barreiras mencionadas para o atendimento psicológico adequado aos idosos, esforços vêm sendo realizados, há algumas décadas, para o desenvolvimento e divulgação de práticas baseadas em evidências (PBE) em psicoterapia com idosos. Em 2007, o periódico *Psychology and Aging* (da American Psychological Association - APA) dedicou uma seção especial a esse tema, contemplando as PBE em psicoterapia para diferentes problemas clínicos relacionados à velhice, como ansiedade (Ayers et al., 2007), insônia (McCurry et al., 2007), distúrbios comportamentais na demência (Logsdon et al., 2007) e sobrecarga do cuidador de idosos (Gallagher-Thompson & Coon, 2007). Nessas quatro condições, a TCC apresentou-se como uma abordagem com evidências de eficácia, seja a partir de um enfoque mais cognitivo ou mais comportamental (para um aprofundamento na discussão sobre essas e outras PBE em psicoterapia com idosos, ver Freitas & Barbosa, no prelo).

Após essas publicações, já foram desenvolvidas outras metanálises que corroboram a eficácia da TCC aplicada aos idosos, por exemplo, com insônia crônica (Trauer et al., 2015), com depressão ou ansiedade (Bryant, 2017) e cuidadores de idosos com demência (Bryant, 2017; Kwon et., 2017). No que se refere à depressão em idosos, já existe uma base sólida de evidências a respeito da eficácia da TCC (Bryant, 2017). Como na velhice não é incomum que sintomas depressivos estejam associados a déficits cognitivos (isso ocorre em cerca de 40% dos casos), alguns pesquisadores têm se preocupado em investigar também a eficácia da TCC com idosos com déficit cognitivo e depressão (Simon et al., 2015). Simon et al. (2015) constataram que esses idosos se beneficiam de intervenções baseadas em TCC, sendo que melhoras no humor e na capacidade funcional são mais consistentes do que mudanças na cognição (ainda pouco estudadas).

Com relação ao tratamento da ansiedade, especialmente do transtorno de ansiedade generalizada (TAG) – considerado por muitos estudiosos como o mais comum na velhice –, a TCC apresenta boas evidências de eficácia, sobretudo quando comparada a uma lista de espera ou ao tratamento usual (Bryant, 2017; Gould et al., 2012; Hall et al., 2016). Não obstante, esses estudos têm evidenciado que a TCC para o TAG pode ser menos eficaz para idosos do que para adultos. É possível que melhores resultados sejam obtidos a partir do desenvolvimento de intervenções específicas para TCC com idosos com TAG que considerem, como destacado por Gould et al. (2012), a multiplicidade de problemas psicológicos, biológicos, físicos e sociais, tipicamente observados em pessoas na velhice.

É nesse sentido que Bryant (2017) alerta sobre dois aspectos que podem afetar os idosos e suas respostas à intervenção psicológica: comorbidade com doenças físicas e presença potencial de doenças neurodegenerativas leves e graves. Com relação ao primeiro, observa-se uma relação complexa e bidirecional entre doenças médicas crônicas e depressão, sendo que uma pode contribuir para o desenvolvimento da outra ou para a amplificação da incapacidade associada à doença coexistente. E no que se refere ao segundo aspecto, idosos com deficiência cognitiva grave não terão a capacidade de raciocínio abstrato necessária para a TCC, exceto se focada no comportamento. Dessa forma, verifica-se uma resposta mais baixa ao tratamento psicológico para idosos que têm transtorno psiquiátrico associado a uma doença física séria ou deficiência cognitiva (Bryant, 2017).

São necessárias, portanto, mais pesquisas em TCC com idosos de perfis diversificados, pois a maioria é conduzida com idosos jovens, relativamente saudáveis e com cognição preservada (Bryant, 2017). Desconhece-se, portanto, a eficácia da TCC com outros grupos de idosos.

Dentre os aspectos emocionais supracitados, comumente diagnosticados nessa população, seja pela vivência subsequente de perdas, pelas condições de adoecimento ou, ainda, pelo ganho em anos de vida, a solidão vem recebendo cada vez mais atenção nos estudos com idosos, principalmente por seus efeitos indesejáveis ao equilíbrio emocional.

O IMPACTO DA SOLIDÃO EM IDOSOS

O *homo sapiens* é uma espécie irreprimivelmente criadora de significados e afetado diretamente pelo isolamento social percebido (Cacioppo & Hawkley, 2009). Nesse cenário, a solidão é compreendida como uma construção complexa que vem sendo estudada em diversas populações. O aumento das evidências científicas de que ela contribui para uma constelação de disfunções físicas e psiquiátricas e/ou que é fator de risco psicossocial, incluindo a depressão, fez que com que a atenção se direcionasse para uma série de estudos e intervenções para mitigar os seus efeitos (Cacioppo et al., 2015).

As tendências sociais e demográficas mundiais estão colocando um número crescente de pessoas em risco de solidão (Masi et al., 2011), sendo essa reconhecida como uma síndrome de angústia emocional comum com alto fator de risco para a mortalidade precoce, além de uma ampla variedade de questões de saúde (física e mental) que ainda recebem pouca atenção no treinamento na área de saúde em geral (Masi et al., 2011; Cacioppo et al., 2015).

Especificamente em relação aos idosos (Jarvis et al., 2019), a alta prevalência de solidão e isolamento social está fortemente associada a vários resultados e impactos adversos à saúde, incluindo morte e deficiências funcionais; consequentemente, tem implicações significativas para a saúde pública (Perissinotto et al., 2019; Fakoya et al., 2020). Cerca de 50% dos idosos com mais de 60 anos correm risco de isolamento social, e um terço experimentará algum grau de solidão (Fakoya et al., 2020).

Apesar dos impactos adversos da solidão e do isolamento social na qualidade de vida e de sua forte associação com os resultados de saúde, a avaliação da solidão e do isolamento não foi integrada aos cuidados médicos. Os riscos de solidão podem ser de particular preocupação para pessoas com doenças graves, pois os pacientes e cuidadores lidam com a experiência de perda, como perda de independência e crescentes necessidades de cuidados. (Perissinotto et al., 2019). Para algumas pessoas, esse tipo de sentimento pode se tornar prolongado e associado a uma grande quantidade de problemas psicossociais e de saúde mental (Käll et al., 2020).

Hawkley et al. (2008) estudaram um modelo conceitual de solidão, considerando que fatores sociais estruturais operam por meio de fatores proximais, influenciando a qualidade de relacionamento e solidão. A investigação buscou explicar até que ponto as associações entre fatores sociodemográficos e solidão poderiam ser explicadas por aspectos socioeconômicos, saúde física, papéis sociais, estresse, rede suportiva contendo oportunidades para contexto social e percepção subjetiva da qualidade dos relacionamentos. Os resultados identificaram que educação e renda foram negativamente associadas à solidão e explicaram diferenças raciais/étnicas na solidão. O estado civil (ser casado) explicou em grande parte a associação entre renda e solidão, com relacionamentos conjugais positivos oferecendo o maior grau de proteção contra a solidão. Além disso, fatores de risco independentes para solidão incluíram gênero masculino, comorbidades de saúde física, restrições de atividades de vida diária, trabalho crônico e/ou estresse social, rede social pequena, falta de um confidente conjugal e relações sociais de baixa qualidade.

Conexões sociais deficitárias podem estar associadas à cognição social deficiente em idosos, mesmo que estes não estejam experimentando problemas de saúde mental. Todavia, idosos com ansiedade ou depressão percebem-se como mais isolados e solitários quando comparados com idosos sem algum dos transtornos, apesar de manterem níveis equivalentes de contato social com amigos e familiares (Evans et al., 2019). O isolamento social percebido (solidão) é um fator de risco para pior desempenho cognitivo geral, declínio cognitivo mais rápido, pior funcionamento executivo, mais negatividade e cognição depressiva, sensibilidade elevada a ameaças sociais, um viés confirmatório na cognição social que é autoprotetora e paradoxalmente autodestrutiva, antropomorfismo intensificado e contágio que ameaça a coesão social. Essas diferenças de atenção e cognição impactam no funcionamento das emoções, tomada de decisões, alterações comportamentais e interações interpessoais que podem contribuir para a associação entre solidão e declínio cognitivo e entre solidão e morbidade de forma mais geral (Cacioppo & Hawkley, 2009).

Os custos crescentes da solidão levaram a uma série de investigações na busca por intervenções mais efetivas para a redução dos seus prejuízos e que pudessem, consequentemente, auxiliar as pessoas e melhorar a sua qualidade de vida e percepção de bem-estar geral. Cacioppo et al. (2015) enfatizam, como primeiro passo, a conscientização de todos, incluindo profissionais de saúde, de que a solidão atinge o status de uma condição crônica que pode se tornar um problema para qualquer pessoa.

TERAPIA COGNITIVO-COMPORTAMENTAL ALIADA À TECNOLOGIA: UM RECURSO PARA A INTERVENÇÃO DA SOLIDÃO EM IDOSOS

Como discutido anteriormente, intervenções baseadas em TCC têm mostrado efeitos positivos em diversos contextos. Trata-se de uma modalidade de psicoterapia baseada em evidência que vem ganhando cada vez mais destaque em todo o mundo, principalmente considerando os desafios e impasses que o tempo e a vida proporcionam.

Com a pandemia de Covid-19, por exemplo, a visibilidade da saúde mental, o reconhecimento dos efeitos ágeis da TCC e a implementação da psicoterapia por meio de teleatendimento, internet, telefone e/ou outros recursos tecnológicos atenderam a um plano de emergência. Assim, pensar sobre possibilidades de intervenção que utilizem essas ferramentas com idosos pode ser uma estratégia voltada à resolução de problemas ou que possam mitigar danos à saúde.

Um ensaio clínico de oito semanas baseado na internet, contendo componentes da TCC com o objetivo de reduzir os sentimentos de solidão, teve como participantes 73 idosos que foram alocados aleatoriamente para tratamento com base na TCC ou em uma condição de controle de lista de espera (Käll et al., 2020). O tratamento consistia em oito módulos, sendo um para cada semana. Os módulos foram criados pelos autores para esse estudo e continham conteúdos de psicoeducação e atribuições ligadas a um tema geral centrado em torno da experiência de solidão do participante. No total, o tratamento abrangeu 118 páginas de texto, com módulos individuais entre 10 e 19 páginas. Eles foram administrados em um dia fixo a cada semana, independentemente de o participante ter concluído as atribuições anteriores ou não. O acesso sem a necessidade de realização de módulos anteriores deu-se pela falta de certeza do que constituem técnicas e atribuições eficazes e essenciais para essa população. Como foi hipotetizado que alguns participantes poderiam se beneficiar mais com os módulos posteriores enquanto outros apresentariam uma maior redução em decorrência do conteúdo dos primeiros módulos, foi considerado clinicamente e eticamente responsável permitir aos participantes o acesso a todo o programa. Os idosos receberam *feedback* e orientação sobre cada uma das tarefas de casa e também puderam fazer perguntas por meio da plataforma de tratamento. *Feedback* e respostas foram dados em até 24 horas, durante a semana (Käll et al., 2020).

Os participantes foram avaliados com medidas padronizadas de autorrelato de solidão, depressão, ansiedade social, preocupação e qualidade de vida no pré e pós-tratamento. A análise de regressão linear robusta de todos os participantes randomizados mostrou efeitos de tratamento significativos na medida de resultado primário de solidão, e em resultados secundários que medem qualidade de vida e ansiedade social em relação ao controle na pós-avaliação. Os resultados sugerem a utilidade potencial da TCC baseada na internet para aliviar a solidão, mas são necessárias mais pesquisas sobre os efeitos em longo prazo e os mecanismos subjacentes aos efeitos (Käll et al., 2020).

Masi et al. (2011) realizaram uma metanálise de estratégias de redução da solidão. Apesar da escassez de estudos de intervenção bem desenhados, os resultados identificaram evidências importantes que incluíram programas para melhorar as habilidades sociais, aumentar o apoio social, aumentar as oportunidades de interação social e abordar os déficits na cognição social. A seguir, destacaremos alguns pontos como estratégias suportivas efetivas que podem ser desenvolvidas pelos profissionais no trabalho com pessoas na velhice.

As revisões qualitativas identificaram quatro estratégias de intervenção primárias: (1) melhorar as habilidades sociais, (2) aumentar o apoio social, (3) aumentar as oportunidades de contato social e (4) abordar a cognição social desadaptativa. Uma metanálise integrativa das intervenções de redução da solidão foi conduzida para quantificar os efeitos de cada estratégia e examinar o papel potencial das variáveis moderadoras. Os resultados revelaram que os estudos de comparação pré-pós intervenção e não randomizados de grupo único produziram tamanhos de efeito médios maiores em relação aos estudos de comparação randomizados. Entre os estudos que usaram o último desenho, constatou-se que as intervenções mais bem-sucedidas foram aquelas que abordaram a cognição social desadaptativa, tendo efeito médio maior em comparação com as intervenções com enfoque no suporte social, nas habilidades sociais e nas oportunidades de intervenção social (Masi et al., 2011).

Esses achados estão de acordo com o modelo teórico de solidão como circuito regulatório testado por Cacioppo e Hawkley (2009). Segundo os autores, os cérebros dos indivíduos solitários, em contraste com os não solitários, estão em alerta máximo para ameaças sociais, então os indivíduos solitários têm maior sensibilidade e vigilância para ameaças sociais, estando atentos principalmente às informações negativas e a ver seu mundo social como ameaçador e punitivo.

Ainda merece destaque a necessidade de se considerar a individualidade da experiência de solidão e isolamento em idosos. Essa perspectiva pode dificultar a realização de intervenções padronizadas e a identificação de uma abordagem única para lidar com a solidão ou o isolamento social e, portanto, a necessidade de adaptar as intervenções para atender às necessidades de indivíduos, grupos específicos ou o grau de solidão experimentado (Fakoya et al., 2020).

Uma intervenção de três meses usando o WhatsApp® foi implementada com idosos em quatro centros de cuidados residenciais. A intervenção incluiu três componentes: aceitação da tecnologia, psicoeducação e mensagens individualizadas formuladas positivamente abordando cognições desadaptativas. A intervenção foi avaliada usando um desenho de controle randomizado. Os principais resultados foram medidos pré, pós e um mês após a intervenção. Houve mudanças significativas na cognição social e diminuição dos níveis de solidão, e um aumento no uso do WhatsApp®. No acompanhamento de um mês, mesmo com uma redução significativa no uso do WhatsApp®, a redução na solidão foi mantida. A TCC de baixa intensidade mediada por mensagens instantâneas foi eficaz e mostrou melhorias significativas nas cognições desadaptativas e na solidão, destacando o papel das avaliações cognitivas na experiência subjetiva de solidão (Jarvis et al., 2019).

Além de intervenções sociais, o uso da tecnologia tem se mostrado como uma boa estratégia para o tratamento de idosos e, destaca-se, da solidão. Isso se torna especialmente importante em situações como a da pandemia de Covid-19, cuja medida mais eficaz de segurança é o distanciamento social, que pode desencadear ou intensificar sentimentos de solidão sobretudo nos idosos, um dos principais grupos de risco.

Para além da pandemia, idosos podem experienciar a solidão por diversas razões, como aquelas que envolvem as perdas e transições mencionadas no início deste capítulo. Um afastamento social pode ocorrer, por exemplo, em decorrência de doenças, como dificuldade de mobilidade, dificuldade auditiva, depressão, TAG etc. e potencializar o sentimento de solidão. É possível ainda que a vivência do ageísmo contribua para que o idoso evite se relacionar com pessoas de gerações mais novas e se isole, ou, mesmo se mantendo junto aos mais novos, não se sinta incluído (e, até, se sinta discriminado).

CONSIDERAÇÕES FINAIS

O envelhecimento pode ser acompanhado por cognições desadaptativas que podem afetar a manutenção e/ou o estabelecimento de novas conexões sociais ou significativas, podendo ainda sofrer os efeitos adversos que acompanham a solidão. Nessa direção, a TCC fornece uma rede representativa de técnicas e ferramentas, breves, de alta ou mesmo de baixa intensidade, que podem ser aliadas à tecnologia, reconhecidas como bastante efetivas no trabalho de cognições desadaptativas em pessoas idosas em solidão. A difusão desses recursos é relevante e torna-se possível implementar intervenções em serviços públicos e privados, beneficiando uma grande parcela da população de idosos que necessita de cuidados à saúde mental.

REFERÊNCIAS

1. Ayers, C. R., Sorrell, J. T., Thorp, S. R., & Wetherell, J. L. (2007). Evidence-based psychological treatments for late-life anxiety. *Psychology and Aging, 22*(1), 8-17. https://doi.org/10.1037/0882-7974.22.1.8
2. Beck, J. S. (2013). *Terapia Cognitiva: Teoria e prática.* Porto Alegre: Artmed.
3. Beck, A. T. & Alford, B. A. (2000). *O poder integrador da terapia cognitiva.* Porto Alegre: Artes Médicas.
4. Beck, J. S. (1997). *Terapia cognitiva: teoria e prática.* Porto Alegre: Artmed.
5. Beck, A. T., Emery, G., Rush, J. A. & Shaw, B.F. (1997). *Terapia Cognitiva da Depressão.* Artes Médicas.
6. Bryant, C. (2017). Psychological interventions for older adults: Evidence-based treatments for depression, anxiety, and carer stress. In H. Chiu & K. Shulman (Eds.). *Mental health and illness worldwide. Mental health and illness of the elderly* (pp. 481-514). Springer Science + Business Media. https://doi.org/10.1007/978-981-10-2414-6_21
7. Bryant, C., & Koder, D. (2015). Why psychologists do not want to work with older adults--and why they should... *International Psychogeriatrics, 27*(3), 351-354. https://doi.org/10.1017/S1041610214002208
8. Butler, R. N. (1969). Age-ism: another form of bigotry. *The Gerontologist, 9*, 243-246.
9. Cacioppo, J. T., & Hawkley, L. C. (2009). Perceived social isolation and cognition. *Trends in cognitive sciences, 13*(10), 447-454. https://doi.org/10.1016/j.tics.2009.06.005
10. Cacioppo, S., Grippo, A. J., London, S., Goossens, L., & Cacioppo, J. T. (2015). Loneliness: clinical import and interventions. *Perspectives on Psychological Science, 10*(2), 238-249. https://doi.org/10.1177/1745691615570616
11. Fakoya, O. A, McCorry, N. K., & Donnelly, M. (2020). Loneliness and social isolation interventions for older adults: a scoping review of reviews. *BMC Public Health, 20*(1), 129. https://doi.org/10.1186/s12889-020-8251-6
12. Ferreira, H. G., & Batistoni, S. S. T. (2016). Terapia cognitivo-comportamental para idosos com depressão. In: Freitas E. R., Barbosa A. J. G., & Neufeld C. B. (Orgs.). *Terapias Cognitivo-comportamentais com idosos* (pp. 261-285). Novo Hamburgo: Sinopsys.
13. Freitas, E. R., & Barbosa, A. J. G. (no prelo). Intervenções clínicas em grupos de idosos: a depressão em foco. In R. Gorayeb, M. C. O. S. Miyazaki, & M. L. M. Teodoro (Orgs.), *PROPSICO Programa de Atualização em Psicologia Clínica e da Saúde.* Artmed Panamericana (Sistema de Educação Continuada a Distância).
14. Freitas, E. R., Barbosa, A. J. G., Argimon, I. I. L., & Girelli, T. P. (2018). Terapia cognitivo-comportamental com idosos. In: Federação Brasileira de Terapias Cognitivas, Neufeld C. B., Falcone E. M. O., & Rangé B. (Orgs.). *PROCOGNITIVA Programa de Atualização em Terapia Cognitivo-Comportamental: Ciclo 4* (pp. 75-126). Artmed Panamericana (Sistema de Educação Continuada a Distância, v. 4).
15. Gallagher-Thompson, D., & Coon, D. W. (2007). Evidence-based psychological treatments for distress in family caregivers of older adults. *Psychology and Aging, 22*(1), 37-51. https://doi.org/10.1037/0882-7974.22.1.37

16. Gould, R. L., Coulson, M. C., & Howard, R. J. (2012). Efficacy of cognitive behavioral therapy for anxiety disorders in older people: A meta-analysis and meta-regression of randomized controlled trials. *Journal of the American Geriatrics Society, 60*(2), 218-229.
17. Hall, J., Kellett, S., Berrios, R., Bains, M. K., & Scott, S. (2016). Efficacy of cognitive behavioral therapy for generalized anxiety disorder in older adults: systematic review, meta-analysis, and meta-regression. *The American Journal of Geriatric Psychiatry, 24*(11), 1063-1073. https://doi.org/10.1016/j.jagp.2016.06.006
18. Hawkley, L. C., Hughes, M. E., Waite, L. J., Masi, C. M., Thisted, R. A., & Cacioppo, J. T. (2008). From social structural factors to perceptions of relationship quality and loneliness: the Chicago health, aging, and social relations study. *The Journals of Gerontology: Series B, 63*(6), 375–384. https://doi.org/10.1093/geronb/63.6.s375
19. Evans, I. E. M., Llewellyn, D. J., Matthews, F. E., Woods, R. T., Brayne, C., & Clare, L. (2019). Social isolation, cognitive reserve, and cognition in older people with depression and anxiety. *Aging & Mental Health, 23(*12),1691-1700. https://doi.org/10.1080/13607863.2018.1506742
20. Jarvis, M. A., Padmanabhanunni, A., & Chipps, J. (2019). an evaluation of a low-intensity cognitive behavioral therapy mhealth-supported intervention to reduce loneliness in older people. *International Journal of Environmental Research and Public Health, 16*(7), 1305. https://doi.org/10.3390/ijerph16071305
21. Käll, A., Jägholm, S., Hesser, H., Andersson, F., Mathaldi, A., Norkvist, B. T., Shafran, R., & Andersson, G. (2020). Internet-based cognitive behavior therapy for loneliness: a pilot randomized controlled trial. *Behavior Therapy, 51*(1), 54-68. https://doi.org/10.1016/j.beth.2019.05.001.
22. Kwon, O. Y., Ahn, H. S., Kim, H. J., & Park, K. W. (2017). Effectiveness of cognitive behavioral therapy for caregivers of people with dementia: a systematic review and meta-analysis. *Journal of Clinical Neurology, 13*(4), 394-404. https://doi.org/10.3988/jcn.2017.13.4.394
23. Logsdon, R. G., McCurry, S. M., & Teri, L. (2007). Evidence-based psychological treatments for disruptive behaviors in individuals with dementia. *Psychology and Aging, 22*(1), 28-36. https://www.ncbi.nlm.nih.gov/books/NBK74894/
24. Masi, C. M., Chen, H. Y., Hawkley, L. C., & Cacioppo, J. T. (2011). A meta-analysis of interventions to reduce loneliness. *Personality and Social Psychology Review, 15*(3), 219-266. https://doi.org/10.1177/1088868310377394
25. Nardi, T. C., Grassi-Oliveira, R, & Pádua, A. C. (2016). Terapia cognitivo-comportamental no tratamento dos sintomas de ansiedade em idosos. In E. R. Freitas, A. J. G. Barbosa & C. B. Neufeld (Orgs.), *Terapias cognitivo-comportamentais com idosos* (pp. 207-230). Novo Hamburgo: Sinopsys.
26. Perissinotto, C., Holt-Lunstad, J., Periyakoil, V. S., & Covinsky, K. (2019). A practical approach to assessing and mitigating loneliness and isolation in older adults. *Journal of the American Geriatrics Society, 67*(4), 657-662. https://doi.org/10.1111/jgs.15746
27. Simon, S. S., Cordás, T. A., & Bottino, C. M. (2015). Cognitive behavioral therapies in older adults with depression and cognitive deficits: a systematic review. *International Journal of Geriatric Psychiatry, 30*(3), 223-233.
28. Trauer, J. M., Qian, M. Y., Doyle, J. S., Rajaratnam, S. M., & Cunnington, D. (2015). Cognitive behavioral therapy for chronic insomnia: a systematic review and meta-analysis. *Annals of Internal Medicine, 163*(3), 191-204.
29. McCurry, S. M., Logsdon, R. G., Teri, L., & Vitiello, M. V. (2007). Evidence-based psychological treatments for insomnia in older adults. *Psychology and Aging, 22*(1), 18-27. https://doi.org/10.1037/0882-7974.22.1.18
30. Nardi, T. C., Grassi-Oliveira, R, & Pádua, A. C. (2016). Terapia Cognitivo-Comportamental no Tratamento dos Sintomas de Ansiedade em Idosos. In: Freitas E. R., Barbosa A. J. G., & Neufeld C. B. (Orgs.). *Terapias cognitivo-comportamentais com idosos* (pp. 207-230). Novo Hamburgo: Sinopsys.

11

Intervenções cognitivo-comportamentais em grupo baseadas em evidências: aspectos processuais, técnicos e competências dos terapeutas de grupos

Carmem Beatriz Neufeld
Isabela Lamante Scotton

A Terapia Cognitivo-comportamental (TCC) tem demonstrado efetividade para uma ampla gama de problemas psicológicos e transtornos psiquiátricos, apresentando estudos empiricamente validados e, portanto, possuindo um forte embasamento em evidências científicas (Hofmann, Asnaani, Vonk, Sawyer, & Fang, 2012). Apesar de a modalidade individual de intervenção carregar tradicionalmente essa fama entre os clínicos e na população em geral, a modalidade de intervenção em grupos (TCCG) é apresentada na literatura científica da área desde as primeiras publicações, e vem recebendo cada vez mais destaque, tanto na literatura clínica quanto nas publicações com foco em pesquisa (Neufeld, 2011).

Além da reconhecida eficiência clínica, a eficácia da TCCG já foi confirmada em pesquisas que têm sido realizadas desde a década de 1970, sendo que o tratamento grupal demonstrou resultados equivalentes e, para algumas demandas, até mesmo superiores à intervenção individual. Ademais, acaba por ser destacada também com frequência pela sua importante relação custo-benefício, mais favorável que a terapia individual (Bieling, McCabe & Antony, 2008), apesar de que esta não deveria ser o motivo principal da escolha desse tipo de intervenção (Neufeld, 2010).

A TCCG possui diversas características distintas da modalidade individual, e por isso é fundamental o investimento em pesquisas no tema e que os terapeutas de grupos se familiarizem com os aspectos teóricos e técnicos específicos da intervenção grupal. Cabe destacar que o objetivo do presente capítulo é apresentar de maneira geral questões relacionadas aos aspectos técnicos e ao processo em TCCG, além de questões atuais na área, associadas às competências dos terapeutas de grupos, tratamentos e populações específicas. Para maior aprofundamento, sugere-se a leitura de Neufeld e Rangé (2017) e Bieling McCabe e Antony (2008).

ASPECTOS TÉCNICOS

Um dos primeiros aspectos técnicos a serem considerados ao formar um grupo em TCCG é a homogeneidade. Segundo alguns autores[3,6] (Bieling et al., 2008; Neufeld et al., 2017), o objetivo e a composição do grupo são os principais focos nesse sentido, visando proporcionar aos participantes algum grau de identificação e pertencimento. Assim sendo, em se tratando de seres humanos, uma vez que a homogeneidade é pouco provável e pouco desejável, se os participantes possuem o mesmo objetivo, certa heterogeneidade é importante para favorecer pontos de vista distintos. Entretanto, é essencial que as características dos participantes não sejam demasiadamente destoantes (como por exemplo um grupo composto por adolescentes e idosos quando o objetivo é trabalhar aspectos específicos e relacionados a um dos grupos, a não ser que o objetivo seja justamente auxiliar os dois grupos a perceberem a perspectiva do outro grupo), pois isso pode dificultar a ocorrência de fatores terapêuticos como a universalidade, em razão das grandes diferenças de idade e cultura, por exemplo. Nesse sentido, Neufeld (2010) recomenda que, antes de iniciar a elaboração de um programa de intervenção em TCCG, os terapeutas respondam às seguintes perguntas: (1) o grupo é para quem? (homogeneidade de composição) e (2) para quê? (homogeneidade de objetivos). A autora ressalta ainda que tais perguntas são interdependentes, e uma vez que a resposta de uma delas muda, a outra é impactada automaticamente. Outro ponto a ser destacado é que a resposta a tais perguntas deve ser dada antes do início do grupo, portanto, o planejamento do processo é visto como fator terapêutico determinante no sucesso da intervenção em TCCG.

A configuração típica em TCCG é caracterizada majoritariamente por grupos fechados, ou seja, uma vez selecionados os membros para o grupo, não é permitida a entrada de novos integrantes. Neufeld (2011) indica que em algumas modalidades são propostos grupos abertos e semiabertos, como por exemplo em serviços de saúde mental, porém não tem sido o foco da literatura em TCCG em razão de as evidências apontarem na direção contrária. Nesse sentido, o contrato terapêutico é fundamental para o bom andamento do grupo. No contrato, são estabelecidos os critérios de permanência e conclusão do grupo, número de faltas máximas, tolerância para atrasos, sigilo e até mesmo aspectos relacionados às expectativas e resultados daquela intervenção. É importante ressaltar que a apresentação do contrato deve se dar de maneira colaborativa com os membros do grupo, aumentando a probabilidade de envolvimento deles (Neufeld et al., 2017).

As sessões de TCCG possuem uma estrutura semelhante à estrutura das sessões individuais. O grupo também possui suas sessões estruturadas, sendo baseado em um protocolo e cronograma preestabelecidos. Ressalta-se, porém, que tal organização prevê que as sessões possam ser flexíveis caso necessário, ou que os conteúdos sejam melhor adaptados aos participantes em questão. Além disso, as intervenções também podem prever sessões individuais adicionais requeridas pelos terapeutas ou pelos pacientes, dentro de um limite preestabelecido, e que podem dar suporte para outros pontos que a sessão estruturada não previu inicialmente (Bieling et al., 2008; Neufeld et al., 2017).

As sessões iniciais são destinadas para o *rapport* inicial entre os membros e os terapeutas, sendo que nesse momento um dos focos principais é na adesão ao contrato e no sigilo, proporcionando confiança entre os membros e favorecendo a coesão grupal. Também nas primeiras sessões já pode ocorrer a psicoeducação, sobre o modelo cognitivo e/ou sobre aspectos relacionados à demanda do grupo (p. ex.: funcionamento da ansiedade em termos cognitivos, fisiológicos e comportamentais), lembrando que é fundamental evitar que a sessão assuma um tom de aula e os terapeutas, um tom professoral. Para isso, é importante atentar-se para o envolvimento equilibrado dos membros, podendo-se utilizar de recursos como questionamentos e *brainstorms* coletivos sobre o tema, vídeos ou outros materiais que possam servir como disparadores da discussão. É também o momento para que os terapeutas estejam atentos à verificação de expectativas irreais ou diminuídas dos participantes, visando a instilação de esperança no tratamento[6].

As sessões seguintes são pautadas na estrutura básica da TCC, com verificação semanal e do humor, revisão do plano de ação, desenvolvimento dos objetivos da sessão, atribuição de um novo plano de ação e *feedback* final, em consonância com o protocolo de intervenção. A duração das sessões é variável, mas comumente os protocolos operam entre 60 e 120 minutos em um encontro semanal, com duração da intervenção se estendendo, em média, entre 8 e 16 sessões. Além do terapeuta, os grupos também podem contar com um coterapeuta e um terapeuta monitor/observador. Como menciona Neufeld (2011), trata-se, portanto, de uma equipe de terapeutas. É fundamental salientar que um aspecto importante da estrutura em TCCG é que toda sessão foca na apresentação de um material ou tema específico que é o objetivo daquela sessão, uma vez que é ele quem garante o seguimento do protocolo de intervenção, distinguindo-se ligeiramente da modalidade individual nesse aspecto (Bieling et al., 2008; Neufeld et al., 2017).

MODALIDADES DE GRUPOS EM TCC

Em TCCG, podem ser organizados diferentes formatos de grupo, dependendo dos seus objetivos (p. ex., tanto questões de intervenção curativa, aspectos de prevenção e/ou promoção de saúde), podendo desempenhar diferentes papéis no espectro da atenção primária, secundária e terciária em saúde. Esses tipos ou modalidades de grupo são: grupos de apoio, grupos de psicoeducação, grupos de treinamento e/ou orientação e grupos terapêuticos (Neufeld, 2011).

Os Grupos de Apoio têm por objetivo oferecer suporte a um tratamento em andamento ou a um sintoma crônico que já recebeu intervenção específica, auxiliando na continuidade da utilização das estratégias que os participantes aprenderam no curso do tratamento (e/ou como sessões de reforço), bem como atuar como um espaço de saúde para cuidadores de pacientes crônicos. Possui como objetivo primário oferecer suporte emocional aos participantes. Geralmente são grupos abertos, com estrutura e duração variáveis, comportando mais pacientes do que em outras modalidades (sendo esta uma vantagem em relação às outras). Atualmente, é o tipo de grupo que menos apresenta literatura em TCCG, apesar de apresentar nessas poucas publicações resultados promissores (Neufeld, 2011; Neufeld et al., 2017; Steiner, 2020).

Os Grupos de Psicoeducação são caracterizados por oferecerem informações acerca dos transtornos, sintomas e/ou dificuldades dos participantes, fornecendo conhecimentos sobre características, curso e tratamentos eficazes (Neufeld, 2011). Esses grupos também podem ser realizados com um número maior de participantes (mais de 15), porém tipicamente são grupos fechados que não excedem quatro a seis sessões e possuem sessões mais estruturadas, semanais, pautadas na psicoeducação e na resolução de problemas (Neufeld et al., 2017).

Os Grupos de Orientação e/ou Treinamento, além de informar os participantes (psicoeducação), visam orientá-los e treiná-los para que atinjam mudanças cognitivas, comportamentais e emocionais, fomentando atividades práticas. Apesar das semelhanças com grupos psicoeducativos, nesse modelo as técnicas cognitivas e comportamentais são mais utilizadas, com maior foco em exercícios para casa, além de aprofundarem-se no modelo cognitivo e reestruturação cognitiva. Essa modalidade vem recebendo crescente destaque pela sua possibilidade de atuação tanto em aspectos terapêuticos como de prevenção e até mesmo promoção de saúde. São tipicamente grupos fechados, com frequência semanal, não excedem quinze participantes e é recomendado que possuam mais de oito sessões, para solidificar a aprendizagem dos participantes e oportunizar a aplicação em seus cotidianos (Neufeld, 2011; Neufeld et al., 2017).

Finalmente, os Grupos Terapêuticos têm como objetivo serem intervenções estruturadas com foco em sintomas específicos, e visam tanto o apoio como também a psicoeducação, a prevenção de recaídas e a orientação para a mudança. São grupos fechados, com frequência pelo menos semanal, contam com mais de doze sessões e não excedem doze participantes, sendo que nessa modalidade encontra-se o maior volume da literatura em TCCG, destacando-se uma variedade de estudos sobre os seus benefícios (Neufeld, 2011). Segundo Steiner (2020), nesse tipo de grupo os participantes são incentivados a se sentirem à vontade para compartilhar pensamentos e sentimentos mais íntimos e profundos, promovendo um ambiente seguro de acolhimento.

O PROCESSO EM TCCG

O processo em TCCG pode ser definido como o "conjunto de fatores que surgem da condução da terapia em um formato grupal" (Bieling et al., 2008). Segundo Singh (2014), o impacto do processo de grupo na terapia de grupo não pode ser subestimado e precisa ser atendido na TCCG para permitir que o grupo seja eficaz em vários níveis diferentes. Apesar de o processo grupal ser constantemente mencionado na literatura sobre TCCG, pouca atenção é dada a ele, existindo uma falta de clareza quanto ao conceito e pouquíssima investigação acerca de sua influência (Neufeld et al., 2017; Singh, 2014.

Considerando que a TCCG adapta componentes da teoria aplicada na modalidade individual, parte-se da premissa básica de que o grupo em TCCG é um sistema no qual são distribuídas e aplicadas técnicas específicas, que por sua vez referem-se a todas as estratégias adotadas pelo arcabouço teórico para atingir o objetivo do grupo. Como um sistema, cada grupo reagirá de forma única à aplicação das técnicas, a partir de variáveis existentes provenientes das interações que ocorrem entre os membros do grupo e terapeutas (Neufeld et al., 2017).

Esses fatores interagem com a intervenção cognitivo-comportamental, influenciando no desfecho da intervenção. Alguns desses fatores são: os efeitos dos sintomas sobre o grupo, da melhora/piora, interações entre membros, entre os terapeutas, entre terapeutas e o grupo, efeito da evasão e faltas, adaptabilidade do paciente ao tratamento, remoção do foco de si mesmo, aprendizado e coesão grupal, entre outros. Nesse sentido, a modalidade grupal pode oferecer vantagens sobre a modalidade individual em decorrência dos fatores terapêuticos nela envolvidos. A atenção será dividida entre as falas dos membros e comportamentos e reações que possam interferir nos objetivos da intervenção (Bieling et al., 2008; Neufeld 2011, Neufeld et al, 2017).

Yalom e Leszcz (2020) propuseram a existência de fatores terapêuticos envolvidos nos grupos, que consistem nos elementos envolvidos no complexo processo de mudança que ocorre por meio das interações de experiências humanas. Os onze fatores primários propostos por eles são: instilação de esperança, universalidade, compartilhamento de informações, altruísmo, recapitulação corretiva do grupo familiar primário, desenvolvimento de técnicas de socialização, comportamento imitativo, aprendizado interpessoal, coesão grupal, catarse e fatores existenciais. No entanto, tomando por base o fato de que os estudos de Yalom se encontram ancorados nas teorias psicodinâmicas, a literatura em TCCG encontrou dados de existência de nove dos fatores mapeados por Yalom (com exceção de recapitulação corretiva do grupo familiar primário e da catarse). Além disso, os autores da TCCG Burlingame, MacKenzie e Strauss (2004) acrescentam outros três fatores: a estrutura do contexto; o paciente e liderança dos terapeutas. Para um maior aprofundamento dos fatores terapêuticos, além das referências supracitadas, ver Neufeld et al. (2017) e Bieling et al. (2008).

É fundamental reconhecer o impacto desses fatores para uma melhor compreensão do processo terapêutico e consequente aprimoramento das intervenções em grupo, e fatores terapêuticos específicos podem, então, desempenhar um papel diferente a depender da demanda, podendo variar ao longo da intervenção em relação ao seu aparecimento ou importância[6]. Entretanto, Singh (2014) salienta a necessidade de haver mais treinamento, desenvolvimento de uma ferramenta de avaliação validada para competências de grupo de TCC e supervisão para que os terapeutas de TCC sejam apropriadamente habilitados para facilitar os fatores terapêuticos em grupos de TCC que enfocam os processos de grupo. Ainda, Neufeld (2010) ressalta o pouco treinamento que os terapeutas de grupo em geral recebem em nosso país, estando a formação dos terapeutas fundamentalmente baseada na formação para intervenções individuais. Além disso, a autora indica que em geral o treinamento dos terapeutas de grupo se dá, na prática dos serviços de saúde pública, de forma mais intuitiva, como pouca atenção às evidências do que de fato funciona e para quem funciona, além de estar, em grande parte, baseado em métodos pautados na aprendizagem por tentativa e erro.

APLICANDO A TCCG: CUIDADOS NO PRÉ E NO PÓS-GRUPO, DESAFIOS E AS COMPETÊNCIAS DOS TERAPEUTAS

Aspectos pré e pós-grupais

A elaboração de um programa em TCCG passa por seis aspectos essenciais, que incluem as questões pré-grupo, estágios inicial, de transição, de trabalho e final, além das questões pós-grupo. Cabe ressaltar, no entanto, que apenas os grupos terapêuticos apresentarão todas as fases mencionadas (Neufeld et al., 2017). Nesse sentido, a literatura aponta, portanto, além da intervenção propriamente dita, a importância de atentar-se para estágios pré e pós-grupo Burlingame et al., (2004) propõem que fatores relacionados aos princípios aos quais a intervenção será estruturada (aspectos pré-grupais) influenciarão nos desfechos terapêuticos do tratamento. Com base nisso é que deverá ser feita a escolha do protocolo a ser utilizado, plano de sessão e mecanismos de mudança a partir dos estudos de eficácia e efetividade. Esses aspectos se relacionam diretamente às perguntas mencionadas por Neufeld (2010) no início deste texto: para quê e para quem a intervenção se destina.

O estágio pré-grupo, portanto, referente à esta etapa de planejamento da intervenção e à formação do grupo, tem como função a definição dos objetivos e tipo do grupo, bem como número de sessões, estrutura, local, terapeutas, demanda dos participantes, critérios de inclusão e exclusão dos participantes, estratégias e técnicas a serem utilizadas em cada etapa da intervenção e se haverá alguma intervenção preparatória (como, por exemplo, intervenção nos estágios de mudança, entre outras). Por configurar-se como teoria baseada em evidências, a escolha do tipo de intervenção deverá ser baseada na literatura científica disponível sobre o melhor tratamento encontrado até o momento. Recomenda-se que a seleção dos participantes seja feita por meio de sessões de triagem, que podem utilizar entrevistas e instrumentos de avaliação, sendo que posteriormente devem-se realizar eventuais encaminhamentos necessários (Bieling et al., 2008; Burlingame et al., 2004; Neufeld, 2011; Neufeld et al., 2017).

Além disso, nessa etapa também se deve planejar como será feita a avaliação, lembrando que toda intervenção em TCCG visa avaliar os resultados obtidos ao final da intervenção. Esta deve ser condizente com o objetivo do grupo em questão: como será avaliada a eficácia e/ou efetividade da intervenção? Quais variáveis serão analisadas? De que maneira elas serão definidas? A partir disso, deve-se selecionar cuidadosamente os instrumentos, pois o rigor metodológico de seleção dos participantes e a avaliação garantirão resultados mais precisos acerca da eficácia/efetividade (Neufeld et al., 2017).

Assim sendo, faz-se igualmente importante a avaliação ao final da intervenção, que consiste em um dos processos pós-grupais. A avaliAção de um grupo pode servir como *feedback* final para os participantes, demonstrando as mudanças ao longo do grupo, mas também permitirá a verificação de sua eficácia e também o impacto de características específicas no desfecho. Além disso, outros cuidados importantes nesse estágio referem-se ao acompanhamento e avaliação dos participantes após o final da intervenção. Nessa fase, atenta-se para a existência ou não de sessões de encorajamento, momentos de avaliação tipo seguimento (ou *follow up*), proposta de grupo de apoio, encaminhamentos para outros serviços de saúde, necessidade de psicoterapia individual para alguns membros do grupo e avaliação do desfecho do grupo por parte dos terapeutas, levando em consideração questões de processo e avaliando avanços e dificuldades ou pontos de aperfeiçoamento do programa e da condução do grupo (Neufeld, 2011; Neufeld et al., 2017).

Visando auxiliar os terapeutas de grupo nesse sentido, um grupo de pesquisadores da Associação Americana de Psicoterapia de Grupo (AGPA) desenvolveu a

CORE-R *Battery* (*Clinical Outcome REsults Standardized Measures* – Revisada), que consiste em uma diretriz cujo principal objetivo é fornecer aos terapeutas um conjunto de métodos bem descritos (um "kit de autoavaliação") para permitir a avaliação de seu próprio trabalho e levá-los a um entendimento mais objetivo e cientificamente fundamentado da melhoria do paciente (Strauss, Burlingame & Bormann, 2008).

Desafios: manejo de pacientes difíceis e outros contratempos

De acordo com Bieling et al. (2008), em todo grupo pode haver problemas provenientes de três áreas: processo grupal, liderança dos terapeutas e pacientes difíceis ou papéis de grupo. Os primeiros foram discutidos na seção anterior, e questões de competências dos terapeutas serão abordadas a seguir. Em relação aos terceiros, os mesmos autores apontam que cada grupo tem provavelmente um paciente que representa um desafio para o processo grupal, para os outros membros e para a condução do grupo. Eles apontam cinco perfis comumente encontrados, sendo eles: o calado, o arrogante, o ajudante, o descrente e o errante. Neufeld (2010) ressalta ainda que estes podem ser considerados papéis do grupo, e que se não manejados podem inclusive apresentar uma natureza rotativa, ou seja, apresentarem-se em mais de um membro do grupo, em razão da falta de manejo adequado do papel.

O calado refere-se àquele participante mais tímido e pouco participativo, sendo que sua falta de abertura ao tratamento pode prejudicar sua permanência no grupo. O manejo com esse tipo de participante, segundo a literatura, consiste em incluí-lo de maneira sutil sem expor e/ou discutir pensamentos e sentimentos acerca de sua permanência. Em relação ao arrogante, é recomendado não reforçar falas prolongadas e conter adequadamente as eventuais falas ou comportamentos inadequados. O ajudante é aquele participante que possui comportamentos como oferecer conselhos sobre como os membros deveriam lidar com determinada situação ou sobre como os próprios terapeutas deveria agir, distanciando-se das próprias adversidades e muitas vezes trazendo soluções inadequadas aos problemas emergidos. Assim, os terapeutas devem incentivar o engajamento dele em falar sobre as próprias questões, porém trazer para o grupo as questões problemáticas, incentivando e mediando o *feedback* dos demais membros. Já o descrente refere-se ao membro pessimista, que repetidamente desafia os terapeutas e o tratamento, destacando pontos que considera negativo e de fracasso. Nesse caso, os terapeutas devem acolher de maneira não confrontativa, ressaltando a responsabilidade pessoal em continuar com o tratamento. O errante é o tipo de participante que falta com frequência, chega atrasado ou sai precocemente da sessão, mantendo sua presença inconstante. Os terapeutas devem intervir assim que for perceptível esse tipo de padrão, podendo retomar o contrato terapêutico (Bieling et al., 2008; Neufeld et al, 2017).

Além desses perfis, pode existir aquele participante que não é apropriado para o grupo, que por algum motivo passou despercebido no processo de triagem, porém não se identifica com os objetivos do grupo, que destoa do grupo e no qual a homogeneidade de objetivo não ressoa. Nesse caso, esse participante pode precisar deixar o grupo, sendo que os terapeutas devem abordá-lo individualmente sobre a questão, e se necessário encaminhá-lo para outro serviço. Cabe aos terapeutas assumir a responsabilidade pela inclusão do participante. Nesse sentido, é muito importante que o manejo da retirada do membro seja assumido, evitando assim que o paciente entenda que há algo de errado com ele. Os terapeutas avaliam então a necessidade de encaminhamento para outro tipo de atendimento (Neufeld, 2010).

Além do manejo dos pacientes difíceis ou dos papéis de grupo, outros desafios do formato grupal são destacados por Neufeld (2011). Um deles, além da necessidade de conciliar horários entre os membros e manter a adesão deles às sessões, é manter o foco nas metas e a conexão entre as sessões. A autora destaca a importância do foco na meta (alívio de sintomas, desenvolvimento da autonomia e restabelecimento da qualidade de vida), apontando algumas estratégias para auxiliar o atendimento desse propósito, como construir planos e protocolos para o grupo, com fluência dos conceitos e na estrutura das sessões e criando planos de ação que as conectem, sem prejudicar, entretanto, a flexibilidade na condução da sessão. Ainda, segundo a autora, igualmente desafiador é atentar-se para um equilíbrio entre a postura terapêutica e o processo grupal, ou seja, equilibrar os conteúdos relacionais da sessão e a estrutura.

Ademais, Sochting (2014) chama a atenção para outras dificuldades. Uma delas está relacionado a como "vender" a TCCG aos clientes, uma vez que há pouco conhecimento sobre a efetividade dessa modalidade pela população em geral. A autora indica que pode passar a impressão ao indivíduo de ter sido negligenciado por ter sido designado para uma intervenção grupal (em vez de individual), acreditando que a intervenção não irá ajudá-lo, que os outros membros poderão julgá-los ou serão muito "instáveis" em comparação a ele (a autora destaca a influência das mídias, que podem transmitir ideias equivocadas sobre como funciona uma terapia de grupo).

Para contornar esses desafios, ela também reitera a importância dos fatores pré-grupais, como a seleção apropriada dos participantes e uma avaliação eficaz, fatores processuais como a facilitação dos fatores terapêuticos, avaliação e eventual intervenção sobre a prontidão para a mudança dos pacientes e fatores relacionais, como o vínculo entre os membros e os terapeutas do grupo. Nesse sentido, a autora destaca a importância de serem realizadas intervenções visando a orientação dos participantes previamente ao início do grupo, sendo que essas intervenções podem ser individuais e/ou grupais, e têm o objetivo de fornecer informações sobre o conteúdo do programa, expectativas e objetivos deste, e sobre os planos de ação (Sochting, 2014).

Ainda, a autora alerta para um desafio bastante sério em TCCG: as desistências, que, segundo ela, em casos mais extremos, ocorrem com taxas em torno de 30 a 50%. Ela sugere, inclusive, selecionar um número maior do que o ideal para as intervenções, levando e consideração *a priori* que haverá desistências. Aponta que ainda existem poucas pesquisas que investigam as razões para tal, sendo que algumas são legítimas e não podem ser previstas, como conflito de horários decorrente de mudanças no trabalho dos participantes, falta de recursos (p. ex., perder creche para os filhos), doenças, entre outros. Quanto aos fatores mais previsíveis, as poucas pesquisas existentes mencionam problemas relacionados ao uso de álcool, queixas de saúde física, dificuldades em geral com outras pessoas, baixas expectativas para a terapia de grupo ou medo desta, sendo que esses contratempos podem ser atenuados com as estratégias previamente mencionadas (Sochting, 2014).

Competências dos terapeutas de grupos

Os desafios de um grupo vão além do atendimento individual de pessoas em grupo. Tomando conhecimento da complexidade e das especificidades das intervenções em grupo em terapia cognitivo-comportamental, não é incomum concluir que isso certamente possui um impacto no treinamento e no processo de aquisição de competências dos terapeutas dessa modalidade (Neufeld, 2014).

Com o movimento da Psicologia Baseada em Evidências (PBE), nas duas últimas décadas iniciou-se uma preocupação em implementar essa prática no ensino e formação dos terapeutas, notadamente nos Estados Unidos e no Reino Unido (Barletta & Neufeld, 2020). Os estudos realizados pelos pesquisadores que encabeçaram esse movimento demonstram que a competência dos terapeutas tem sido associada a melhores resultados terapêuticos e menores taxas de evasão do tratamento (Muschalla, 2020; Schmidt et al., 2018).

Dentre as diretrizes mais importantes publicadas, consta a de Roth e Pilling (2007), do Reino Unido, que delineia as principais competências necessárias para oferecer a TCC eficaz, agrupadas em cinco domínios: competências terapêuticas genéricas (comuns a todas as abordagens, como adesão às diretrizes éticas, habilidades para manter uma boa relação terapêutica etc.), competências básicas em TCC (conhecimento sobre o modelo cognitivo, estruturar sessões etc.), técnicas específicas de TCC (descoberta guiada, questionamento socrático, técnicas de exposição etc.), competências relacionadas a problemas específicos (p.

ex.: ativação comportamental para depressão etc.) e metacompetências (adaptar a intervenção às especificidades do paciente, manejar as próprias emoções em sessão, raciocínio clínico etc.).

Neufeld (2011) salienta que os terapeutas de grupo devem incorporar princípios da TCC, tais como empirismo colaborativo, descoberta guiada e aprendizado socrático, adotando um estilo cordial, empático e diretivo. Ao mesmo tempo, devem estar sensíveis aos fatores processuais, às relações entre os membros, ao encorajamento aos participantes, à abertura para ouvir e ao *feedback*, atentando-se aos obstáculos ou problemas no processo ou na estrutura do grupo. Ainda, os terapeutas precisam manter-se sensíveis ao estágio de desenvolvimento do grupo, respeitando a evolução das dinâmicas grupais e permitindo que o grupo tenha autonomia para alcançar as metas. Ou seja, ao destacar esses aspectos a autora corrobora essas diretrizes ao destacar elementos de competência genérica, teóricas, práticas e metacognitivas, ao apontar a necessidade de articular tudo ao mesmo tempo na sessão.

Ainda se destaca o modelo de competências de Bennet-Levy (2006), da Austrália, denominado modelo DPR (Declarativo-Processual-Reflexivo), que, diferentemente do modelo de Roth e Pilling, não é unicamente focado na TCC. O sistema declarativo consiste no conhecimento de informações factuais (p. ex.: entender o modelo cognitivo do transtorno do pânico ou saber que empatia, calor e genuinidade são habilidades essenciais para a maioria das formas de terapia), o "saber o que fazer". O sistema processual consiste no conhecimento de "como fazer" e "quando fazer" – regras, planos e procedimentos – que leva à aplicação direta de habilidades. Já a autorreflexão é uma habilidade metacognitiva, que engloba a observação, interpretação e avaliação dos próprios pensamentos, emoções e ações e seus resultados.

Nos Estados Unidos, uma nova iniciativa de competência profissional encabeçada pela American Psychological Association (APA, 2005) estimulou movimentos paralelos de forças-tarefa, e nesse sentido Rodolfa et al. (2005) apresentaram uma estrutura conceitual para o treinamento em psicologia profissional focada no construto de competência tridimensional: O "Cubo de Rodolfa". Este delineia: (a) os domínios de conhecimento, habilidades, atitudes e valores que servem de base necessária a todos os psicólogos (p. ex.: autoavaliação da prática reflexiva, conhecimento e métodos científicos, questões éticas etc.); (b) os domínios de competências funcionais que definem especificidades de cada abordagem (p. ex.: avaliação e conceituação de caso, intervenção e técnicas etc.) e (c) os estágios de desenvolvimento profissional dos terapeutas, desde o doutorado (nos EUA, nível a partir do qual os psicólogos podem iniciar a prática clínica) até a aprendizagem ao longo da vida por meio da educação continuada, sendo que o modelo pressupõe que diferentes níveis de competência devem ser esperados de acordo com o momento profissional em que os terapeutas se encontram.

À medida que as especialidades de psicologia profissional continuaram a ser definidas e as organizações especializadas buscaram o desenvolvimento de modelos de treinamento com base em competências, especialistas em terapia de grupos se reuniram em várias cúpulas para desenvolver um modelo de competências e diretrizes de educação e treinamento dessa modalidade (Barlow, 2012; Goigoechea & Kessler, 2018). Além da CORE-R Battery, outras diretrizes para a prática da psicoterapia de grupo também são disponibilizadas por diversas associações de especialistas em grupos, como a AGPA, a Associação de Especialistas em Trabalho em Grupo (ASGW) e a Divisão 49 – Psicologia de Grupo e Psicoterapia de Grupo da APA[1].

Um dos resultados desse movimento foi o desenvolvimento de um modelo de competências para os terapeutas de grupos usando como base o Cubo de Rodolfa, que atualmente configura o principal modelo de competências para os terapeutas que desejam trabalhar com essa modalidade. Nesse modelo, cada categoria de competência é mantida, com adaptações para o formato grupal (para maior aprofundamento, ler Barlow, 2012).

Além disso, atualmente no Brasil um grupo de pesquisadoras (Scotton, Barletta & Neufeld, no prelo, Scotton & Neufeld, *under revision* a) vem desenvolvendo pesquisas voltadas para as competências dos terapeutas para a prática da TCCG. Nesses estudos, apresentam-se as competências dos terapeutas em TCC nas seguintes categorias: analítica (conhecimentos teóricos), instrumental (habilidades práticas e técnicas), social (atitudes dos terapeutas) e de autoconhecimento e autorreflexão (habilidades de autoconhecimento e manejo), relacionando-as com as categorias apresentadas nas diretrizes internacionais citadas. Especificamente em relação aos terapeutas em TCCG, em uma pesquisa com grupos focais realizados com especialistas e supervisores em intervenções grupais (Scotton & Neufeld, *under revision* b), as mesmas categorias puderam ser identificadas; entretanto, os participantes apontaram que algumas competências, apesar de serem comuns aos terapeutas individual e de grupos, necessitam de maior ênfase na modalidade grupal (p. ex.: diretividade), e outras competências precisariam ser adicionadas às categorias (p. ex.: operar com equilíbrio de papéis, nas competências instrumentais).

Essas pesquisas visam suprir a lacuna existente nos estudos nacionais acerca dessa temática, uma vez que, embora as organizações tenham fornecido diretrizes e recomendações de práticas e treinamento úteis, estes ainda não foram explicitamente integrados a uma estrutura sistemática baseada em competên-

---

1 *Websites*: AGPA (https://www.agpa.org/); AGSW (https://www.asgw.org/); Divisão 49 APA (http://www.apa49.org/).

cias nos programas de treinamento em psicologia, tanto na graduação como na pós-graduação. Além do pouco investimento na formação de terapeutas de grupo, há também um déficit no conhecimento da população em geral sobre os grupos, que muitas vezes são vistos como intervenções pouco estruturadas, pouco eficazes em relação à intervenção individual (Goigoechea & Kessler, 2018; Neufeld, 2010).

Nesse sentido, o mesmo grupo de pesquisadoras mencionado (Scotton & Neufeld, *under revision* c) está atualmente desenvolvendo um instrumento para avaliação das competências dos terapeutas de TCCG, levando em consideração o modelo adaptado do Cubo de Rodolfa, estas pesquisas prévias, as diretrizes de competências internacionais e os aspectos de técnica e processo grupal, com o objetivo de disponibilizar aos terapeutas e supervisores uma ferramenta validada e fidedigna para os programas de treinamento.

TCCG PARA DIFERENTES IDADES E POPULAÇÕES E ABORDAGENS ESPECÍFICAS

Como já destacado anteriormente, a TCCG tem se mostrado eficaz para uma ampla gama de demandas e populações (Neufeld & Rangé, 2017), como reeducação alimentar, orientação de pais, fobia social, transtorno do pânico, programas de prevenção e promoção de saúde como promoção de habilidades de vida para crianças e adolescentes, entre outros. Além destas e de outras intervenções que utilizam a TCC clássica Beckeniana, o trabalho em grupos com outras abordagens dentro das Terapias Cognitivas e Comportamentais também tem apresentado resultados interessantes.

Na Terapia Comportamental Dialética (DBT), os grupos de treinamento de habilidades consistem em parte fundamental do tratamento, possuindo destaque no protocolo pela sua eficiência. Nessa abordagem, o trabalho grupal pode ser realizado tanto com o paciente como para membros da família, amigos e cuidadores, podem ser grupos tanto abertos como fechados, homogêneos e heterogêneos, dependendo dos objetivos da intervenção. Grupos de orientação/treinamento em DBT têm sido utilizados com pacientes com ideação suicida e transtorno de personalidade *borderline*. Os grupos tipicamente contam com terapeuta e coterapeuta, que precisam desenvolver habilidades específicas em DBT para conduzirem o grupo (Steiner, 2020; Linehan, 2018).

Steiner (2020) também aponta que as abordagens baseadas em *mindfulness* também têm sido amplamente aplicadas e apresentam evidências de eficácia na modalidade grupal, notadamente no formato de grupos de orientação/treinamento voltados para regulação emocional, redução de estresse, promoção da qualidade de vida e dor crônica. Também nessa direção, estudos com ensaios clínicos randomizados e metanálises têm demonstrado que, embora mais pesquisas sejam necessárias, o estado atual das evidências destaca os benefícios potenciais das intervenções em grupo baseadas na compaixão em uma série de resultados, demonstrando resultados promissores em termos de melhoras no autocriticismo, ansiedade, preocupação, depressão, bem-estar, entre outros (Kelly et al., 2017; Kirby, Tellegen & Steindl, 2017).

Na última década, uma temática que tem ganhado espaço considerável no âmbito das terapias de grupo baseadas em evidências é a prática de grupo multicultural (MCO - *Multicultural Group Orientation*). Com o argumento de que o grupo representa um microcosmo do mundo exterior, alguns autores apontam que as mesmas dificuldades que ocorrem lá em decorrência das diferenças socioculturais podem ocorrer e ocorrem dentro de um grupo de terapia, o que tipicamente compromete a coesão grupal e o processo terapêutico de diversas formas. Embora não esteja claro por que alguns grupos de terapia podem ser mais ou menos culturalmente eficazes, alguns estudiosos argumentam que nem todos os grupos são capazes de transcender efetivamente preconceitos raciais, de gênero, de etnia e religiosos, enquanto outros podem negar a importância da cultura. Os terapeutas de grupo têm a responsabilidade de facilitar processos culturais eficazes em grupo, mas as trocas culturais entre os membros, sem dúvida, enraizadas em sistemas de privilégio e opressão podem representar desafios significativos até mesmo para os terapeutas de grupo mais experientes (Kivlighan III & Chapman, 2018). Tais aspectos têm importância enorme, uma vez que, como citado por Neufeld (2010), toda prática em grupo é sempre uma prática atravessada e ancorada em aspectos socioculturais inegáveis. Conhecer, reconhecer, validar, acolher e colocar foco em tais aspectos pode ser um dos aspectos que diferenciem grupos eficazes de grupos ineficazes.

Em 2011, Owen et al. introduziram uma diretriz de orientação multicultural na tentativa de operacionalizar e refinar a conceitualização das intervenções culturalmente focadas dos terapeutas em sessão. Eles argumentaram que a maneira de um terapeuta estar com clientes com identidades diversas e cruzadas tem uma influência significativa no relacionamento terapêutico e, consequentemente, nos resultados do tratamento (Owen et al., 2011). A estrutura da diretriz MCO consiste em três componentes: humildade cultural, oportunidades culturais e conforto cultural. A humildade cultural representa a disposição de um terapeuta em adotar uma atitude aberta e curiosa que honra o entendimento e a integração das identidades culturais que um cliente reconhece como mais relevantes na terapia. As oportunidades culturais refletem os pontos de escolha na terapia quando os terapeutas podem priorizar a discussão cultural (iniciando-a ou respondendo às "deixas" do paciente), ou quando conscientemente ou inconscientemente escolhem caminhos alternativos. Por fim, o conforto cultural representa a facilidade, a fluidez e a suavidade com as quais os terapeutas discutem a cultura com os clientes (Kivlighan III et al., 2019; Kivlighan III & Chapman, 2018).

Segundo Kivlighan III e Chapman (2018), embora a estrutura do MCO tenha sido testada empiricamente dentro de um contexto de psicoterapia individual, é necessária sua aplicação a modalidades terapêuticas alternativas. Dada a natureza multicultural inerente à terapia de grupo e a necessidade de os terapeutas de grupos serem culturalmente competentes na prestação desses serviços, esses autores estenderam a estrutura do MCO à prática da terapia de grupo. É interessante destacar que, nesse modelo, os aspectos pré e pós-grupo também são enfaticamente destacados. Nesse caso, na preparação para o grupo, compete aos terapeutas introduzir aos membros a noção de cultura e como ela pode influenciar a dinâmica intra e interpessoal. Os terapeutas devem incorporar uma postura aberta, curiosa e humilde, ao mesmo tempo em que procuram oportunidades para explorar a cultura e preparar os membros para o trabalho em grupo multicultural durante as sessões de preparação do pré-grupo.

Pesquisas emergentes sugerem que a integração da religião/espiritualidade dos clientes no tratamento de saúde mental e comportamental tem o potencial de melhorar os resultados da intervenção. Historicamente, o conteúdo relacionado às crenças e práticas religiosas/espirituais dos clientes não foi incluído nos programas de treinamento das profissões da saúde, no entanto muitas organizações solicitavam que os clínicos avaliassem e atendessem com ética, eficiência e competência a essas demandas dos pacientes. Dada essa necessidade, acadêmicos de diversas profissões da saúde da Associação de Valores Espirituais, Éticos e Religiosos em Aconselhamento (Association for Spiritual, Ethical, and Religious Values in Counseling – ASERVIC) desenvolveram diretrizes ou competências recomendadas (atitudes, conhecimentos ou habilidades básicas) vinculadas à integração ética da religião/espiritualidade na prática (Oxhandler & Pargament, 2018).

De maneira semelhante, a literatura também destaca a importância de um conjunto de competências necessárias aos terapeutas para lidar com pacientes de minorias sexuais e/ou de gênero e as questões de inequidade de gênero. Quando os profissionais afirmam e/ou respondem culturalmente às identidades de sexo e/ou gênero dos pacientes, eles descrevem a experiência terapêutica como positiva, colaborativa e solidária. Práticas positivas também podem mitigar estressores associados à identidade sexual ou de gênero em um contexto social, enquanto práticas clínicas inadequadas, como conversão ou terapia que mais julga do que oferece suporte, podem resultar em vergonha e homofobia internalizada, e além disso podem provocar interrupção precoce da terapia[32]. Nesse sentido, a APA também desenvolveu diretrizes para a prática da psicoterapia nesse âmbito.

Embora a literatura sobre a integração da espiritualidade e religião no aconselhamento, bem como a prática competente da intervenção com pacientes de minorias sexuais e/ou de gênero, continuem a se desenvolver, poucos estudos abordam a integração dessas esferas em um ambiente de terapias em grupo. Entretanto, os trabalhos que documentam a temática produziram resultados promissores em melhora do bem-estar e sintomas depressivos dos pacientes, caso das competências espirituais e religiosas[33] e em termos de desenvolvimento de habilidades sociais, estabelecimento positivo de identidade, redução de sintomas depressivos e aumento da autoestima[32].

CONSIDERAÇÕES FINAIS

As evidências permitem constatar que as intervenções cognitivas e comportamentais em grupo são eficazes e têm o potencial de trazer inúmeros benefícios. É importante ressaltar, entretanto, que a modalidade grupal pode atuar também como tratamentos adicionais, complementares ou únicos, e não deve ser pensada como uma maneira de substituir as intervenções individuais.

Além disso, é fundamental que sejam direcionados investimentos na formação de terapeutas de grupo desde a graduação, e que as diretrizes já validadas sejam mais sistematicamente incorporadas aos programas de treinamento em psicologia. Destaca-se também a necessidade de mais pesquisas sobre resultados das intervenções grupais, mas principalmente pesquisas relacionadas ao processo grupal e fatores de grupo em TCCG.

Finalmente, é importante frisar que a modalidade grupal oferece a oportunidade para a difusão ampla das intervenções de prevenção e promoção de saúde, e, portanto, para além de uma postura curativa, possibilitando assim um maior acesso pela população a recursos psicológicos relevantes. A sensibilidade para diversidade sociocultural é mandatória para que as intervenções de grupo possam aportar os benefícios encontrados em pesquisas para a prática do sistema de saúde de forma mais global.

REFERÊNCIAS

1. American Psychological Association. (2005). Report of the 2005 presidential task force on evidence-based practice.
2. Barletta, J. B., & Neufeld, C. B. (2020). Novos rumos da supervisão clínica em Terapia Cognitivo-Comportamental: conceitos, modelos e estratégias baseadas em evidências. In: Neufeld, C. B., Falcone, E. M O., & Rangé B. (orgs.), *Procognitiva Programa de Atualização em TCC: ciclo 7* (pp. 9-49). Porto Alegre: Artmed.
3. Barlow, S. H. (2012). An application of the competency model to group-specialty practice. *Professional Psychology: Research and Practice*, *43*(5), 442-451.

4. Bennett-Levy, J. (2006). Therapist skills: a cognitive model of their acquisition and refinement. *Behavioural and Cognitive Psychotherapy, 34*(1), 57-78.
5. Bieling, P. J., McCabe, R. E., & Antony, M. M. (2008). *Terapia cognitivo-comportamental em grupos.* Porto Alegre: Artmed.
6. Burlingame, G. M., MacKenzie, K. R., & Strauss, B. (2004). Small group treatment: Evidence for effectiveness and mechanisms of change. *Handbook of psychotherapy and behavior change, 5*, 647-696.
7. Folmo, E. J., Karterud, S. W., Bremer, K., Walther, K. L., Kvarstein, E. H., & Pedersen, G. A. (2017). The design of the MBT-G adherence and quality scale. *Scandinavian Journal of Psychology, 58*(4), 341-349.
8. Goicoechea, J., & Kessler, L. E. (2018). Competency-based training in interpersonal, process-oriented group therapy: an innovative university partnership. *Training and Education in Professional Psychology, 12*(1), 46-53.
9. Hofmann, S. G., Asnaani, A., Vonk, I. J., Sawyer, A. T., & Fang, A. (2012). The efficacy of cognitive behavioral therapy: a review of meta-analyses. *Cognitive Therapy and Research, 36*(5), 427-440.
10. Kelly, A. C., Wisniewski, L., Martin-Wagar, C., & Hoffman, E. (2017). Group-based compassion-focused therapy as an adjunct to outpatient treatment for eating disorders: A pilot randomized controlled trial. *Clinical Psychology & Psychotherapy, 24*(2), 475-487.
11. Kirby, J. N., Tellegen, C. L., & Steindl, S. R. (2017). A meta-analysis of compassion-based interventions: Current state of knowledge and future directions. *Behavior Therapy, 48*(6), 778-792.
12. Kivlighan III, D. M., Adams, M. C., Drinane, J. M., Tao, K. W., & Owen, J. (2019). Construction and validation of the Multicultural Orientation Inventory - Group Version. *Journal of Counseling Psychology, 66*(1), 45.
13. Kivlighan, D. M. III, & Chapman, N. A. (2018). Extending the multicultural orientation (MCO) framework to group psychotherapy: a clinical illustration. *Psychotherapy, 55*(1), 39-44.
14. Leitch, J., Gandy-Guedes, M., & Messinger, L. (2020). The psychometric properties of the competency assessment tool for lesbian, gay, bisexual, and transgender clients. *Journal of Homosexuality*, 1-28.
15. Linehan, M. M. (2018). *Treinamento de habilidades em DBT: manual de terapia comportamental dialética para o terapeuta.* Porto Alegre: Artmed.
16. Muschalla, B. (2020). Group therapists: combine alliance building with paying specific attention to the patient's perception. *the Cognitive Behaviour Therapist, 13*(11), 1-14.
17. Neufeld, C. B. (2010, outubro). Intervenção em grupos na abordagem cognitivo-comportamental. *Anais da XL Reunião Anual da Sociedade Brasileira de Psicologia*, Curitiba, Paraná, Brasil, 40. Recuperado de http://www.membros.sbponline.org.br/resources/anais/2010.zip
18. Neufeld, C. B. (2011). Intervenções em grupos na abordagem cognitivo-comportamental. In: Rangé, B. *Psicoterapias cognitivo-comportamentais: um diálogo com a psiquiatria.* 2ª edição. Porto Alegre: Artmed, pp. 737 – 750.
19. Neufeld, C. B. (2014). *Intervenções e pesquisas em terapia cognitivo-comportamental com indivíduos e grupos.* Novo Hamburgo: Sinopsys.
20. Neufeld, C. B., Maltoni, J., Ivatiuk, A. L. & Rangé, B. (2017). Aspectos técnicos e o processo em TCCG. In: Neufeld, C. B. & Rangé, B. (Orgs.). *Terapia Cognitivo-Comportamental em Grupos: das evidências à prática* (pp. 33-56). Porto Alegre: Artmed.
21. Neufeld, C. B., & Rangé, B. (2017). *Terapia Cognitivo-Comportamental em Grupos: das evidências à prática.* Porto Alegre: Artmed.
22. Owen, J. J., Tao, K., Leach, M. M., & Rodolfa, E. (2011). Clients' perceptions of their psychotherapists' multicultural orientation. *Psychotherapy, 48*(3), 274.
23. Oxhandler, H. K., & Pargament, K. I. (2018). Measuring religious and spiritual competence across helping professions: previous efforts and future directions. *Spirituality in Clinical Practice*, 5(2), 120-132.
24. Rodolfa, E., Bent, R., Eisman, E., Nelson, P., Rehm, L., & Ritchie, P. (2005). A cube model for competency development: Implications for psychology educators and regulators. *Professional Psychology: Research and Practice, 36*(4), 347-354.

25. Roth, A., & Pilling, S. (2007). Using an evidence-based methodology to identify the competences required to deliver effective cognitive and behavioural therapy for depression and anxiety disorders. *Behavioural and Cognitive Psychotherapy, 36*,129–147.
26. Schmidt, I. D., Strunk, D. R., DeRubeis, R. J., Conklin, L. R., & Braun, J. D. (2018). Revisiting how we assess therapist competence in cognitive therapy. *Cognitive Therapy and Research, 42*(4), 369-384.
27. Singh, S. (2014). Delivering Group Cognitive Behavioural Therapy –Competencies and Group Processes. *Journal of Cognitive Behavioral Psychotherapy and Research, 3*, 150-155.
28. Sochting, I. (2014). *Cognitive behavioral group therapy: challenges and opportunities*. Hoboken: John Wiley & Sons.
29. Scotton, I. L., Barletta, J. B. & Neufeld, C. B. (no prelo). Competências essenciais ao psicólogo clínico. *Psico-USF*, 2020.
30. Scotton, I. L. & Neufeld, C. B. (*under revision a*). Competências do psicoterapeuta de grupos: uma revisão narrativa dentro do movimento da Psicologia Baseada em Evidências. *Avances em Psicología Latinoamericana*.
31. Scotton, I. L. & Neufeld, C. B. (*under revision b*). Competências do terapeuta cognitivo-comportamental individual e de grupos: pesquisa qualitativa. *Arquivos Brasileiros de Psicologia*.
32. Scotton, I. L. & Neufeld, C. B. (*under revision c*). Construção e validação de conteúdo de um instrumento de avaliação das competências do terapeuta cognitivo-comportamental de grupos. *Psicologia: Teoria e Prática*.
33. Steiner, A. (2020). *How to create and sustain groups that thrive: therapist's workbook and planning guide*. Abingdon: Routledge.
34. Strauss, B., Burlingame, G. M., & Bormann, B. (2008). Using the CORE-R battery in group psychotherapy.
35. Yalom, I. D., & Leszcz, M. (2020). *The theory and practice of group psychotherapy*. Londres: Hachette.
36. Young, T. L., Hermann, K. M., & Cole, J. (2017). Addressing spiritual competencies within group counseling: three experiential methods. Alabama Counseling Association Journal, 41(3), 76-107.

12

Terapia cognitivo-comportamental e transtorno por uso de substâncias

Karen Priscila Del Rio Szupszynski
Flavia Salomoni Mansano

O uso de substâncias psicoativas é um problema de saúde pública, que causa muitos prejuízos aos usuários e ainda é um fenômeno de grande complexidade para clínicos e pesquisadores. É necessário que o profissional avalie o paciente de forma ampla e possa compreender as principais demandas envolvidas em cada caso. Ainda assim, o tratamento de pacientes com transtorno por uso de substância (TUS) é complexo, apresentando altos índices de recaída.

A Terapia Cognitivo-comportamental propõe uma compreensão ampla, sedimentada em aspectos históricos, cognitivos, emocionais e comportamentais do paciente com TUS. Assim, o objetivo deste capítulo é apresentar algumas evidências de efetividade de tratamentos embasados nas Terapias Cognitivo-comportamentais para transtornos por uso de substâncias. Será realizada uma explanação sobre a Terapia Cognitivo-comportamental de reestruturação Cognitiva, Terapia do Esquema, Terapia Comportamental Dialética, *mindfulness* e intervenções *on-line* direcionadas para dependência química. Ao conhecer essa diversidade de tratamentos, o profissional poderá escolher qual opção se adequa mais às necessidades do paciente e ampliar as chances de sucesso ao final do tratamento.

USO DE SUBSTÂNCIAS PSICOATIVAS

O uso de substâncias psicoativas é um problema de saúde presente em muitos países, e o uso continuado pode acarretar prejuízos cognitivos, comportamentais e fisiológicos em seus usuários. Esse uso pode provocar alterações neurológicas passíveis de permanecer, inclusive, após a desintoxicação (Pratta & Santos, 2009; American Psychiatric Association, 2014).

As substâncias psicoativas podem ser classificadas como:

- Lícitas: álcool e tabaco.
- Ilícitas: maconha, cocaína, crack, alucinógenos e solventes, entre outras.

As drogas legalizadas são bastante consumidas por pessoas de diferentes faixas etárias. O fato de serem legalizadas pode minimizar a atenção que recebem da sociedade, pois persiste a ideia popular de que falar em drogas é falar de substâncias ilícitas. No entanto, Galduróz et al. (2005) afirmam que o alto consumo de álcool e tabaco no Brasil é um importante problema de saúde pública.

O *Manual diagnóstico e estatístico de transtornos mentais* – DSM-5 (American Psychiatric Association, 2014) apresentou algumas mudanças em relação à classificação do uso de substâncias, retirando a especificação de abuso e dependência. No DSM-5, uma pessoa poderá ser diagnosticada com "transtorno por uso de substâncias" caso apresente os critérios do Quadro 1.

Quadro 1 Diagnóstico de transtorno por uso de substâncias – DSM-5

Sintomas
Tolerância – quantidade cada vez maior para atingir o efeito desejado.
Síndrome de abstinência – consumo para aliviar sintomas de abstinência.
Esforços malsucedidos para reduzir ou controlar o uso de substâncias.
Frequência de uso maior do que o desejado.
Muito tempo gasto para a obtenção da substância.
Problemas legais recorrentes do uso.
Fracasso em desempenhar tarefas laborais ou escolares.
Problemas sociais e interpessoais persistentes.
Uso em situações que representem algum tipo de perigo.
Manutenção do uso mesmo frente a danos físicos ou psicológicos.

De acordo com os critérios estabelecidos pelo DSM-5, o diagnóstico exige a presença de pelo menos dois desses sintomas por um período de 12 meses, podendo classificar o transtorno como: leve, moderado ou grave. Além disso, o uso de cada substância poderá ser avaliado, já que o DSM-5 apresenta dez distintas classes de drogas (American Psychiatric Association, 2014):

1. Álcool.
2. Cafeína.
3. *Cannabis*.
4. Alucinógenos.

5. Inalantes.
6. Opioides.
7. Sedativos, hipnóticos e ansiolíticos.
8. Estimulantes.
9. Tabaco.
10. Outra substância.

Dados do III Levantamento Nacional de Uso de Drogas pela População Brasileira (LENUD, 2017), com a população de 12 a 65 anos, apontaram o alto consumo de álcool (em *binge*), tabaco e substâncias ilícitas, principalmente para uso "em algum momento da vida" e no período dos "últimos 30 dias". O estudo mostra que a maior parte do consumo de álcool é realizada por homens, assim como o uso de tabaco e substâncias ilícitas.

O consumo de álcool combinado ao tabaco, nos últimos 12 meses, foi de 11,7% da população geral. A associação de álcool e alguma substância ilícita foi relatada por 2,6% dos brasileiros, e 1,5% afirmou realizar a combinação de medicamentos não prescritos com álcool (LENUD, 2017).

O uso de tabaco, apesar de ter mostrado uma queda nos percentuais de consumidores, ainda demonstra dados preocupantes sobre a quantidade de uso. Em um levantamento nacional realizado em 2006, o consumo era de aproximadamente treze cigarros por dia. Já em 2012, a média passou a ser catorze cigarros (Laranjeira, Madruga & Pinsky, 2014).

A respeito do transtorno por uso de outras substâncias, que não o álcool nem o tabaco, 0,8% da população geral apresenta o diagnóstico e 1,1% das pessoas afirmou que em algum momento da vida já passou por algum tratamento relacionado à dependência química (LENUD, 2017).

De acordo com o II Levantamento Nacional de álcool e drogas, a substância ilícita mais consumida entre os brasileiros é a maconha, sendo que 5,8% da população adulta declarou já ter usado a substância alguma vez na vida (cerca de 7,8 milhões de brasileiros). Além disso, 2,5% dos brasileiros adultos e 3,4% dos adolescentes afirmaram ter consumido maconha nos 12 meses anteriores à realização do levantamento (Laranjeira et al., 2014).

A prevalência do uso de cocaína no Brasil também é bastante relevante. De acordo com Laranjeira et al. (2014), cerca de 3,8% (aproximadamente 5 milhões) de brasileiros afirmam ter usado cocaína pelo menos uma vez na vida e 1,7% (2 milhões) afirma ter usado nos últimos 12 meses. O uso também é intenso entre os adolescentes, dos quais 2,3% relataram ter usado pelo menos uma vez na vida e 1,6%, nos 12 meses anteriores ao levantamento.

O consumo de crack tem números menores, mas ainda assim traz muitos prejuízos à população. Entre adultos, o percentual de uso nos últimos 12 meses é de 0,7% da população geral e, entre adolescentes, de 0,8% da população geral (Laranjeira et al., 2014).

Além dos dados de alta prevalência do consumo de drogas, foram relatadas pelos entrevistados algumas complicações decorrentes do uso de álcool ou outras drogas, tais como: discussões, quedas, ferimentos, agressões e problemas no trânsito. As consequências negativas do uso de drogas são bastante utilizadas em intervenções para dependência química, uma vez que evidenciam como a droga pode causar prejuízos ao usuário, de forma concreta e abrangente (Laranjeira et al., 2014).

AVALIAÇÃO E COMORBIDADES

A presença de comorbidades psiquiátricas em pacientes com transtorno por uso de substâncias é um fenômeno bastante comum na prática clínica (Hess et al., 2012). Os autores destacam a depressão, a ansiedade e os transtornos de personalidade como os transtornos psiquiátricos de maior prevalência entre pacientes com TUS. A avaliação dessas comorbidades é de extrema importância pois, uma vez identificadas, podem auxiliar não apenas na hipótese em relação ao prognóstico, mas também na escolha da intervenção mais eficaz, a qual poderá abranger outras variáveis que influenciam o consumo das substâncias (Hess et al, 2012).

A definição de qual problema priorizar (transtorno por uso de substâncias ou comorbidades psiquiátricas) é algo bastante complexo e amplamente discutido entre os pesquisadores da área. Estudos mostram que podemos tanto hipotetizar que o consumo de drogas é realizado a fim de aliviar a sintomatologia de transtornos mentais preexistentes, quanto compreender que a partir do uso de substâncias o paciente desenvolveu determinada sintomatologia e/ou um transtorno propriamente dito (Cordeiro & Diehl, 2011).

Usuários de múltiplas substâncias podem apresentar maior incidência de psicopatologias, principalmente depressão e ansiedade, além de apresentarem maior risco de suicídio. Diante disso, é necessário que na fase de avaliação do caso seja considerado se os sintomas psicopatológicos observados persistem mesmo após semanas de abstinência das substâncias e sua possível relação com os sintomas de intoxicação e abstinência (que podem ser confundidos com sintomas psiquiátricos) (Hess et. al., 2012).

A correlação entre abuso de substâncias e presença de outros transtornos psiquiátricos (como os transtornos relacionados à ansiedade) foi verificada por Peuker et al. (2010), que constataram que pacientes com sintomas agudos de ansiedade abusavam do tabaco. A mesma pesquisa também investigou a associação entre o transtorno depressivo e o tabagismo, porém não houve relação significativa entre os dois diagnósticos.

Em decorrência disso, faz-se necessária uma avaliação ampla de cada caso, com a utilização de escalas, questionários e uma entrevista clínica. A associação desses dados pode auxiliar o profissional a compreender o paciente de forma mais ampla, não somente em relação à gravidade do consumo de determinadas drogas, mas também pela presença de transtornos associados. Andretta et al. (2018) destacam sobre a persistência da sintomatologia de transtornos ligados à depressão e ansiedade em dependentes de substâncias por até dois anos após a abstinência. Quando comparados a pacientes com o uso mais leve, os sintomas não se apresentaram como persistentes.

EVIDÊNCIAS DE EFETIVIDADE DE TRATAMENTO PARA TRANSTORNO POR USO DE SUBSTÂNCIAS

A literatura aponta diferentes modelos de tratamento para usuários de drogas. Um dos modelos com boa resposta para o tratamento da dependência química é a Terapia Cognitivo-comportamental (TCC). Dentro das TCC existem diferentes abordagens que têm demonstrado resultados bastante satisfatórios para o tratamento do uso de substâncias. Dentre elas está a Terapia Cognitivo--comportamental, baseada na reestruturação cognitiva; Terapia do Esquema; e a Terapia Comportamental Dialética. Outros modelos bastante utilizados para tratamento de transtornos por uso de substâncias são o Modelo Transteórico de Mudança de Comportamento (MTT) e a Entrevista Motivacional. A seguir, descreveremos alguns pontos principais de cada uma dessas abordagens.

Terapia Cognitivo-comportamental – reestruturação cognitiva

A Terapia Cognitivo-comportamental de Aaron Beck tem como premissa que nossas reações do dia a dia são fruto de pensamentos automáticos disfuncionais, que provêm de crenças intermediárias (regras), e que por sua vez são geradas por crenças centrais (de si, dos outros e do futuro) (Beck, 2013).

O modelo cognitivo (inter-relação entre pensamento, emoção e comportamento) compreende o transtorno por uso de substâncias como uma estratégia para promover alívio frente a um desconforto. Por exemplo: um paciente com transtorno por uso de álcool briga com a esposa logo pela manhã. Logo após a discussão iniciar, ele pensa: "Ela não me entende!", "Não posso confiar em ninguém". Esses pensamentos geram emoções como a raiva e o comportamento acaba sendo de sair de casa e ir a um bar para consumir álcool.

No caso de usuários de drogas, existem algumas crenças que podem provocar a manutenção do consumo de drogas, tais como:

- Crenças antecipatórias (p. ex.: se eu beber vou conseguir me soltar mais e conversar com as pessoas).
- Crenças de alívio (p. ex.: hoje eu realmente trabalhei muito, vou sair para beber alguma coisa e relaxar).
- Crenças permissivas (p. ex.: se eu beber hoje não tem problema... é só dessa vez... isso não significa uma recaída).
- Crenças de controle (p. ex.: não vou beber hoje, pois não quero ficar com aquela ressaca horrível!).

Portanto, com o desenvolvimento do tratamento, espera-se que as crenças de controle se fortaleçam e substituam as crenças antecipatórias, de alívio e permissivas, de forma que os pacientes possam evitar o uso de álcool ou outras drogas (Araújo et al., 2013).

Para que o terapeuta possa compreender quais as crenças estão mais ativadas no paciente, é necessário que seja construída a conceitualização cognitiva do caso. Ela será essencial para que o profissional compreenda os fatores que precipitam, mantêm e exacerbam os problemas apresentados. A conceitualização permitirá não apenas uma visão abrangente das crenças do paciente, mas também possibilitará a identificação de estressores, estratégias compensatórias utilizadas pelo paciente e possíveis comorbidades do caso (Wenzel, 2018).

A partir da elaboração e validação da conceitualização cognitiva, poder-se-á elaborar um plano de tratamento juntamente com o paciente. A TCC para transtorno por uso de substâncias terá como foco de atenção as seguintes fases (Freire, 2011):

- Fase inicial do tratamento: uso de modelos motivacionais; psicoeducação (da TCC e sobre o uso de substâncias psicoativas).
- Fase intermediária: técnicas de reestruturação cognitiva; e, quando possível, estratégias comportamentais.
- Fase final: prevenção de recaída para auxiliar na manutenção da mudança.

Esse plano de tratamento pode ser aberto, ou seja, sem um número definido de sessões. No entanto, o profissional pode optar em seguir determinado protocolo específico de TCC para uso de substâncias psicoativas. A reprodução de protocolos deve ser realizada de forma cautelosa, avaliando-se bem a população-alvo e as especificidades que podem estar presentes.

No estudo de Buckner et al. (2019), foi proposto um protocolo para usuários de *cannabis* correlacionando-se estratégias de TCC e Modelo Motivacional. O protocolo apresentado consistia em nove sessões, sendo que a primeira era direcionada ao uso de estratégias de aprimoramento, definição de metas e planejamento de tratamento. As outras sessões do protocolo continham temas como: análise funcional; como lidar com desejo (fissura), reestruturação cognitiva, tomada de decisões, gerenciamento de emoções negativas e planejamento para emergências.

Independentemente do uso ou não de protocolos, a construção das sessões deve estar fundamentada na conceitualização cognitiva do paciente para que, assim, sejam escolhidas as técnicas mais adequadas para a demanda presente. Dentre as técnicas da TCC utilizadas para pacientes com transtorno por uso de substâncias, pode-se destacar:

- **Psicoeducação** – a premissa dessa estratégia está no fato de que quanto mais a pessoa tiver conhecimento sobre sua saúde física e psicológica e sobre seu funcionamento (cognição – emoção – comportamento), mais motivada estará para permanecer engajada em seu processo de mudança. A psicoeducação para pacientes com TUS geralmente aborda temas como estágio de motivação para mudança; efeitos da substância utilizada pelo paciente; sintomas de fissura e abstinência; situações de risco, entre outros temas (Freire, 2011; Carvalho et al., 2019).
- **Balança da decisão** – ao perceber o paciente contemplativo sobre a mudança no padrão de uso da droga, é recomendado que o profissional estimule a resolução da ambivalência. Uma das técnicas mais utilizadas para isso é a balança da decisão, na qual o paciente pondera as vantagens e desvantagens em relação ao uso de drogas (Freire, 2011).
- **Registro de Pensamentos Automáticos Disfuncionais (RPD)** – técnica amplamente conhecida na TCC, na qual o paciente apreende a identificar pensamentos disfuncionais a partir da análise de determinadas situações e as reações apresentadas. Diante do princípio de empirismo colaborativo, o terapeuta irá auxiliar o paciente na identificação de respostas alternativas aos pensamentos que frequentemente o direcionam ao uso de drogas (Oliveira & Szupszynski, 2018).
- **Questionamento socrático** – utilização de diferentes questionamentos que estimulem o pensamento crítico do paciente. Pode ser utilizado concomitantemente aos RPD, no qual o terapeuta pode fazer perguntas tais como: Que evidências apoiam esse Pensamento Automático?; Quais as outras possíveis explicações para essa situação?; Qual seria o resultado da pior hipótese?; Quais as vantagens de pensar dessa forma? (Wenzel, 2018).

- **Solução de problemas** – pacientes com TUS geralmente recorrem ao uso de substâncias como estratégia de resolução de algum problema. Assim, é importante que o terapeuta possa auxiliar o paciente a avaliar outras formas de lidar com seus problemas. Oliveira e Szupszynski (2018) descrevem as etapas que devem ser seguidas para a aplicação dessa técnica: (1) Qual é o meu problema?; (2) Qual é o meu objetivo?; (3) Quais as possibilidades de resolução? (listar no mínimo três opções); (4) Qual a melhor opção?; (5) Quais foram as consequências de minha escolha? (avaliar apenas após a execução da resposta escolhida).
- **Técnica da distração** – durante a fissura é bastante comum a ativação de crenças de alívio e/ou permissivas. O objetivo da técnica de distração é modificar o foco de atenção do paciente tanto para os estímulos fisiológicos quanto os psicológicos que fortalecem a vontade de usar a droga. É importante que o próprio paciente sugira qual a melhor estratégia. São exemplos de estratégias de distração: ler; correr (ou outro esporte); arrumar a casa; jogar algum jogo (como videogame) etc. (Araújo et al., 2013).
- **Cartões de enfrentamento** – podem ser frases de impacto ou imagens que auxiliem o paciente a lidar melhor com a fissura ou com outros momentos difíceis. Podem ser escritos em um papel e deixados em locais de fácil visualização, ou podem ser feitos no celular no aplicativo do bloco de notas ou outro aplicativo específico (Araújo et al., 2013).
- **Treinamento de habilidades sociais** – é bastante comum que usuários de substâncias psicoativas possuam um repertório limitado de habilidades sociais. Logo, é de extrema importância uma avaliação adequada sobre esse aspecto, para que se possam ampliar as possibilidades de respostas adaptativas. Uma das habilidades mais exigidas entre os usuários de drogas é a capacidade de "dizer não", já que é comum que pessoas próximas, amigos ou familiares ofereçam algum tipo de substância e facilitem assim o processo de lapso/recaída (Oliveira & Szupszynski, 2018).
- **Seta descendente** – para que as mudanças realizadas sejam duradouras e/ou permanentes, é importante que as crenças centrais disfuncionais do paciente sejam identificadas e modificadas. A técnica da seta descendente pode auxiliar nesse processo de descoberta, compreendendo o significado de pensamentos automáticos e crenças intermediárias (Wenzel, 2018).

Na fase final de um tratamento para usuários de substância é utilizado o Modelo de Prevenção à Recaída de Marlatt e Gordon (1993). Trata-se de um modelo complementar muito utilizado na TCC, que tem como objetivo a manutenção de processos de mudança. Durante as sessões de Prevenção à Recaída é importante que o terapeuta foque nos seguintes aspectos: modificação de crenças e expectativas sobre o uso da substância; identificação de situações de risco; aprendizagem de habilidades para manejo de situações de risco; e modificação no estilo de vida. Algumas das estratégias de tratamento incluem o treinamento de habilidades sociais, a reestruturação cognitiva e a intervenção no estilo de vida (Menon & Kandasamy, 2018).

Ashton, Bellis, Davies, Hughes e Winstock (2017) realizaram uma pesquisa na qual o objetivo era avaliar a correlação do uso de determinados tipos de bebidas com crenças/emoções. Os resultados demonstraram que mais da metade dos participantes associou a sensação de energia e confiança ao consumo de destilados; e a sensação de relaxamento ao consumo de vinho e cerveja. Diante disso, o Modelo de Prevenção à Recaída tem o foco exatamente na busca de respostas alternativas às "situações gatilho de fissura" (situações de risco). Durante as sessões, o terapeuta irá estimular o paciente a identificar esse tipo de situação e, então, buscar um padrão mais adaptativo de comportamento, favorecendo uma autoeficácia fortalecida.

No entanto, caso o lapso ou recaída ocorra, é comum que o paciente apresente o "Efeito de Violação da Abstinência" (EVA), que consiste em um forte sentimento de culpa pelo uso e o aparecimento de crenças como: "já que perdi o controle, vou aproveitar tudo que puder". Esse ciclo de cognições aumenta consideravelmente a chance de uma recaída, e por isso deve ser o foco de trabalho da dupla terapêutica (Marlatt & Gordon,1993; Abdoli et al., 2019).

Terapia do Esquema e intervenção no uso de substâncias

A Terapia do Esquema (TE) ficou amplamente conhecida por sua eficácia no tratamento de transtornos de personalidade. No entanto, a Terapia do Esquema também vem demonstrando importantes resultados no tratamento de outras psicopatologias, tais como abuso de substâncias, transtornos alimentares e problemas de casais (Lima et al., 2005).

A TE está fundamentada no construto dos Esquemas Iniciais Desadaptativos (EID), que são conjuntos de crenças que organizam padrões de informações/representações de pensamentos adquiridos pelo indivíduo. Young, Klosko e Weishaar (2008) definem dezoito esquemas iniciais desadaptativos, divididos em cinco domínios de esquemas. Os domínios seriam as cinco etapas evolutivas nas quais a pessoa constrói crenças e regras sobre pessoas/situações.

Em relação ao TUS, a Terapia do Esquema permite identificar quais Esquemas Iniciais Desadaptativos (EID) podem ser as bases de comportamentos disfuncionais e de risco. Considerando isso, Mansano e Szupszynski (2020) concluíram que a relação entre EID e o consumo de álcool é significativa e pertinente, além de encontrarem em seu estudo que EID específicos como Autossacrifício e Autocontrole Insuficiente podem sustentar o consumo de álcool.

A intervenção com TE no uso de substâncias mostrou-se efetiva, uma vez que ao avaliar como se desenvolveram os EID desde a infância, é possível chegar às crenças nucleares e modos de enfrentamento que reforcem e mantenham o uso de substâncias como alívio de sofrimento (Szupszynski & Mansano, 2020). Considerando a especificidade no acesso a crenças disfuncionais promovida pela TE, Ball e Young (2000) desenvolveram a Terapia do Esquema de Duplo Foco (TEDF), na qual existe uma integração da TE ao protocolo de Prevenção à Recaída.

Terapia Comportamental Dialética

A Terapia Comportamental Dialética (DBT) é uma abordagem terapêutica que foi desenvolvida no final da década de 1980 e está fundamentada nos conceitos do budismo, filosofia dialética, *mindfulness* e ciência comportamental (Melo et al., 2018). Inicialmente foi desenvolvida para mulheres com características suicidas, e diante do alto percentual desse sintoma em pacientes com Transtorno de Personalidade Borderline (TPB), a DBT mostrou-se bastante efetiva no tratamento desse transtorno. A DBT tem seu foco na aceitação da realidade como ela é e na conscientização da necessidade de mudanças frente a essa realidade.

De acordo com Melo, Baldisserotto e Valdivia (2018), o uso de substâncias pode ser compreendido como uma estratégia desadaptativa de alívio do sofrimento ou como tentativa de lidar com a desregulação emocional. A DBT aplicada ao uso de substâncias mantém o mesmo formato proposto para TPB, tendo seus objetivos e técnicas direcionadas ao comportamento aditivo.

O tratamento padrão por meio da DBT segue quatros formatos de terapia diferentes: terapia individual, grupo de treinamento de habilidades, consultoria telefônica e equipe de consultoria para terapeutas. No caso do tratamento para usuários de substâncias psicoativas, o grupo de habilidades tem focos específicos como: habilidades de atenção plena (*mindfulness*); habilidades de regulação emocional; efetividade interpessoal; e tolerância ao mal-estar. O atendimento individual e consultoria telefônica complementam e aprofundam o trabalho (Giannelli, et al., 2019).

A eficácia da DBT para o tratamento de uso de substâncias vem sendo comprovada por inúmeras (Oppermann et al., 2015). Em um estudo com a aplicação de protocolo direcionado para usuários de substâncias, foi constatado que houve diminuição do uso e de sintomas psicológicos mais prevalentes, além de uma melhora na regulação emocional (Oliveira et al., 2019; Oppermann et al., 2015).

Outro estudo de Cavicchioli et al. (2019) adaptou um protocolo de DBT para usuários de álcool internados em uma instituição para tratamento. O programa oferecido foi bastante intenso e consistia em um tratamento de três meses que teve duas fases: uma fase intensiva, que oferecia cinco sessões por semana durante o primeiro mês; e uma segunda fase (duas sessões por semana) para os dois meses subsequentes. Os resultados apresentaram-se bastante positivos, proporcionando uma diminuição de estratégias de enfrentamento desadaptativas e diminuição das dificuldades de regulação emocional.

Modelo Transteórico de Mudança de Comportamento

O Modelo Transteórico de Mudança de Comportamento (MTT) foi desenvolvido por Prochaska e DiClemente (1986) e trata-se de um modelo que tem o objetivo de compreender o processo de mudança de diferentes comportamentos. O objetivo da criação do MTT não foi resolver conceitualmente a definição de mudança ou motivação, mas tentar identificar e descrever importantes elementos de uma mudança de comportamento intencional (DiClemente, 2005).

Esse Modelo é composto por diferentes conceitos que se correlacionam para explicar as etapas de um processo de mudança. Prochaska afirma que o eixo central do Modelo Transteórico são os estágios de mudança (pré-contemplação, contemplação, preparação, ação e manutenção), bastante conhecidos na literatura científica. Além destes, há os chamados Mecanismos de Mudança, que são divididos em: Balança Decisional; Tentação para retornar ao comportamento problema; Autoeficácia para a abstinência; e os Processos de Mudança (DiClemente, 2005).

Um estudo realizado por Kleinjan et al. (2008) avaliou a relação entre os Processos de Mudança e a transição entre os Estágios de Mudança em 6.750 alunos de escolas norte-americanas, usuários leves de tabaco. Os resultados demonstraram que, quando os sujeitos estavam nos estágios de ação ou manutenção, tinham maior tendência a utilizar processos comportamentais. Isso significa que, quando um dos participantes se encontrava no estágio de ação/manutenção, demonstrava mais ações em relação ao problema e estava mais pronto para tarefas comportamentais.

Um ensaio clínico randomizado realizado por Rodrigues e Oliveira (2014) avaliou a efetividade de um programa de intervenção em grupo para usuários de cocaína e/ou crack. A amostra foi constituída por 100 sujeitos, sendo que 53 eram do grupo experimental (intervenção baseada no MTT) e 47 eram do grupo controle (psicoeducação). A diferença quanto à prontidão para a mudança de comportamento, tanto na reavaliação quanto no *follow-up* (após 90 dias), aponta que o grupo que recebeu a intervenção baseada no MTT estava mais consciente e confiante em suas habilidades para mudar, ou seja, mais pronto para cessar ou reduzir o consumo de cocaína ou crack.

Entrevista Motivacional

A Entrevista Motivacional (EM) tem se mostrado uma excelente ferramenta no tratamento e intervenções com usuários de substâncias psicoativas (Carvajal, 2010; Figlie & Guimarães, 2014; Castro & Passos, 2005; Melo et al., 2008; Oliveira et al., 2008).

A ambivalência se mantém muito presente entre os usuários de drogas, fazendo com que os paciente se mantenham focados no dilema "quero, mas não quero". Carvajal (2010) afirma que a estratégia terapêutica não pode ser confrontativa, e que a percepção à discrepância deve emergir internamente, para que assim a análise de contradições e reflexões aumente a motivação para a mudança.

Em razão da complexidade da relação terapeuta-paciente, Figlie e Guimarães (2014) ressaltam a importância no desenvolvimento de habilidades, tanto do profissional quanto do cliente, e reforçam que as bases da EM são a parceria, aceitação, evocação, compaixão e atuação profissional com equilíbrio e equidade para agregar uma visão humanista e construtivista, para auxiliar a mudança de comportamentos de risco (Figlie & Guimarães, 2014).

Um estudo avaliou a aplicação da Entrevista Motivacional em um grupo de alcoolistas. Os resultados demonstraram um impacto imediato nos participantes, uma vez que o grupo mostrou maior compromisso com o tratamento, adesão às avaliações de *follow-up* e menor consumo da substância. Além disso, por ser uma intervenção breve e eficaz, a EM apresenta-se com o melhor custo-benefício para ser aplicada em serviços de atenção primária.

Mesmo reconhecendo a efetividade da EM como intervenção breve em transtornos por uso de substâncias, Melo et al. (2008) concluem que apenas a técnica não é capaz de produzir resultados satisfatórios em usuários graves de tabaco. Essa conclusão pode estar relacionada à complexidade dessa dependência, em que os usuários estão submetidos a diversos fatores que podem contribuir para a manutenção da dependência, como condicionamentos, estados de humor, questões genéticas e sociais (Melo et al., 2008).

Prevenção de Recaída Baseada em *Mindfulness*

A Prevenção de Recaída Baseada em *Mindfulness* (MBRP) é um modelo que introduz a prática de *mindfulness*, que é a habilidade (considerada meta-cognitiva) de prestar atenção, intencionalmente, no momento presente e sem julgamentos (Witkiewitz et al., 2005). O MBRP é uma abordagem atual, que une os princípios da prevenção à recaída com práticas adaptadas do *Mindfulness-Based Stress Reduction* (MBSR – Redução de Estresse Baseada em *Mindfulness*) e *Mindfulness-Based Cognitive Therapy* (MBCT – Terapia Cognitiva Baseada em *Mindfulness*) (Limberger et al., 2017). O programa foi concebido para ser realizado em oito encontros, nos quais os temas abordados são: piloto automático e recaída; consciência de gatilhos e *craving*; *mindfulness* na vida diária; *mindfulness* em situação de alto risco; aceitação e ação habilidosa; vendo pensamentos como pensamentos; autocuidado e equilíbrio de estilo de vida; e suporte social e prática continuada (Bowen et al., 2015).

Em uma revisão sistemática com metanálise de Grant et al. (2017) sobre a Prevenção à Recaída Baseada em *Mindfulness*, foi constatada a efetividade da abordagem, com bons resultados para diminuição da fissura e aumento da abstinência.

Outro estudo, comparando o MBRP com o tratamento usual, Bowen et al. (2009) verificaram uma redução do risco de recaída de 54%, redução de 56% do consumo de álcool e resultados significativos referentes à frequência e quantidade de uso em uma avaliação após 6 e 12 meses da intervenção. Esses efeitos da MBRP de longo prazo podem ser explicados pela capacidade aprimorada dos participantes de reconhecer e tolerar o desconforto associado à fissura e ao efeito integrativo das abordagens cognitivas comportamentais com as práticas de *mindfulness*.

Intervenções *on-line* para tratamento e prevenção do uso de substâncias

Conforme exposto pela literatura na área, a adesão de usuários de substâncias psicoativas a tratamentos é ainda um problema. A questão do estigma, dificuldade de acesso a serviços e disponibilidade de tempo influenciam bastante na permanência de pacientes nos tratamentos oferecidos. Diante disso, formas inovadoras de oferecer tratamento e programas de prevenção vêm sendo avaliados por pesquisadores da área. Dentre eles, está a utilização da *e-health*, que é a disponibilização de serviços em saúde na modalidade *on-line*.

A utilização de sites e aplicativos com programas de avaliação e tratamento para uso de substâncias tem sido vista como uma opção muito promissora. As intervenções *on-line* podem ser oferecidas como ferramenta única ou como complemento de processos terapêuticos *on-line* ou presenciais (Olmos et al, 2018). A Terapia Cognitivo-comportamental *on-line* (iCBT) é a base de uma grande parte dessas intervenções, adaptando à modalidade *on-line* as técnicas com eficácia comprovada no modelo presencial. Os primeiros estudos sobre iCBT foram publicados no final da década de 1990, com constantes resultados positivos empiricamente comprovados.

Intervenções preventivas têm um foco importante dentre as intervenções *on-line*. Sabe-se que o uso de drogas pode afetar inúmeras áreas da vida da pessoa, gerando prejuízos de ordem psicológica, social, ocupacional, entre outras. Um importante estudo realizado por Schwinn et al. (2019) teve como objetivo oferecer uma intervenção *on-line*, não apenas para prevenir o uso de drogas entre adolescentes do sexo feminino, mas também para prevenir, indiretamente, o aparecimento de outros sintomas psicológicos relacionados ao estresse, ansiedade e o desenvolvimento de aspectos como autoestima, autoconceito e autoeficácia. A intervenção foi composta de nove sessões com foco no estabelecimento de metas, tomada de decisão, puberdade, imagem corporal, maior compreensão sobre as drogas e seus efeitos, e habilidades para recusar drogas. Os resultados demonstraram eficácia comprovada para todos os pontos trabalhados na intervenção. E o mais importante a ser ressaltado é que esses resultados se mantiveram presentes nas reavaliações realizadas após 1, 2 e 3 anos da aplicação da intervenção.

Outro exemplo é um programa *on-line* oferecido para usuários de maconha, baseado na Terapia Cognitivo-comportamental e na Entrevista Motivacional, e com recursos de chat e mensagens personalizadas (Rooke et al., 2013). Em um estudo realizado por Olmos et al. (2018), 1.724 usuários de maconha receberam uma intervenção baseada pela internet, enquanto 1.239 usuários fizeram parte de um grupo controle. Ao final do tratamento, os participantes alocados para a intervenção computadorizada mostraram uma redução significativa no uso de maconha em comparação com os usuários do grupo controle, demonstrando a efetividade da intervenção *on-line*.

O estudo realizado por Gustafson et al. (2014) elaborou um aplicativo, baseado nos fundamentos da TCC, para usuários de álcool que já haviam realizado tratamento. O aplicativo foi construído com técnicas de relaxamento e técnicas baseadas no modelo da prevenção à recaída, oferecendo bastante interatividade e contatos humanos aos usuários. Os resultados obtidos foram positivos, com menos dias de consumo de risco entre pacientes que utilizaram o aplicativo.

CONSIDERAÇÕES FINAIS

Conforme foi visto, a Terapia Cognitivo-comportamental é um modelo de intervenção estruturado, que prevê a realização de uma ampla avaliação do paciente e possui diferentes abordagens que podem ser oferecidas ao paciente. É fundamental que o terapeuta receba um bom treinamento sobre a abordagem utilizada e sugere-se sempre o acompanhamento por meio de supervisão. É essencial tratar cada caso de forma específica, estabelecendo uma visão ampla sobre as demandas do paciente.

Dessa forma, cabe ressaltar a importância de considerar as inúmeras variáveis quando se pensa em uma intervenção a usuários de substâncias. Conhecer o histórico do consumo, bem como a história de vida do sujeito, contextos de uso e a rede de apoio são fundamentais para que seja feito o correto diagnóstico e, a partir disso, a escolha mais apropriada da abordagem e técnicas. A escolha correta da abordagem a ser utilizada aumentará as chances de sucesso do tratamento e a eficácia, e produzirá uma melhoria da qualidade de vida.

REFERÊNCIAS

1. Abdoli, N. et al. (2019). Efficacy of the Marlatt cognitive-behavioral model on decreasing relapse and craving in women with methamphetamine dependence: a clinical trial. *Journal of Substance Use, 24*(2).
2. Andretta, I., Limberger, J., Schneider, J. A, & Mello, L. T. N. (2018). Sintomas de depressão, ansiedade e estresse em usuários de drogas em tratamento em comunidades terapêuticas. *Psico-USF, 23*(2), 361-373. https://doi.org/10.1590/1413-82712018230214
3. American Psychiatric Association (APA) (2014). *Manual diagnóstico e estatístico de transtornos mentais.* 5.ed. Porto Alegre: Artmed.
4. Araujo, R. B., Lucena-Santos, P., & Castro, M. G. (2013). Terapia Cognitivo-comportamental de Beck. In: R., B., Araujo *Guia de terapias cognitivo-comportamentais para os transtornos do exagero: tratando pacientes na vida real. (c4., pp.87-105)* Novo Hamburgo: Sinopsys.
5. Ashton, K., Bellis, M. A., Davies, A. R., Hughes, K. & Winstock, A. (2017). Do emotions related to alcohol consumption differ by alcohol type? An international cross-sectional survey of emotions associated with alcohol consumption and influence on drink choice in different settings. *BMJ Open, 1-13*
6. Ball, S. A., & Young, J. E. (2000). Dual focus schema therapy for personality disorders and substance dependence: case study results. *Cognitive and BehavioralPractice, 7,* 270-281.
7. Beck, J. S. (2013). *Terapia cognitivo-comportamental: teoria e prática.* Porto Alegre: Artmed.
8. Bowen, S., Chawla, N., Marlatt, G. A. (2015). *Prevenção de Recaída Baseada em Mindfulness para comportamentos aditivos: um guia para o clínico.* Rio de Janeiro: Cognitiva.
9. Bowen S, Chawla N., Collins, S. E., Witkiewitz, K., Hsu, S., Grow, J., et al. (2009). Mindfulness-based relapse prevention for substance use disorders: a pilot efficacy trial. *Substance Abuse,* 30(4), 295-305.
10. Buckner, J.D., Zvolensky M. J., Ecker A. H., Schimidt N. B., Lewis E. M., Paulus D. J., et al (2019). Integrated cognitive behavioral therapy for comorbid cannabis use and anxiety disorders: a pilot randomized controlled trial. *Behav Res Ther., 115,* 38-45.
11. Carvajal, G. A. T. (2010). La entrevista motivacional en adicciones. *Revista Colombiana de Psiquiatría, 39*(Suppl. 1), 171s-187s. Retrieved December 04, 2020, from http://www.scielo.org.co/scielo.php?script=sci_arttext&pid=S0034745020100005000l3&lng=en&tlng=es.
12. Carvalho, M. R., Malagris, L.E.N & Rangé, B. (2019). Psicoeducação em terapia cognitivo-comportamental. Porto Alegre: Sinopsys.
13. Castro, M. M. L. D., & Passos, S. R. L. (2005). Entrevista motivacional e escalas de motivação para tratamento em dependência de drogas. *Archives of Clinical Psychiatry (São Paulo), 32*(6), 330-335. https://doi.org/10.1590/S0101-60832005000600004
14. Cavicchioli, M., Movalli, M., Vassena, G., Ramella, P., Prudenziati, F. & Maffei, C. (2019). The therapeutic role of emotion regulation and coping strategies during a stand-alone DBT Skills training program for alcohol use disorder and concurrent substance use disorders. *Addict Behav., 98,*106035.

15. Cordeiro, D. C., & Diehl, A. (2011). Comorbidades psiquiátricas. In: Diehl A., Cordeiro D. C., Laranjeira R. R. (Orgs.). *Dependência química: prevenção, tratamento e políticas públicas* (pp. 106-118). Porto Alegre: Artmed.
16. DiClemente, C.C. (2005). Conceptual models and applied research: the ongoing contribution of the Transtheoretical Model. *Journal of Addictions Nursing, 16*, 5-12.
17. Figlie, N. B., & Guimarães, L. P. (2014). A Entrevista Motivacional: conversas sobre mudança. Boletim - Academia Paulista de Psicologia, 34(87), 472-489. Disponível em http://pepsic.bvsalud.org/scielo.phpscript=sci_arttext&pid=S1415711X2014000200011&lng=pt&tlng=pt
18. Freire, S. D. (2011). Implicações práticas no tratamento psicoterápico da dependência química. In: Oliveira, M. S., & Andretta, I. (Orgs.). *Manual prático de terapia cognitivo-comportamental.* Casa do psicólogo: Porto Alegre.
19. Galduróz, J. C., Noto, A. R., Nappo, S. & Carlini, E. (2005). Uso de drogas psicotrópicas no Brasil: pesquisa domiciliar envolvendo as 107 maiores cidades do país - 2001. *Revista Latino-Americana de Enfermagem, 13*, 888-895.
20. Giannelli E., Gold C., Bieleninik L., Ghetti C., Gelo O. C. G. (2019). Dialectical behaviour therapy and 12-step programmes for substance use disorder: a systematic review and meta-analysis. Couns Psychother Res. *19*, 274-285. https://doi.org/10.1002/capr.12228
21. Gustafson, D. H., McTavish, F. M., Chih, M. Y., Atwood, A. K., Johnson, R. A., Boyle, M. G., et al. (2014). A smartphone application to support recovery from alcoholism: a randomized clinical trial. JAMA Psychiatry, *71*(5).
22. Grant, S., Colaico, B., Motala, A., Shanman, R., Booth, M., Sorbero, M. & Hempel, S. (2017). Mindfulness-based relapse prevention for substance use disorders: a systematic review and meta-analysis. *Journal of Addiction Medicine, 11*(5), 386-396.
23. Hess, A. R. B., Almeida, R. M. M. & Moraes, A. L. (2012). Comorbidades psiquiátricas em dependentes químicos em abstinência em ambiente protegido. *Estudos de Psicologia (Natal), 17*(1), 171-178. https://doi.org/10.1590/S1413-294X2012000100021
24. Kleinjan, M., Brug, J., Eijnden, R. J. J., Vermulst, A. A., Zundert, R. M. P & Engels, R. C. M. E. (2008). Associations between the transtheoretical processes of change, nicotine dependence and adolescent smokers' transition through the stages of change. *Addiction, 103*, 331-338.
25. Laranjeira, R. Madruga, C., & Pinsky. (2014). *II Levantamento Nacional de Álcool e Drogas*. São Paulo: Instituto Nacional de Ciência e Tecnologia para Políticas Públicas de Álcool e Outras Drogas (INPAD), UNIFESP.
26. LENUD (2017). III Levantamento Nacional sobre o uso de drogas pela população brasileira. Rio de Janeiro: FIOCRUZ/ICICT, 2017. 528 p. Disponível em https://www.arca.fiocruz.br/handle/icict/34614
27. Lima, C. T, Freire, A. C. C., Silva, A. P. B., Teixeira, R. M., Farrel, M., & Prince, M. (2005). Concurrent and construct validity of the AUDIT in an urban Brazilian sample. *Alcohol Alcohol, 40*(6), 584-589.
28. Limberger, J., Mello, L. T. N., Schneider, J. A., & Andretta, I. (2017). Mindfulness no treinamento em habilidades sociais para usuários de drogas. *Revista Brasileira de Terapias Cognitivas, 13*(2), 84-91. https://dx.doi.org/10.5935/1808-5687.20170013
29. Mansano, F. S., & Szupszynski, K. P. D. R. (2020). Esquemas iniciais desadaptativos e o consumo de álcool: uma revisão sistemática. Ver. Bras. de Terapias Cognitivas, *16*(2), Jul./Dez.
30. Marlatt, A. & Gordon, J. (1993). *Prevenção da recaída: estratégia e manutenção no tratamento de comportamentos aditivos.* Porto Alegre: Artes Médicas.
31. Melo, W. V., Baldisserotto, G., Valdivia, L. (2018). Terapia Comportamental Dialética nos transtornos por uso de substâncias. In Zanelatto, N.A. & Laranjeira, R. (2018). *O Tratamento da dependência química e as terapias cognitivo-comportamentais: um guia para terapeutas.* 2ªed. Porto Alegre: Artmed.
32. Melo, W. V., Oliveira, M. S., Araújo, R. B., & Pedroso, R. S. (2008). A entrevista motivacional em tabagistas: uma revisão teórica. *Revista de Psiquiatria do Rio Grande do Sul, 30*(1, Suppl.). https://doi.org/10.1590/S0101-81082008000200001

33. Menon, J. & Kandasamy, A. (2018). Relapse prevention. *Indian Journal of Psychiatry, 60*(4).
34. Oliveira, M. S., Andretta, I., Rigoni, M. S., & Szupszynski, K. P. D. R. (2008). A entrevista motivacional com alcoolistas: um estudo longitudinal. *Psicologia: Reflexão e Crítica, 21*(2), 261-266. https://doi.org/10.1590/S0102-79722008000200011
35. Oliveira, M. S., & Szupszynski, K. P. D. R. (2018). Terapia Cognitivo-comportamental aplicada ao tratamento de pacientes com transtorno por uso de álcool. In: Zanelatto, N. A., & Laranjeira, R. (Orgs.). *O tratamento da dependência química e as terapias cognitivo-comportamentais: um guia para terapeutas.* (2ª ed., pp. 457-78.). Porto Alegre: Artmed.
36. Oliveira, M.S., Szupszynski, K.P.D.R., & Avila, A. C. (2019) Tratamento de transtornos relacionados ao álcool na terapia cognitivocomportamental In: *Programa de atualização em terapia cognitivo--comportamental* - ciclo 6 - volume 2. 1 ed. Porto Alegre: Secad/Artmed.
37. Olmos, A., Tirado-Muñoz, J., Farré, M. & Torrens, M. (2018). The efficacy of computerized interventions to reduce cannabis use: a systematic review and meta-analysis. Addictive Behaviors 79.
38. Oppermann, C. M. O., Lewgoy, L. B., Araújo, R. B. (2015). Terapia comportamental dialética para dependentes químicos. *Revista Brasileira de Terapias Cognitivas, 11*(2),113-118.
39. Pratta, E. & Santos, M. (2009). O processo saúde-doença e a dependência química: interfaces e evolução. *Psicologia: Teoria e Pesquisa, 25*(2), 203-211.
40. Peuker, A. C., Rosemberg, R., Cunha, S. M., & Araujo, L. B. (2010). Fatores associados ao abuso de drogas.em uma população clínica. *Paidéia (Ribeirão Preto), 20*(46), 165-173. https://doi.org/10.1590/S0103-863X2010000200004
41. Prochaska, J. O., & Diclemente, C. C. (1986). *Toward a comprehensive model of change. Treating Addictive Behavior: Processes of Change.* New York: Plenum Press.
42. Rodrigues, V.S. & Oliveira, M.S. (2014). *Programa de tratamento para usuários de cocaína/crack baseado no modelo transteórico de mudança.* Tese de Doutorado disponível em: http://tede2.pucrs.br/tede2/bitstream/tede/847/1/453433.pdf
43. Rooke, S. E., Copeland, J., Norberg, M. N., Hine, D. W. & McCambridge, J. (2013). Effectiveness of a Self-Guided Web-Based Cannabis Treatment Program: Randomized Controlled Trial. *Journal of Medical Internet Research, 15*(2).
44. Schwinn, T. M., Schinke, S.P., Keller, B., & Hopkins, J. (2019) Two - and three-year follow-up from a gender-specific, web-based drug abuse prevention program for adolescent girls. *Addictive Behaviors, 93.*
45. Szupszynski, K. P. D. R. & Mansano, F. S. (2020) Terapia do Esquema e uso de substâncias psicoativas. In: N. Hayasida and G. Resende, ed., *Produções teórico-práticas nos contextos de saúde,* 1st ed. Manaus: Alexia/EDUA.
46. Wenzel, A. (2018). *Inovações em terapia cognitivo-comportamental: intervenções e estratégias para uma prática criativa.* Porto Alegre: Artmed.
47. Witkiewitz, K., Marlatt, G. A., & Walker, D. (2005). Mindfulness-based relapse prevention for alcohol and substance use disorders. *Journal of Cognitive Psychotherapy: An International Quarterly, 19*(3).
48. Young, J. E., Klosko, J. S., & Weishaar, M. E. (2008). *Terapia do esquema: guia de técnicas cognitivo--comportamentais inovadoras.* Porto Alegre: Artmed.

13
Terapia de aceitação e compromisso em um caso clínico de dor crônica

Ana Karina C. R. de-Farias
Rayana Cartibani Lima Brito

DOR CRÔNICA E NÍVEIS DE VARIAÇÃO E SELEÇÃO

A Organização Mundial da Saúde (OMS) afirma que 30% da população mundial sente dor crônica. A prevalência de dor crônica estimada na população mundial varia de 11,5% a 55,2%. Segundo a International Association for the Study of Pain (IASP), a prevalência média é de 35,5% (Harstall & Ospina, 2003). Dada a prevalência da dor crônica, cabe a todo o sistema de saúde e à sociedade avaliarem constantemente os modelos de tratamento atuais oferecidos aos sujeitos que enfrentam os desafios presentes nela. Os objetivos do presente capítulo são: (1) apresentar possibilidades de como a Terapia de Aceitação e Compromisso (ACT) pode contribuir no processo psicoterapêutico de quem desenvolve dor crônica; e (2) apresentar autorrelatos de uma cliente que descreve, ao longo do processo terapêutico, as experiências de dor em diferentes contextos de sua vida.

A dor é estudada em diferentes campos da área da saúde, sendo caracterizada como um processo subjetivo de difícil compreensão e multifatorial. É definida pela IASP como uma "experiência sensorial e emocional desagradável associada a uma lesão real ou descrita em tais termos" (Witte & Stein, 2010, p. 3). Segundo Guimarães (2019) e Sousa e de-Farias (2018), somente a pessoa com dor pode entrar em contato direto com suas experiências de dor e realmente descrever esse processo subjetivo.

A dor é um dos principais motivos que levam uma pessoa a consultas com profissionais de saúde, na busca de eliminá-la. A medicina trata a dor como um sintoma de uma doença, e, quando não há meios para eliminá-la, a dor é vista como a própria doença, sendo caracterizada crônica pelo tempo de permanência de 3 a 6 meses de agravamento da dor aguda (Moyo & Madzimbamuto, 2019; Vasconcelos & Araújo, 2018). De acordo com Moyo e Madzimbamuto (2019), o ensino da prática na medicina atualmente é inadequado para preparar os profissionais aos atendimentos de pacientes com dor crônica. Isso se relaciona com a quantidade de pessoas que buscam tratamentos variados para a dor crônica sem sucesso. A dor crônica tornou-se um grande problema de saúde pública, sendo uma doença incapacitante, a qual pode favorecer alterações de sono, apetite, libido, humor, além de interferir nas relações interpessoais e impactar diferentes áreas da vida do indivíduo (Kreling et al., 2006). Sendo assim, para lidar com sujeitos que desenvolvem dor crônica, é necessário adotar um modelo de análise biopsicossocial.

De acordo com a Análise do Comportamento, todas as interações do organismo com o ambiente que ocorrem, são selecionadas e mantidas a partir de três níveis de seleção: filogênese (história da espécie), ontogênese (história do indivíduo) e cultura (história e aprendizagem de um grupo, ensinadas de geração a geração) (Baum, 1994/2006; Skinner, 1953/2003, 1981/2007). Esses níveis são diferenciados para facilitar didaticamente e são interligados por definição. Partindo do princípio de que a dor é comportamento (Vandenberghe, 2005), em nível filogenético, ela é um sinal de alerta para a preservação da espécie. Em níveis ontogenético e cultural, pode ser uma experiência relacionada a significados e sentidos amplamente variados, dependendo da história de vida e da cultura em que o sujeito foi inserido (Hayes et al., 2001; Sousa & de-Farias, 2018).

A presença de dor, em todos os níveis de seleção, está relacionada com a busca de redução ou ausência dela, principalmente na cultura ocidental. A busca pela cura da dor crônica pode ser uma maneira de se distanciar de situações incômodas e desagradáveis. O fato é que nós, seres humanos, sentimos e sentiremos dor. Ao amar alguém, sentiremos dor. Ao envelhecer sem um bom acompanhamento, ao adoecer, ao nos depararmos com algum acidente, de alguma maneira a dor estará presente em nossas vidas, de uma forma inevitável. Em concordância com esse fato, a ACT se distancia de outras formas de tratamento, por ser uma abordagem que não tem a ausência de dor como foco do tratamento (Hayes & Smith, 2005; Hayes & Strosahl, 2004; Hayes et al., 1999; Villatte et al., 2017; Luoma et al., 2017). Evitar experiências aversivas não aumenta nosso repertório comportamental para lidar com as contingências ambientais reforçadoras. Diante disso, o aumento da aceitação, a abertura e a flexibilidade na experiência da dor e de eventos privados de forma geral, e a implementação de repertório comportamental se fazem necessários.

ACT E DOR CRÔNICA

A ACT é uma das práticas baseadas em evidências apontadas pela Sociedade de Psicologia Clínica, Divisão 12 da Associação Americana de Psicologia (APA), como tratamento eficaz para a dor crônica. Por meio de pesquisas, ela tem se mostrado muito útil para o tratamento da dor e de outros processos psicológicos (The Society for a Science of Clinical Psychology, SSCP, Division 12 of the APA).

A dor crônica pode ser uma fonte de imenso sofrimento e incapacidade no ser humano. Há evidências indicando que, à medida que as(os) pacientes deixam de lado as lutas pelo controle da dor, prestam atenção às experiências presentes e se envolvem em atividades significativas, sofrem menos e emitem comportamentos que funcionam melhor (diminui o contato com contingências avervisas a curto médio ou longo prazo) no contexto em que estão inseridas(os), mesmo enquanto a dor persiste (Sousa & de-Farias, 2018; Vowles et al., 2007).

É comum, nos quadros de dor crônica, observar um padrão comportamental de esquiva experiencial, que tem função de evitar eventos privados aversivos. No caso, ao emitir comportamentos de esquiva, as(os) clientes podem não entrar em contato direto com dores, vergonha, medo de rejeição, abandono, dentre outros. As(os) terapeutas que baseiam sua prática clínica na ACT buscam inicialmente identificar as estratégias apresentadas pelas(os) clientes de controle de eventos privados, e avaliar com a(o) cliente a efetividade das estratégias adotadas de resolução de problemas (Luoma et al., 2017). O objetivo inicial é levar o cliente a uma postura de desistência de controlar eventos privados aversivos, processo que é chamado na ACT como desesperança criativa. A partir disso, busca-se aumentar a variabilidade comportamental na(o) cliente na tentativa de diminuir psicopatologias.

A ACT propõe um modelo de saúde mental baseado na flexibilidade psicológica, o qual é caracterizado por seis processos comportamentais: *mindfulness*, *self* como contexto, aceitação, desfusão, construção de valores e ações com compromisso (Hayes & Smith, 2005; Hayes et al., 1999, Villatte et al., 2017; Luoma et al., 2017).

O *mindfulness* é um processo básico para todos os outros processos do Hexaflex ocorrerem. O contato com o momento presente pode ser explorado por três maneiras: (1) perceber sentimentos e pensamentos; (2) discriminar elementos variados no ambiente sem a supervalorização de algum; e (3) diminuir engajamento com passado ou futuro com conteúdos rígidos (Luoma et al., 2017). Pessoas que desenvolvem dor crônica costumam experienciar o momento presente de acordo com os pensamentos e sentimentos sobre as dores, relacionando crises de dores do passado e preocupando-se com as dores no futuro, além de perceberem a dor como elemento central do momento presente.

Self como contexto é o processo de se perceber como observador de suas experiências, diferentemente de se perceber a partir das suas experiências. Olhar para si e se perceber sendo alguém independente da dor, que não é definida(o) pelas experiências de dor ou do que os outros relatam que a pessoa seja é um aprendizado fundamental a ser desenvolvido para quem apresenta o quadro de dor crônica. Perceber-se sendo mais que a dor, os sentimentos por ter dor ou algum pensamento ou julgamento de que é "um sofredor dramático". Desenvolver um eu contextualizado significa que eu me comporte de acordo com os contextos em vigor. Aprender a descrever a si mesmo como alguém que se comporta dentro de um contexto significa estar na perspectiva de observadores da própria experiência. Diferentemente de conceitualizar e definir-se com características estáticas e rígidas.

Aceitar, para a ACT, é assumir uma postura de abertura e curiosidade às experiências que não se pode mudar, mesmo sendo desconfortáveis. Já o processo de desfusão cognitiva descreve comportamentos de notar conteúdos dos eventos privados como tal. Perceber que pensamentos são apenas pensamentos, que podem ou não ser uma descrição da realidade, que podem ou não serem orientações para agir. Eventos privados são parte daquilo que se pensa e do que se sente. "Então, não são você!"

Um trabalho focado em construção de valores é o que vai sustentar e compensar as situações aversivas que surgirão ao longo da vida. Valores são construções verbais de escolhas de vida que descrevem consequências definidas em longo prazo (Hayes et al., 1999; Luoma et al., 2017). Valores são como faróis, que indicam a direção em que a(o) cliente quer seguir, permitindo que estabeleça objetivos ou metas alcançáveis.

Ações com compromisso com os valores significam se comportar de maneira que a vida seja direcionada para o que é importante. As estratégias para levar um(a) cliente, que desenvolveu dor crônica, a emitir ações guiadas pelos valores são fundamentais no processo terapêutico, pois, na maioria dos casos, os comportamentos das(os) clientes são controlados por regras que descrevem maneiras (ineficazes) de evitar as dores que sentem.

AUTORRELATO

"Cheguei ao consultório da minha psicóloga 2 anos depois do diagnóstico de fibromialgia, ainda com queixas de dor crônica. Sentia uma dor ardida espalhada pelo corpo que persistia há uns 3 anos, a qual havia piorado no ano anterior à primeira consulta com ela. Pedi que ela me deixasse escrever a história, porque me faria reviver com mais calma e tempo para pensar. O problema todo começou quando minhas dores estavam fortes e incapacitantes no braço direito e no pescoço. Um ano antes de chegar ali, o meu braço esquerdo doía bastante, pois era usado para todas as tarefas. Aos 25 anos, eu havia completado 105 sessões de fisioterapia tradicional, sessões de Reeducação Postural Global (RPG), de acupuntura e de um tratamento alternativo, do qual não me lembrava o nome. Exames neurológicos mostravam inflamação em dois nervos da mão (tenossinovite) e no cotovelo (epicondilite), resultando em um diagnóstico de LER/DORT. Recebi o diagnóstico de fibromialgia de três médicos, mas lutava muito contra ele.

Meus exames reumatológicos indicavam alterações importantes, mas não fechavam um diagnóstico exato – tendo de serem frequentemente repetidos ao longo de 2 anos. Havia, também, protrusões nas colunas cervical e lombar, além de uma artrose lombar inicial. A reumatologista receitou um remédio manipulado, que praticamente havia retirado minhas dores. No entanto, a medicação produziu como efeito colateral uma sonolência horrível e, por isso, quase bati o carro. Isso também me impedia de ter uma vida normal de trabalho e lazer. Nesse período, tentei usar remédios mais fracos e me recusei a tratar com medicamentos a insônia, que persistia há 2 anos (tinha muito preconceito com os psicotrópicos).

Quando procurei terapia, já morava onde resido atualmente, em uma chácara com a minha família: pais, uma irmã mais velha, dois irmãos mais novos, e a minha sobrinha.

Até chegar a um consultório de psicologia percorri várias histórias... Eu sempre tive a saúde normal, mas durante toda a infância e parte da adolescência, reclamava muito do que os médicos diziam ser dor de crescimento. A minha mãe deixou de me levar aos médicos, afirmando que não sabiam de nada e só faziam as pessoas perderem tempo. Como fazia muitas estripulias, vivia me machucando e engessei mais de uma vez cada membro. Não aguentava esperar todo o tempo recomendado e tirava o gesso em casa mesmo. Os médicos diziam para completar o tratamento com fisioterapia, mas eu nem sabia o que era isso, porque não existia no hospital público. Alguns médicos diziam que meu pulso era aberto. Toda a família detestava ir a médicos; por isso, muitas vezes, fui ao hospital sozinha.

Fui professora universitária, com mestrado concluído. Quando as dores foram se intensificando, eu era concursada e atuava como professora em uma cidade e fazia o doutorado em outra. Adorava ter alunos próximos, fazendo-os engajar em atividades acadêmicas. Apesar de sentir muita dor e receber vários atestados médicos, por um ano, não entrei de licença e sempre dava um jeitinho, apesar de sentir vergonha, de alguém escrever no quadro o que era relevante na aula. Minhas alunas de estágio e pesquisa penteavam brincando meu cabelo, sem mencionarem minha dificuldade. Eu me recusava a apresentar atestados, porque não poderia deixar de fazer o que amava tanto desde a infância. Passava a noite pensando em como resolver a necessidade de trabalhar, a despeito dos atestados me indicando repouso.

Eu tinha a impressão de que os meus amigos haviam se enjoado de me ouvir falar sobre o assunto das dores. Ou que, na verdade, a maioria não acreditava, pois tentavam sugerir mudanças comportamentais impossíveis à minha realidade. Do meio do último semestre como professora naquela instituição em diante, eu sentia que já era muito difícil suportar a dor e segurar, literalmente, o braço, pois parecia que ele já não fazia parte do meu corpo. Então, decidi entregar alguns dos atestados nesse período.

Anteriormente, durante minha graduação, eu sentia uma forte dor no joelho, o que resultou em uma artroscopia. Fui para o exame-cirurgia com o meu namorado da época. Logo, minha irmã mais velha chegou lá brigando, dizendo que a família tinha de ficar sabendo e, a todo momento, acompanhar-me – o que não fazia nenhum sentido com o que eu percebia anteriormente.

Ao longo de minha vida, cumpri todas as atividades escolares sozinha. Sempre fui muito responsável. Passei em dois vestibulares, ambos para universidades federais. Fiquei na minha cidade natal e vivia de bolsas de pesquisa, pois a minha família não tinha dinheiro para as cópias de tantos textos. Sentia dores espaçadas no braço e, principalmente, no punho já na Graduação, que pioraram ao longo do Mestrado, mas não procurei médicos, mesmo já tendo convênio de saúde à época. Prestei a seleção para o Mestrado no fim da Graduação e fui aprovada. Depois segui direto para o Doutorado. No meio do primeiro semestre de Doutorado, prestei seleção para professora em uma universidade a 200 km de minha cidade. Comecei a dar aulas lá e retornava à minha cidade duas vezes na semana para compromissos da pós (aulas e reuniões).

Com relação à vida social, eu saía praticamente todos os dias de casa, desde os 11 anos. Adorava dançar todos os tipos de música e, para estar em diferentes locais, com músicas diversas, eu tinha grupos diferentes de amigos, os quais mantinha até hoje. Comecei a beber cerveja aos 16. Na Graduação, os amigos me 'receitaram' maconha para melhorar as dores e o sono. Eu tentei fumar algumas poucas vezes, mas não senti efeito considerável. Namorei um colega de faculdade, mas terminei antes de entrar no Mestrado.

Com o diagnóstico de LER/DORT, ouvi várias vezes comentários que me magoavam muito, como 'Isso aí não é nada não. É LERdeza'; 'Ué, tem dor pra trabalhar, mas vai fazer festa de aniversário?'; 'Vai viajar?'; 'Vai à festa da avó?' – sendo que a minha avó estava completando 80 anos e reuniria toda a família, com convidados de várias cidades. Minha família sempre foi algo de extremo valor para mim: pedir a benção para a avó e tios-avôs, encontrar primos amados, ouvir aquelas músicas caipiras lá do passado... Como não?!

Com dores insuportáveis e tentando trabalhar a despeito das recomendações de ortopedista, fisioterapeuta, reumatologista e psiquiatra, via-me com um profundo sentimento de ser incompreendida, sendo vigiada e julgada pelas minhas incoerências. Comecei a não querer mais viver e passei a apresentar sintomas depressivos, com forte ideação suicida. Não comentei com ninguém na época porque já sabia como iriam reagir: no mínimo, comentariam o quanto de atenção eu estaria ganhando com isso. Além disso, minha mãe sempre me dizia que depressão era invenção de gente fraca – ou seja, ali eu também não receberia amparo.

Após muita indecisão e preocupação com o que pensariam de mim, nas férias, pedi demissão da universidade e voltei a morar com a minha família. Mesmo após o médico do trabalho avaliar que se tratava de uma doença ocupacional e que a universidade dificilmente me demitiria algum dia, não pedi nenhum tipo de ressarcimento. Ao encerrar o contrato, recebi um valor financeiro inesperado, que seria suficiente para me sustentar por um bom tempo.

Com dinheiro na conta, em uma madrugada conversando com um amigo de infância pela internet, comprei sem programar passagens para visitá-lo na Europa. Fiquei super nervosa. Mas lá, apesar da dor (mesmo tomando remédios de forma preventiva), eu me sentia livre para saber o que eu tinha e o que sentia, livre para colocar a mão na lombar, fazer todas as expressões de dor e me sentar no primeiro lugar que eu visse, ou ficar me alongando, sem ninguém me julgar – e sem eu me julgar. Eu não ia visitar Gênova, mas acabei descendo do trem. Fui à Lanterna dos Afogados e me dei conta de que estava no local cantado pelos Paralamas do Sucesso, minha banda favorita. Nunca me senti tão livre e tão feliz por ter feito minhas festas e por ter viajado. Ali percebi que não tinha como me deliciar do que amo sem sentir algumas dores no caminho. O que dava graça na minha vida vinha acompanhado de muitas 'brincadeirinhas' de quem estava por perto – nem sempre amigos – mas era relevante para mim. Foi aí, a dois dias de voltar ao Brasil, só aí, que tive vontade de postar fotos no meu Facebook. Logo apareceu a primeira pergunta (de muitas): 'como foi? As dores passaram tão rápido, né?'. Conhecer a alternativa de não me fazer compreendida chegou com humor e respondi espontaneamente: 'Gente, é muito mais glamouroso sentir dor na Itália do que aí no Brasil'".

O processo psicoterapêutico

A cliente chegou à terapia, após muita resistência, por recomendação médica. A dor em todo o corpo, 24 horas, ainda existia. Entretanto, as crises de fibromialgia estavam mais espaçadas, menos duradouras e menos intensas. Já estava dando aula em uma faculdade em sua cidade, havia feito algumas amizades e retomado amizades anteriores e aquelas construídas na cidade em que tinha dado aulas. Alguns amigos antigos ressentiram-se muito por ela não ter contado o que estava passando – isso foi visto positivamente pela cliente, apesar das broncas. Para ela, significava que tinha muito amor por parte desses amigos e podia contar com eles. Resistia à medicação para insônia, não cumpria a higiene do sono, mesmo sofrendo muito com os efeitos da privação de sono. Ainda lutava contra o diagnóstico de fibromialgia.

Pode-se dizer que a viagem, feita após a 13ª sessão, foi extremamente relevante para o processo de autoconhecimento e, também, para dar início ao processo de aceitação das dores e da vida como ela era/estava. Manu falava muito durante as sessões, e também mandava mensagens por escrito ao longo da semana sobre os impactos e reflexões a partir da sessão, com autorização da terapeuta. Isso pode ter favorecido a mudança em sua maneira de se relacionar com os próprios eventos privados, pois ficava sob controle das intervenções das sessões. Ela dizia ser mais terapêutico escrever do que falar, e que algumas lembranças importantes surgiam quando estava em casa. Logo após o recebimento da mensagem escrita da cliente, dependendo da situação, a terapeuta fazia observações pontuais. E, em sessão, as intervenções psicoterápicas eram adotadas com base e exemplos das mensagens. As trocas de mensagens foram aliadas à construção de um vínculo terapêutico próximo, afetivo e de confiança.

1. "Eu olho para meu passado e posso observar que queixar-me da dor, do tratamento ou das limitações, ou até fazer careta, levar a minha mão ao local onde estava doendo, tomar remédio etc., tudo isso foi muito punido por pessoas importantes e admiradas por mim".

A cliente comportava-se de forma a provar que sua dor era real e não "inventada", "emocional" ou "psicossomática" (em tom pejorativo), sob controle dos contextos de exigência de literalidade e de dar razões (Hayes, 1987). Tinha muita preocupação com o que pensavam dela e, com isso, buscava ser vista como uma pessoa coerente. Houve um processo de punição positiva em sua história de vida, que diminuiu drasticamente os comportamentos mencionados, sendo essa diminuição generalizada para outros amigos. Observava-se, como efeitos, uma forte luta contra o Eu como conteúdo – caracterizada como dramática; com forte sentimento de tristeza, pois havia sempre seguido a regra de que os amigos são para todas as horas; operações abolidoras – OA – de estimulação aversiva (dor e críticas) e de privação de afeto e cuidados; e fusão cognitiva: passou a definir-se como uma professora que não servia para muita coisa, em razão da dor.

Em diferentes momentos da terapia foi necessário fazer exercícios experienciais com metáforas relacionando com o que a cliente estava relatando em sessão. A metáfora "Cabo de guerra" foi vivenciada com diferentes "personagens" que Manu via como adversários para viver uma vida com mais sentido. Metáforas como a do convidado indesejado e a dos passageiros no ônibus também foram fundamentais para a cliente fazer diferentes relações de equivalência com as próprias experiências[16].

Todas as intervenções após experiências vivenciais em sessão (como cabo de guerra, algema chinesa e outras), com o objetivo de a cliente perceber e descrever a si mesma e o ambiente, foram conduzidas por meio do encadeamento de perguntas abertas para que a cliente chegasse às próprias conclusões (construção de autorregras) sobre as consequências de suas experiências e construção sobre os seus valores, procedimento chamado de questionamento reflexivo (Medeiros & Medeiros, 2012).

2. "No entanto, duas amigas me ajudaram do início ao fim do processo de aumento de dor, no último semestre em que estive lá, naquela faculdade. Algumas alunas também foram muito carinhosas".

Isso representava alta magnitude de reforçamento positivo, tendo em vista as OA de privação de afeto e cuidado, e de estimulação aversiva - dor e críticas. No entanto, concorria com a ainda maior magnitude dos aversivos descritos anteriormente. Além disso, Manu sempre se descreveu, desde os 6 anos de idade, como forte e responsável. A terapeuta acreditou que reforçadores poderiam ser apresentados como consequência de relatos de dor e pedidos de ajuda, principalmente na presença das duas amigas e das alunas. Porém, pensamentos aversivos de que ela estava sendo submissa à ajuda dos outros e que não estava sendo "forte e independente" faziam parte de comportamentos privados durante as interações. Exercícios e práticas de *mindfulness* foram realizados em sessão para aumentar a frequência de comportamentos discriminativos de estímulos presentes no ambiente, para além de seus próprios pensamentos e sentimentos.

Manu começou a entrar em contato com o quanto amizade, companheirismo e acolhimento eram importantes para ela. Passou a aumentar a frequência de observar o que as pessoas falavam enquanto a ajudavam e o quanto a relação se tornava mais íntima, à medida que as pessoas também se vulnerabilizavam na presença dela. Constatou que, dependendo do contexto e das pessoas, ela poderia solicitar mais ou menos ajuda. E, também, decidir estar ou não perto e decidir em quais situações valeria à pena estar com pessoas que invalidavam suas experiências, inclusive suas dores e expressões. Tudo isso, com base em suas construções de valores, pois em muitas vezes teria de escolher um em detrimento de outro. Por exemplo, poderia entrar em contato com uma pessoa que a julgava por causa de suas dores somente em contextos profissionais.

Para identificar eventos privados, ações em direção a valores e ações para se esquivar de eventos privados aversivos, foi aplicado o recurso Matrix de ACT (Polk et al., 2016), além de ensinado como montá-lo. Esse recurso é uma maneira de clientes fazerem análises funcionais de seus próprios comportamentos sem a necessidade de se ensinar conceitos de processos comportamentais.

3. "Voltando a morar com minha família, continua não adiantando emitir os comportamentos de dor ou de queixar-se da dor, porque não sabiam lidar com meus choros, ficavam calados ou diziam: 'tenha fé em Deus que tudo passa'".

A família era um contexto de extinção para os comportamentos de qualquer expressão da dor, embora tivesse funções diferentes em outros contextos. Como resultado de omitir tantas expressões de dor, fingindo estar tudo bem, alguns sintomas de depressão começaram a aumentar.

Cada vez mais, Manu distanciava-se do ambiente aversivo (reforçamento negativo), a ponto de ter trancado o doutorado, demitir-se e distanciar-se de seu meio social. Entretanto, os sintomas de depressão aumentavam, em razão do isolamento social, da quebra de algumas regras e autorregras, da diminuição da serotonina (falta da rotina ciclo claro-escuro, privação de sono), do padrão comportamental de fusão cognitiva, dentro dos contextos socioverbais de literalidade, de dar razões e de controle, e da regra "nunca mais conseguirei ser a mesma". Tornou-se necessário trabalhar a função da adesão à medicação e a desfusão cognitiva. De acordo com alguns pensamentos, todas as intervenções médicas só valeriam à pena se acabassem com toda a dor ou ela teria de ser forte e aguentar. Algumas metáforas conhecidas na ACT foram utilizadas (como a metáfora do buraco e a do tigre), mas as interações de maior impacto, nesse sentido, envolviam falar sobre sua experiência de viajar sozinha e o trecho que leu de "La Regina Disadorna", em Gênova, apresentado a seguir.

4. Com a terapia, aprendi a não lutar contra a dor que surgia – abraçar cada dor me deixava menos doída do que quando entrava numa briga por causa delas. E assim, fui vendo o quanto eu adorava lutar e brigar: com o diagnóstico de dor crônica, com o tratamento prescrito pela reumatologista, com o que pensavam de mim e dos meus papos...

   Comecei a me abrir e ficar curiosa para saber o que iria funcionar mais naquele dia: medicamentos, atividade física, higiene do sono, técnicas de relaxamento e meditação (Vowles et al., 2007). Aprendi muitas histórias em terapia, eu gostava bastante de me ver nas "personagens" e discutir com a terapeuta as aplicações das metáforas em minha vida.

   Foi difícil, senti dores que realmente eram para crescer! Minha terapeuta sugeriu aplicativos de *mindfulness*, fez convites para eu ser guiada em práticas na sessão. Eu me irritava profundamente, o que era suficiente para eu interromper qualquer coisa. Foi aí que a psicóloga começou a me fazer perguntas sobre as minhas experiências no momento presente em sessão, sobre descrições das minhas dores naquela hora, em que lugar sentia maior desconforto, em que posição gostaria de ficar e também outros elementos presentes além da dor – muitas vezes, eu nem percebia quando estava com dores. Isso fazia com que se estabelecesse uma consciência no momento presente. Com o passar das sessões, pude observar que as dores eram elementos que faziam parte do presente como outros elementos também faziam, e fui focando numa gama mais ampla de eventos públicos e privados do aqui e agora!

Foi desesperador quando cheguei à conclusão de que o que eu tentei fazer para ser forte, amada, independente na vida não estava funcionando. No caso, eu estava indo contra as orientações médicas e também fugia das dores, queria ser um tipo de professora leve e admirada, manter e criar muitos amigos que se comportassem como eu, que era amiga cuidadora de tantas pessoas".

Esse processo, denominado desesperança criativa, pode trazer muito sofrimento ao identificar que tudo o que acreditava funcionar era o que estava prejudicando. No entanto, permite variabilidade comportamental, acesso a novos reforçadores e ações comprometidas com os valores da(o) cliente. Manu investiu na retomada de seus amigos, nos alongamentos físicos, na preparação de aulas mais expositivas e com menos escrita no quadro ou *slides*.

5. A utilização de metáforas em sessão é muito trabalhada em ACT. Porém, cabe dizer aqui que o mais importante não é adaptar os casos clínicos nas famosas metáforas de ACT, e sim, adaptar metáforas para exercerem a função desejada de acordo com os objetivos terapêuticos. Vale mencionar aqui que, para muitos estímulos mudarem de função, precisamos treinar a relação de diferentes formas, o que implica muitas vezes em utilizar diversos recursos e intervenções para que a cliente lide com as experiências aversivas de uma maneira diferente. No caso citado (e em muitas experiências que os clientes trazem), Manu falava por meio de metáforas, trazia muitas experiências que pudemos utilizar como recursos que foram eficazes no processo terapêutico, principalmente a que ocasionou no desfecho da terapia:

> "O momento mais relevante da minha terapia aconteceu quando a terapeuta pediu para eu imaginar o último dia da minha vida e a minha morte. Trágico! Comecei a lembrar do passado recente, quando tanto quis que esse dia chegasse logo para as dores acabarem. Mas, naquele exato momento, comecei a lembrar do quanto a minha vida tinha mais motivos para ser celebrada e lembrada. A emoção veio em forma de lágrimas – que eu não segurava mais – ao lembrar da Lanterna

dos Afogados. Contei tudo em detalhes para a terapeuta e falei que tinha fotos de uma placa com 'uma citação incrível'. Enviei a tradução livre por mensagem:

"Eu estava bastante interessado por este porto, um lugar de modernidade, um centro propulsor de eventos... O que é um porto? Uma grande concentração de atividade. Um bom porto, como este de Gênova, pode atrair qualquer coisa, qualquer pessoa, qualquer linguagem, qualquer cultura do mundo, a ser expandida ou repelida. Qualquer um que more perto de um porto está pronto para ser lançado ao mundo. É possível que, em um momento, essa pessoa esteja do lado oposto do planeta. Eu precisava disso! Como eu queria contar sobre uma vida sem um destino predefinido. O grande final da vida, a minha, a sua, ou a de qualquer outra pessoa ainda não foi escrito!" ("La Regina Disadorna". M. Maggiani, 1998).

Tudo o que senti e pensei foi trabalhado em terapia a partir desta citação. Eu podia sentir o cheiro e a brisa do mar, acompanhados de um sentimento de liberdade incrível que senti ao ler a placa, estando em uma viagem 'solitária e deliciosa'. Relatar para minha terapeuta tudo isso promoveu o contato com lembranças agradáveis e desagradáveis, com emoções daquele momento e do aqui e agora, e com o que era mais importante em minha vida: ser livre e ser útil ao próximo, meus valores de vida! Meu compromisso comigo é caminhar em direção a eles, o que pode acontecer em sala de aula ou em qualquer outro lugar que eu estiver. Hoje, ao final da terapia, posso dizer que as dores não me venceram porque não há uma guerra entre nós. Elas chegam no porto, ficam um tempo aqui comigo. E, com elas, consigo escrever e viver a minha vida. Muito obrigada!

Manu."

CONSIDERAÇÕES FINAIS

Ao longo do autorrelato de Manu, podemos identificar que ela chegou ao consultório da psicóloga com dificuldades quanto à aceitação da dor crônica e da insônia, apresentando comportamentos que descreviam os processos de fusão cognitiva e esquiva experiencial, sob controle dos contextos socioverbais de literalidade, de dar razões e de controle. O autorrelato apresenta a descrição de contingências em diferentes momentos de sua vida, ambiente social muito aversivo, invalidante (o que pode trazer implicações na maneira de perceber o mundo, de acordo com Linehan, 2010); fuga-esquiva desse ambiente social; 6 meses desempregada, com descanso, seguidos por uma viagem com experiências novas, possibilitando emitir comportamentos sensíveis às contingências.

Descansar com a família, tomar remédios para a dor e brincar com a sobrinha, sem contato com o ambiente invalidante, foram suficientes para melhorar as dores físicas (em termos de frequência e intensidade das crises, embora sentisse dor o tempo todo).

A viagem proporcionou a consciência de que podia se divertir mesmo sentindo dor (o que envolvia o sentimento de liberdade) e, principalmente, o contato com seus valores. A terapia, por meio de uma relação de confiança e proximidade, e utilizando-se do referencial e das técnicas da ACT, refinou esse contato, bloqueou a esquiva experiencial, melhorou a aceitação do diagnóstico e do tratamento. Além disso, Manu treinou maneiras de se perceber diferente - *self* como contexto, como processo e como conteúdo. Tudo isso proporcionou o aprendizado de análises funcionais e, assim, aumento do autoconhecimento e da aceitação de que precisava pedir por ajuda e cuidado, e mais, que merecia recebê-los.

Ela já discriminava os contextos ou o início da cadeia comportamental que produzia aumento de dor e emitia comportamentos que evitavam esse aumento. A alta foi realizada a pedido da cliente: "olhe, eu adoro você, foi tudo ótimo, mas não aguento ficar muito tempo numa coisa não. Posso marcar uma sessão de vez em quando, para te pedir ajuda ou te manter informada?" A terapeuta concordou, resumiu o processo, lembrou de recomendações essenciais às quais as duas tinham visto como importantes e colocou-se à disposição. Após o término da terapia, manteve contato constante com a terapeuta por, aproximadamente, 4 meses - enviando mensagens com exemplos de autocompaixão e fotos de momentos de lazer. No momento em que relatamos esse caso, ainda havia contatos entre terapeuta e cliente, e seus relatos apontavam para a manutenção e generalização dos ganhos terapêuticos.

REFERÊNCIAS

1. Harstall, C., & Ospina, M. (2003). How prevalent is chronic pain? *Pain: Clinical Updates, 11*(2), 1-4. https://s3.amazonaws.com/rdcms-iasp/files/production/public/Content/ContentFolders/Publications2/PainClinicalUpdates/Archives/PCU03-2_1390265045864_38.pdf
2. Witte, W. , & Stein C. (2010). History, definitions and contemporary viewpoins. In: Kopf A., & Patel N. B. (Eds.). *Guide to pain management in low-resource settings* (pp. 3-8). Seattle: IASP.
3. Guimarães, S. S. (2019). Intervenção psicológica na dor crônica. In: de-Farias A. K. C. R. (Org.). *Ciências da Saúde: o trabalho em equipes multiprofissionais* (pp. 417-453). Curitiba: Juruá.
4. Sousa, D. D. de, & de-Farias, A. K. C. R. (2018). Dor crônica e Terapia de Aceitação e Compromisso. In: de-Farias, A. K. C. R. , Fonseca F. N., & Nery L. B. (Orgs.). *Teoria e formulação comportamental de casos em análise comportamental clínica* (pp. 369-386). Porto Alegre: Artmed.
5. Moyo, N., & Madzimbamuto, F. (2019). Teaching of chronic pain management in a low - and middle-income setting: a needs assessment survey. *Reports PAIN, 4*(1), 708.
6. Vasconcelos, F. H., & Araújo, G. C. (2018). Prevalência de dor crônica no Brasil: estudo descritivo. *BrJP, 1*(2), 176-179. https://www.scielo.br/pdf/brjp/v1n2/pt_1806-0013-brjp-01-02-0176.pdf

7. Kreling, M. C. G. D., Cruz, D. A. L. M., & Pimenta, C. A. M. (2006). Prevalência de dor crônica em adultos. https://www.scielo.br/sciel.o.php?script=sci_arttext&pid=S0034-71672006000400007
8. Baum, W. B. (1994/2006). *Compreender o behaviorismo: ciência, comportamento e cultura* (M. T. A. Silva, M. A. Matos & G. Y. Tomanari, trads.). Porto Alegre: Artmed.
9. Skinner, B. F. (1953/2003). *Ciência e Comportamento Humano* (J. C. Todorov, & R. Azzi, trads.). São Paulo: Martins Fontes.
10. Skinner, B. F. (1981/2007). Seleção por consequências (C. R. X. Cançado, P. G. Soares & S. Cirino, trads.). *Revista Brasileira de Terapia Comportamental e Cognitiva, 9*(1), 129-137. http://pepsic.bvsalud.org/scielo.php?script=sci_arttext&pid=S1517-55452007000100010&lng=pt&tlng=pt.
11. Vandenberghe, L. (2005). Abordagens comportamentais para a dor crônica. *Psicologia: Reflexão e Crítica, 18*(1), 47-54. https://www.scielo.br/pdf/prc/v18n1/24816.pdf
12. Hayes, S., Barnes-Holmes, D., & Roche, B. (2001). *Relational frame theory: a post-skinnerian account of human language and cognition.* New York: Kluwer Academic/Plenum Publishers.
13. Hayes, S. C., & Smith, S. (2005). *Get out of your mind and into your life: The new Acceptance and Commitment Therapy.* Oakland: New Harbinger.
14. Hayes, S. C., & Strosahl, K. D. (2004). *A practical guide to Acceptance and Commitment Therapy.* New York: Springer.
15. Hayes, S. C., Strosahl, K. D., & Wilson, K. G. (1999). *Acceptance and Commitment Therapy: An experiencial approach to behavior change.* New York/London: The Guilford Press.
16. Villatte, M., Villatte, J., & Hayes, S. C. (2017). *Mastering the clinical conversation: language as intervention.* New York: Guilford Press.
17. Luoma, J. B., Hayes S. C., & Walser, R. D. (2017). *Learning ACT: an acceptance & commitment therapy skills training manual for therapists* (2nd. Ed.). Oakland: New Harbinger.
18. The Society for a Science of Clinical Psychology (SSCP), Division 12 of the APA, Section 3. https://div12.org/sections/#section3
19. Vowles, K., McCracken, L., & Eccleston, C. (2007). Processes of change in treatment for chronic pain: The contributions of pain, acceptance, and catastrophizing. *European Journal of Pain, 11*, 779-787. https://doi.org/10.1016/j.ejpain.2006.12.007
20. Hayes, S. C. (1987). A contextual approach to therapeutic change. In N. S. Jacobson (Ed.), *Psychotherapists in clinical practice: cognitive and behavioral perspectives* (pp. 327-387). New York: Guilford Press.
21. Maggiani, M. (1998). *La Regina Disadorna.* Milano: Feltrinelli.
22. Linehan, M. (2010). *Terapia cognitivo-comportamental para transtorno da personalidade borderline.* Porto Alegre: Artmed.
23. Medeiros, C. A. & Medeiros, N. N. F. A. (2012). Psicoterapia comportamental pragmática: uma terapia comportamental menos diretiva. Em C. V. B. B. Pessoa, C. E. Costa & M. F. Benvenuti (Orgs.). *Comportamento em foco. v. 01*, 417-436. São Paulo: Associação Brasileira de Psicologia e Medicina Comportamental - ABPMC.
24. Polk, K. L., Schoendorff, B., Webster, M., & Olaz, F. O. (2016). *The essential guide to the ACT matrix: a step-by-step approach to using the ACT matrix model in clinical practice.* Oakland: New Harbinger.

14

Terapia comportamental dialética no transtorno da personalidade *borderline*

Wilson Vieira Melo
Ramiro Figueiredo Catelan

A Terapia Comportamental Dialética (DBT, do inglês *Dialectical Behavioral Therapy*) é um tratamento originalmente desenvolvido na década de 1980 pela psicóloga Marsha Linehan para o tratamento de mulheres cronicamente suicidas e com comportamentos autolesivos (Linehan, 1987; 2010). Como diversos pacientes com esse padrão de comportamentos fecham critérios diagnósticos para o transtorno da personalidade *borderline* (TPB), a DBT acabou se tornando um tratamento conhecido por funcionar especialmente quando aplicado a casos com tais características (Bohus et al., 2004; Critchfield & Benjamin, 2006).

Atualmente, a abordagem tem sido empregada não apenas a pacientes com TPB, mas também em casos nos quais há múltiplas comorbidades, histórico de internações recorrentes, ideação suicida pervasiva, desregulação emocional grave e complexidade clínica elevada (DeCou et al., 2019). Adaptações têm sido feitas também para tratamento de transtorno de humor refratários, transtorno por uso de substâncias e outras adições, transtornos alimentares, transtorno de estresse pós-traumático (TEPT), transtorno de déficit de atenção e hiperatividade (TDAH) e outras condições clínicas transdiagnósticas (Linehan, 2018). Apresentaremos, a seguir, um caso clínico no qual a aplicação da DBT foi fundamental para a obtenção de resultados efetivos. Na sequência, sintetizaremos os principais elementos teóricos que embasaram as intervenções descritas.

CASO CLÍNICO

Fabiano (nome fictício) é um homem de 33 anos que vem em busca de atendimento em razão do intenso histórico de comportamentos autolesivos, sentimento crônico de vazio e dificuldades intensas de relacionamento interpessoal. Suas condutas hostis e agressivas, tanto com amigos quanto com familiares, fizeram com que apresentasse muitos problemas para manter relacionamentos interpessoais duradouros e saudáveis. Tem histórico de quatro internações psiquiátricas prévias, ocorridas a partir dos 17 anos, todas elas associadas a tentativas de suicídio ou autolesões graves.

HISTÓRIA ATUAL

Fabiano é filho único, oriundo de uma família de classe média alta, na qual o pai é o provedor financeiro e a mãe desempenha funções como dona de casa. O pai é um ex-funcionário do alto escalão de uma grande empresa que está aposentado e que atualmente vive de renda proveniente de aluguéis e investimentos no mercado financeiro. O pai custeia todas as despesas da casa e Fabiano nunca trabalhou, apesar de já ter cursado diversas faculdades, sem, entretanto, ter concluído nenhuma delas.

Aos 27 anos, Fabiano engravidou uma menina com a qual não estava se relacionando seriamente. O fruto dessa relação é um menino, atualmente com seis anos de idade, que não tem contato com o paciente. Entretanto, a mãe de Fabiano, avó do menino, mantém contato semanal com essa criança, dando presentes, levando para passear e ajudando financeiramente. O menino se queixa por sentir falta do pai e pede para que ele o visite. Apesar de ter ciência dessas solicitações da criança, o paciente não busca se aproximar por dizer que não gosta de criança, não tem afinidade com ela e não tem interesse pelos mesmos jogos eletrônicos que interessam a ela.

Fabiano passava os dias dentro do quarto sem praticamente nenhum contato com os pais, que ele trata sempre pelo primeiro nome em vez de chamá-los de "pai" e "mãe", até que eles decidiram deixá-lo morar sozinho em um dos imóveis da família. O apartamento em que atualmente reside é limpo semanalmente por uma funcionária que vai lá para deixar comida congelada e organizar o ambiente, que é sempre muito desordenado e sem cuidados.

HISTÓRIA PREGRESSA

Durante sua infância, Fabiano se lembra de sentir e comunicar muita solidão. Aos seis anos, seus pais decidiram adotar uma criança para que pudesse fazer-lhe companhia. Adotaram um menino órfão, também com seis anos, que ficou residindo com a família por três anos, quando os pais, em uma decisão aparentemente abrupta, decidiram devolver a criança. Desse modo, ele se lembra de ter tido um irmão dos seis aos nove anos, que foi subitamente retirado da sua vida.

A relação de Fabiano com seus pais sempre foi muito difícil e isso se reflete nas inúmeras cenas de violência doméstica das quais ele participou. Em uma das ocasiões, quando ele tinha 12 anos, entrou em uma discussão com seu pai que resultou em luta corporal no meio da sala de estar da casa. Fabiano se lembra de ter apanhado muito do pai, que era maior fisicamente e muito violento. Durante a briga, ele se lembra de ouvir a mãe gritando ao lado coisas como "bate nele, Nestor (nome fictício do pai), faz esse menino aprender a te respeitar" e "esse desgraçado não merece tudo o que fizemos por ele".

Fabiano relatou que, após o término da briga, o pai saiu porta afora esbravejando. Muito machucado, o paciente foi para seu quarto chorar e se recuperar da surra. Passados cerca de 15 minutos, relata que se lembra da mãe entrar no seu quarto com um ar cândido e compassivo e dizer que "você não pode deixar o seu pai tratar você dessa forma" e "você já é um homem e, se não aprender a se impor, seu pai nunca vai lhe respeitar". Ele se lembra de ficar totalmente confuso com a situação e dizer a si, mentalmente, "eu estou enlouquecendo".

PLANO DE TRATAMENTO IMPLEMENTADO

Fabiano foi tratado durante dois anos com psicoterapia na abordagem DBT associada à medicação psicofarmacológica, que não será detalhada neste texto por não ser o escopo do capítulo. O tratamento iniciou com a psicoterapia individual, juntamente ao grupo de treinamento de habilidades da DBT, ambos uma vez por semana. Foram ensinados os conjuntos de habilidades de *mindfulness*, tolerância ao mal-estar, regulação emocional e efetividade interpessoal.

A primeira fase do tratamento teve duração de aproximadamente 15 meses e consistiu, na fase inicial, em comprometê-lo em relação aos objetivos do tratamento (pré-tratamento), aos quais ele prontamente aderiu por entender que poderia se beneficiar da proposta de intervenção apresentada. Esse comprometimento foi fundamental para que o tratamento alcançasse seu propósito. Também foi tomada como propósito a generalização das habilidades para (1) diminuir comportamentos que ofereciam risco à vida, (2) fazer o paciente aderir à relação com o terapeuta e combinações da terapia e (3) manejar comportamentos que interferiam gravemente na qualidade de vida do paciente (objetivos primários).

A segunda fase do tratamento ocorreu a partir da estabilização emocional geral alcançada, cujo principal indício foi a melhora nos relacionamentos interpessoais e na capacidade de lidar com sofrimento e crises. Foi possível fazer exposição às memórias traumáticas referentes aos sistemáticos episódios de violência e negligência enfrentados em seu ambiente familiar, caracterizados por invalidação emocional abrangente (teoria biossocial).

Na terceira fase, foram abordadas as dificuldades de relacionamento com o filho, o que o aproximou da criança e trouxe nova motivação para a construção de uma vida alinhada com seus valores. O terapeuta explorou em conjunto com o paciente as características emocionais que o impossibilitavam de planejar e executar objetivos pessoais, como concluir a faculdade que estava interrompida e buscar inserção no mercado de trabalho dentro da sua área de formação. No momento da alta, Fabiano estava cursando a faculdade de Letras e realizando estágio na área, como desejava há muito tempo, o que trazia uma sensação marcante de recompensa e satisfação.

A relação com os pais melhorou, com diminuição significativa da raiva e mágoa que experimentava por conta de anos de brigas e turbulências diárias. Os pais seguiram apresentando comunicações invalidantes e inadequadas, mas, a partir das habilidades aprendidas, Fabiano conseguiu diminuir a frequência desses comportamentos deles e responder de forma apropriada, sem explodir e entrar no ciclo de agressividade. Durante todo o tratamento, o paciente não teve nenhuma piora que justificasse uma nova internação psiquiátrica. No momento da alta, ele seguia em acompanhamento psicofarmacológico com psiquiatra para ajudar a manter a estabilidade duramente construída.

ELEMENTOS CENTRAIS DA TERAPIA COMPORTAMENTAL DIALÉTICA

Desenvolvimento e princípios

A partir daqui, serão descritos, de forma sintética, os elementos centrais da DBT que nortearam o trabalho descrito no caso clínico, dando especial ênfase à estrutura do tratamento e alvos primários da intervenção. Como mencionado na introdução, a DBT foi originalmente desenvolvida por Linehan e sua equipe para tratar mulheres com comportamentos suicidas e autolesivos crônicos. Inicialmente, ela tentou utilizar os procedimentos clínicos nos quais foi treinada, com ênfase na modificação de comportamentos, cognições e emoções associadas ao intenso sofrimento. Essa iniciativa não foi bem-sucedida, pois as pacientes se sentiam altamente invalidadas e incompreendidas. Linehan e sua equipe, então, adotaram estratégias focadas na validação e compreensão das experiências das pacientes, o que agravou o sofrimento emocional à medida que elas percebiam que seu sofrimento jamais teria fim e que não havia o que fazer a respeito. A partir da observação desse paradoxo, elementos da filosofia dialética foram incorporados para resolver impasses na relação terapêutica e equilibrar as estratégias de mudança e aceitação, dando origem à DBT como hoje a conhecemos (Leonardi, 2018).

A DBT não é um protocolo como a maior parte dos tratamentos de base cognitivo-comportamental. Embora tenha caráter manualizada, ou seja, com procedimentos replicáveis sistematizados em manuais, ela é um tratamento maleável e flexível baseado em princípios. O primeiro é o da mudança, cujo alicerce é o behaviorismo radical, de onde derivam as estratégias para promover mudanças em comportamentos disfuncionais e construir aprendizagens mais alinhadas aos valores pessoais de cada paciente. O segundo é o da aceitação, proveniente das práticas contemplativas do zen-budismo oriental, cuja principal estratégia é a validação do sofrimento emocional e das dificuldades enfrentadas pela pessoa, de modo a cultivar terreno para a mudança. O terceiro é o da dialética, com base na filosofia dialética, que preconiza, a partir da compreensão da complexidade da realidade e da interconexão entre as pessoas, a busca por meios termos e equilíbrio diante dos percalços da vida (Linehan, 2010).

Teoria biossocial

Além dos princípios mencionados, terapeutas DBT se amparam em um modelo específico de explicação do desenvolvimento do sofrimento extremo, a teoria biossocial. A desregulação emocional subjacente a diagnósticos como o TPB é caracterizada como um padrão pervasivo em que a pessoa apresenta: (1) maior suscetibilidade para sentir intensamente as emoções; (2) dificuldade de frear os impulsos derivados da experiência emocional extrema; (3) dificuldade de reduzir a ativação fisiológica nas crises; (4) dificuldade de se comportar conforme seus valores pessoais e prioridades; e (5) foco atencional direcionado rigidamente para o sofrimento e o evento que o ativou (Leonardi, 2018).

Essa desregulação provém da interação contínua entre (1) vulnerabilidade biológica, caracterizada por alta sensibilidade e alta reatividade a fatos emocionalmente ativadores, com demora para o retorno à normalidade, e um (2) ambiente invalidante, no qual a expressão emocional intensa da criança é punida e comportamentos extremos são indiretamente moldados. Em vez de ensinar a criança a lidar de maneira saudável com as emoções extremas, a família as reforça com julgamentos sobre sua sensibilidade emocional inata (Swales & Heard, 2016). Basicamente, a criança aprende que o modo como ela se sente e se comporta é errado, patológico e inadequado, a partir de comentários como "engole o choro", "isso nem dói tanto assim", "você está agindo como um retardado" e "pare de fazer fiasco", frases recorrentemente ouvidas pelo paciente apresentado neste capítulo. Em casos extremos, agressões físicas, como as cometidas pelo pai de Fabiano, ajudam a consolidar um padrão de desregulação cognitiva, que faz com que a pessoa duvide de si, da sua leitura da realidade e dos próprios pensamentos, padrão que é escalonado e mantido ao longo do desenvolvimento.

Funções do tratamento

A DBT tem cinco funções (Chapman, 2006). Partindo do pressuposto de que pacientes com desregulação emocional grave apresentam repertório comportamental limitado, é necessário (1) aumentar as habilidades de cada paciente para garantir o aprendizado de comportamentos adaptativos e possibilitar que os desadaptativos sejam extintos. Foi essencial ensinar Fabiano a conter as recorrentes explosões de raiva, cessar os comportamentos autolesivos, comunicar-se de forma mais assertiva e reduzir a ativação fisiológica para sair de crises.

Não basta, porém, o aprendizado de novas habilidades: é preciso (2) generalizar as habilidades aprendidas em todos os contextos em que elas forem relevantes. De nada adiantaria, por exemplo, Fabiano desenvolver um repertório interpessoal adequado para construir uma boa relação com o terapeuta no consultório e não transladar esses novos recursos para a relação com os pais e amizades. A chance de a assertividade se manter na relação terapêutica, caso não seja generalizada, diminui significativamente, porque o ambiente no qual o paciente estava inserido tem forte poder punitivo, com capacidade de extinguir comportamentos efetivos e reforçar os inefetivos. Logo, é preciso que Fabiano seja habilidoso com o terapeuta, com os pais, com as amizades, com o filho e em qualquer outro contexto de vida relevante para ele.

Mover-se de um estado pervasivo de sofrimento para uma vida que vale a pena ser vivida pode ser muito custoso por conta da quantidade elevada de habilidades que precisam ser adquiridas e de um histórico prolongado de reforçamento de comportamentos inefetivos. (3) Aumentar a motivação de Fabiano para manter-se no tratamento possibilitou que ele mudasse e reduzisse comportamentos que o distanciavam de uma vida alinhada com seus valores pessoais. Passar o dia em casa e depender dos pais o distanciava da autonomia, importante propósito dele; por conseguinte, foi importante reforçar cada pequeno passo efetivo que ele dava, como organizar sua rotina e começar a procurar estágio.

Tratar pacientes que sofrem intensamente, embora seja recompensador em diversas formas, pode facilmente levar terapeutas à exaustão e ao esgotamento profissional. Por esse motivo, (4) aumentar a motivação do terapeuta permitiu que ele tivesse mais disposição para ajudar Fabiano a manejar crises fora das sessões. Houve um momento do tratamento em que Fabiano começou a ter uma série de comportamentos explosivos em relação ao terapeuta, constantemente se queixando, sendo ríspido e ameaçando encerrar o processo. Conversar sobre isso foi importante para que o paciente tratasse o terapeuta de maneira mais adequada, mantendo-o motivado para seguir empatizando e ajudando Fabiano mesmo quando ele estava sob crise.

Partindo do pressuposto de que o paciente deve ser instrumentalizado para que ele mesmo promova as mudanças necessárias, é preciso ajudá-lo a (5) modificar e estruturar o ambiente no qual está inserido. Isso se dá pelo motivo descrito na segunda função do tratamento, ou seja, o alto poder que o ambiente tem de manter comportamentos disfuncionais e punir aprendizagens efetivas. Fabiano precisou não somente desenvolver uma comunicação mais assertiva com os pais, mas controlar a raiva diante das respostas inefetivas deles e manter-se firme para que eles, de forma gradativa, parassem de agredi-lo verbalmente, adotando uma postura minimamente mais validante.

Modos de tratamento

Para cumprir essas funções, a DBT é estruturada em quatro modos de intervenção: psicoterapia individual, treinamento de habilidades, *coaching*/assessoria telefônica e time de consultoria. Há um modo adicional que envolve tratamentos auxiliares, como utilização de psicofármacos e acompanhamento nutricional, entre outros recursos necessários para cada paciente (Swales & Heard, 2016).

A psicoterapia individual semanal é responsável pela organização geral do tratamento, avaliando em conjunto com cada paciente suas metas e valores pessoais para, a partir daí, monitorar quais comportamentos devem ser modificados. Fabiano teve auxílio do terapeuta para rastrear os fatores que mantinham seus comportamentos autolesivos, por exemplo, discutindo quais habilidades eram necessárias para que encontrasse outras formas de regular sua dor emocional.

Isso foi facilitado pelo preenchimento de um cartão diário, ferramenta de automonitoramento essencial na DBT, na qual Fabiano registrava se teve ou não comportamentos disfuncionais durante a semana. A partir desse registro, o terapeuta realizava semanalmente uma análise em cadeia, método de avaliação funcional para entender quais elementos disfuncionais estavam presentes entre o comportamento-alvo analisado e o evento disparador desse comportamento. Esses elementos problemáticos, chamados elos ou *links*, podem ser pensamentos, sentimentos, sensações corporais, ações do próprio paciente e acontecimentos no ambiente.

Fazendo análises em cadeia, o terapeuta descobriu em conjunto com Fabiano que toda vez que os pais gritavam com ele (evento disparador), havia uma interpretação de que os pais eram dois desgraçados (pensamento), evocando uma sensação de angústia (sentimento) e fazendo com que ficasse com a musculatura tensa e dificuldade de respirar (sensações corporais). Na sequência, ele pedia de modo agressivo para os pais pararem de gritar com ele (ações do paciente). Os pais imediatamente debochavam dele (acontecimentos no ambiente), o que fazia com que ele começasse a quebrar os móveis da casa (comportamento-alvo monitorado e analisado).

Partindo de evidências que demonstram que somente a psicoterapia é insuficiente para ensinar pacientes altamente desregulados e cronicamente suicidas a estabilizar suas emoções e cessar comportamentos que ameaçam a vida, o treinamento de habilidades, realizado preferencialmente em grupo, visa a ensinar um conjunto de quatro competências comportamentais básicas (Linehan, 2018). O grupo, de caráter didático, frequência semanal e com cerca de duas horas de duração, ensina às pessoas habilidades nucleares de *mindfulness* (atenção/consciência plena) para ajudá-lo a manter o contato com o momento presente, sem tentar se livrar do desconforto emocional e, ao mesmo tempo, sem se apegar a ele. Sem *mindfulness* não seria possível desenvolver regulação emocional, que envolve tanto o reconhecimento das emoções quanto os recursos para baixar a intensidade delas, de modo a garantir um comportamento mais efetivo. Habilidades de tolerância ao mal-estar ensinam como tolerar crises sem piorá-las, permitindo o contato com a emoção dolorosa sem que haja descontrole comportamental. A modificação no padrão de interações com outras pessoas é desenvolvida a partir de efetividade interpessoal, uma série de recursos que auxiliam a estabelecer prioridades interpessoais em cada circunstância e aumentar o repertório social.

Retomando a análise em cadeia mencionada anteriormente, o terapeuta identificou junto com Fabiano que quebrar coisas em casa (comportamento-alvo) era um padrão recorrente de reações aos gritos dos pais (evento ativador). Explicitar isso foi fundamental para elencar quais habilidades Fabiano precisaria aprender e praticar para substituir os elos problemáticos e comportar-se de maneira mais efetiva. Fabiano conseguiu atribuir as atitudes dos pais à falta de habilidades, e não ao caráter moral deles (regulação emocional: checagem de fatos e reestruturação do pensamento), respirando fundo para baixar a intensidade emocional (tolerância ao mal-estar: modificação da fisiologia corporal). Isso gerou condições para que solicitasse de modo assertivo que os pais não gritassem com ele (efetividade interpessoal: autorrespeito), contivesse os impulsos de gritar de volta (regulação emocional) e fizesse com que os pais, aos poucos, se comportassem de maneira mais validante (efetividade interpessoal: clarificação e modificação de contingências). Tudo isso só foi possível graças às habilidades de *mindfulness*, que garantiram que ele mantivesse contato com o momento presente observando o que estava acontecendo e optando por tomar atitudes sábias. A DBT descreve o estado de mente sábia como uma posição de equilíbrio entre aspectos emocionais e racionais, sem que o paciente se fixe na mente emocional (quando as emoções estão sob controle de modo impulsivo e determinam comportamentos inefetivos) ou mente racional (quando as emoções são ignoradas/bloqueadas e a pessoa liga o "piloto automático", desconectando-se do aqui-agora).

A manutenção e a ampliação do uso das habilidades são feitas por meio do *coaching*/assessoria telefônica, contato extrassessão preferencialmente feito por ligação e com tempo limitado. É preciso cuidado para não transformar esse modo em psicoterapia telefônica. Os termos de contato devem ser explicitamente acordados com cada paciente e envolvem, além do auxílio para desenvolver comportamentos mais efetivos, ajudar a gerenciar crises e reforçar o vínculo terapêutico. Fabiano teve, durante uma parte do tratamento, um momento fixo da semana em que ligava para o terapeuta por cinco minutos para aumentar o comportamento de proatividade social (reforço positivo). Também fez uso extensivo de contato para sair de crises suicidas. A frequência desse contato diminuiu à medida que as habilidades foram consolidadas.

Nenhum dos modos descritos até aqui seria possível de ser efetivamente implementado se o terapeuta não participasse de um time ou equipe de consultoria. Esse modo se caracteriza por uma reunião semanal com outros terapeutas para que, juntos, monitorem e previnam Burnout a partir do uso pessoal das habilidades da DBT. A DBT é uma abordagem abrangente que pode e deve ser adaptada a diferentes contextos, priorizando mais as funções do que os modos em si, mas, para realizar a DBT *standard*/padrão descrita na maior parte dos estudos, é necessário estar em um time. Tratar pacientes que sofrem intensamente pode fazer terapeutas sofrerem intensamente. O time realiza em conjunto o que é chamado supervisão focada no terapeuta, que não é uma supervisão clínica, mas um auxílio para que cada membro da equipe possa avaliar melhor o caso, estar em *mindfulness* e com postura não julgadora, manter e desenvolver empatia e ser fiel aos procedimentos descritos nos manuais. As reuniões de consultoria foram essenciais para que o terapeuta "destravasse" em momentos do tratamento nos quais Fabiano não apresentava melhoras, entendendo quais fatores, incluindo comportamentos do próprio terapeuta, estavam mantendo as recorrentes autolesões.

Estratégias de tratamento

A consultoria permitiu que o terapeuta definisse o que era necessário fazer para quebrar a cadeia que levava a comportamentos inefetivos. A DBT propõe estratégias de tratamento que devem ser sistematizadas a partir da avaliação funcional de cada paciente. Há duas estratégias nucleares. A primeira é a validação, que é a associação da empatia à comunicação de que a experiência do paciente é válida. O terapeuta validou a importância do problema que Fabiano enfrentava em não conseguir se estabilizar e desenvolver autonomia. Também foram validadas a dificuldade em resolver essa situação (mudar o padrão de uma vida toda não é fácil), a dor emocional causada pelas suas experiências, a sensação de estar fora do controle quando ele estava sob crises e o objetivo último do cliente, ainda que não a maneira (querer morrer é válido; se cortar ou tentar se matar, não).

O terapeuta pode validar em seis níveis: demostrando que estava escutando atentamente e demonstrando interesse, refletindo o conteúdo relatado por Fabiano ao refrasear o que era dito e checar se havia entendido corretamente, articulando a expressão não verbal, ou seja, reparando nas expressões faciais e corporais e comunicando suas impressões a respeito ("parece que você está desconfortável ao falar do seu filho, estou correto?"). A história causal dos comportamentos dele também foi validada ("faz sentido que você tenha dificuldade de não gritar considerando que ouviu gritos dos seus pais a vida toda"), assim como o momento causal ("é difícil falar em sessão sobre mais essa vaga recusada justamente quando você já tem ficado triste com tantas negativas). O sexto nível é nomeado genuinidade radical, mostrando respeito e igualdade com o paciente, "descendo do salto" e comunicando-se com reciprocidade e vulnerabilidade ("no seu lugar eu estaria muito perturbado ao ouvir gritos todos os dias, eu também fico muito incomodado e sensibilizado quando fazem isso comigo").

O outro conjunto de estratégias nucleares envolve a solução de problemas. O recurso central, do qual derivam os demais, é a avaliação funcional sistemática dos comportamentos-alvo a partir de análise em cadeia, já mencionada e exemplificada anteriormente. A partir dela, a DBT oferece quatro soluções de problemas como forma de obter mudanças significativas: treinamento de habilidades, exposição, manejo de contingências e modificação cognitiva.

Recursos aprendidos no treinamento de habilidades, já descritos anteriormente, são usados quando há identificação de ausência ou insuficiência de competências comportamentais necessárias para alinhar cada pessoa aos seus propósitos individuais de forma efetiva. A exposição é uma maneira de bloquear a esquiva emocional que pacientes com desregulação emocional apresentam quando tentam se livrar de emoções desconfortáveis (exposição informal). É também um procedimento usado para diminuir a reatividade fisiológica associada ao TEPT (exposição formal a partir do protocolo de exposição prolongada). Isso foi necessário para que Fabiano transformasse suas memórias de constantes agressões físicas naquilo que elas realmente são: memórias altamente dolorosas, e não fatores que propulsionam tentativas de suicídio.

O manejo de contingências é dividido em procedimentos de controle de contingências e observação de limites. O primeiro se refere à utilização dos princípios de aprendizagem comportamental para modificar relações problemáticas de dependência entre eventos ambientais ou entre eventos comportamentais e ambientais. Um dos exemplos clássicos é a regra das 24 horas. O terapeuta combinou explicitamente com Fabiano que a hora de pedir ajuda para lidar com crises era antes de se cortar, mencionando que ele seria inútil caso o paciente se cortasse e logo após fizesse contato telefônico. Nas vezes em que o paciente acionou o terapeuta após se autolesionar, o terapeuta checou se a autolesão era grave ao ponto de ser passível de internação e informou que estavam entrando na combinação de ficar sem contato extrassessão por 24 horas (se há sessão no dia seguinte, a sessão se mantém, a regra só vale para interações telefônicas e fora da sessão). Isso serve para que o terapeuta não reforce o comportamento autolesivo. É preciso lembrar que pacientes altamente desregulados são moldados indiretamente pelo ambiente para extremar comportamentos como modo de obter auxílio e regular suas emoções (o que não configura "manipulação", termo que é evitado na DBT). Se o terapeuta mantivesse conversas nessa situação, estaria contribuindo indiretamente não só para que as autolesões se mantivessem, mas para que aumentassem.

O segundo aspecto do manejo de contingências envolve a observação de limites do próprio terapeuta. Houve um momento em que se fez necessária a comunicação explícita de que não haveria como manter o tratamento caso Fabiano não concordasse em trabalhar habilidades para não ser mais ríspido com o terapeuta quando ficava irritado com algo que era dito em sessão, pois isso feria os limites pessoais do terapeuta. Outro exemplo incluiu estabelecer frequência diária do contato telefônico com Fabiano durante um período em que ele recebeu inúmeras negativas de estágio. Como o paciente estava colaborativo e disposto a ser efetivo, o terapeuta optou que seria efetivo esticar temporariamente seus limites de disponibilidade extrassessão, fazendo contato telefônico tarde da noite (período em que geralmente já está prestes a dormir), ajudando o paciente a se desativar emocionalmente para conseguir dormir e acordar no dia seguinte para procurar novas vagas de estágio.

Por fim, quando pensamentos disfuncionais, regras rígidas e interpretações extremas se mostram elos problemáticos que reforçam comportamentos-alvo e impedem que o paciente adote alternativas efetivas, são usados procedimentos de modificação cognitiva. A DBT não sistematizou procedimentos específicos para o trabalho com pensamentos, mas propôs o uso de estratégias cognitivas sob a ótica da análise funcional e das relações de contingências. Os recursos clássicos de reestruturação cognitiva da terapia cognitiva, que buscam modificar o conteúdo, podem ser úteis em muitas circunstâncias. A habilidade de checagem de fatos, parte da regulação emocional, serviu para que Fabiano parasse de interpretar que o terapeuta não gostava dele quando respondia a mensagens telefônicas de maneira curta e objetiva. Porém, em muitos casos, se o terapeuta insistisse em tentar fazer Fabiano se dar conta de que estava agindo sob controle de distorções cognitivas (p. ex., catastrofização e generalização eliciadas pela ativação emocional), entraria em disputas inúteis que não promoveriam mudanças significativas no padrão comportamental do paciente.

Em vez disso, o terapeuta adotou procedimentos de desfusão cognitiva, termo derivado da Terapia de Aceitação Cognitiva (ACT) ou *mindfulness* do pensamento atual (habilidade aprendida no treinamento) para ajudar Fabiano a se distanciar e descolar dos pensamentos inefetivos de que era uma pessoa péssima que deveria morrer e deixar os outros em paz. Tentar fazer Fabiano flexibilizar esse pensamento mostrou-se altamente invalidante e inefetivo. O terapeuta optou por explicar que a mente (emocional) é uma fábrica de produzir conteúdo negativo que faz com que Fabiano acredite piamente que é uma pessoa horrível, tomando isso como uma verdade literal imodificável. Exercícios de observação das experiências internas como aquilo que realmente são, ou seja, ruídos e interpretações às quais atribuímos significados reforçados durante nossa vida, permitiram que Fabiano parasse de "comprar" suas ideias autodepreciativas, sem questionar o conteúdo delas. Ao mentalizar que "está vindo à minha mente o pensamento de que estrago tudo sempre" ou repetir em voz alta inúmeras vezes a frase "sou horrível", neutralizou-se o significado atribuído a essas cognições. Isso permitiu a mudança da função do pensamento, à medida que Fabiano seguiu buscando aproximação com o filho, mesmo se achando um péssimo pai, o que aumentou sua autoeficácia e contribuiu para mitigar e enfraquecer a crença de inadequação.

Promover mudanças em padrões longitudinais de comportamentos não é fácil, e eventualmente o terapeuta "trava" no tratamento. As estratégias dialéticas foram desenvolvidas para equilibrar solução de problemas com validação das experiências e resolver impasses na relação terapêutica. O terapeuta deve ajudar o paciente a adotar pensamentos dialéticos. No caso de Fabiano, é possível que ele goste muito dos pais e ao mesmo tempo se incomode com os gritos deles; ambas as posições coexistem. Algumas técnicas dialéticas específicas envolvem o uso de metáforas, salientar os pontos conflitantes dos dilemas (entrar no paradoxo), levar a fala do paciente mais a sério do que ele próprio (estender), transformar situações problemáticas em oportunidades de aprendizagem (fazer dos limões uma limonada) e ativar a mente sábia (equilíbrio entre emoções e racionalidade).

As estratégias estilísticas envolvem adotar dois estilos de interação: comunicação irreverente e comunicação recíproca. A comunicação irreverente faz parte também das estratégias dialéticas e serve para "destravar" o tratamento. Aqui podem ser feitos usos de recursos inusitados, que buscam surpreender o paciente. "Realmente, me parece que continuar quebrando as coisas em casa é a melhor forma de reparar os estragos que seus pais fizeram na relação. Vou anotar isso para que eu faça isso também, não sei como não pensei antes nisso". Essa fala foi usada em um momento em que Fabiano estava se recusando a usar habilidades de tolerância ao mal-estar em sessão para romper com o *looping* de pensamentos emocionais; ele começou a rir e, juntos, avançaram na análise em cadeia necessária para entender o que havia disparado o comportamento de quebrar móveis. A comunicação recíproca é a mais usada para interagir com o paciente. O terapeuta centra sua interação na validação do paciente e suas experiências. Os exemplos dados na parte da estratégia nuclear de validação ilustram parcialmente como adotar esse estilo.

As estratégias de manejo de caso envolvem a interação com o ambiente e a comunidade. Isso implica tanto a interação entre psicoterapeutas e os treinadores do grupo de habilidades quanto eventuais intervenções com familiares e outros membros da rede de apoio. O terapeuta precisou chamar os pais de Fabiano em sessão em um determinado ponto do tratamento em que as interações com ele estavam tão aversivas e invalidantes que ele não conseguia mais sequer comparecer às sessões, tamanha sua aflição. Clarificar que Fabiano tendia a gritar e aumentar o comportamento suicida toda vez que eles faziam comentários jocosos e depreciativos mostrou-se importante para que o próprio paciente conseguisse, em um momento posterior, fazer com que os pais mantivessem uma postura adequada com ele.

Estrutura do tratamento

A DBT se divide em quatro estágios de tratamento (Linehan, 2010). Antes disso, há uma fase de pré-tratamento. No caso de Fabiano, uma avaliação diagnóstica hipotetizou que ele fechava critérios para TPB. O terapeuta também fez orientação sobre estrutura, pressupostos e princípios do programa *standard* da DBT, bem como obteve comprometimento do paciente. O paciente precisa se comprometer, fundamentalmente, a manter-se vivo, que é diferente de pedir que não se mate. Também é preciso se comprometer a permanecer no tratamento; afinal, não há terapia sem paciente presente e disposto a manter os pressupostos e estratégias trabalhadas. Técnicas de comprometimento são utilizadas ao longo do tratamento, pois é esperado que haja ambivalência e indisposição.

Obtidos os comprometimentos, começa o tratamento em si. O estágio 1 trabalha a partir de uma hierarquia de alvos primários. O primeiro é reduzir comportamentos que ameaçam a vida, que incluem comunicação e ameaça suicida, tentativas de suicídio, ideação suicida pervasiva e comportamentos autolesivos. Foi a primeira coisa incluída nas análises em cadeia com Fabiano. O segundo alvo são comportamentos que interferem na terapia, sendo do paciente (p. ex., não pagar sessão, não comparecer, não cumprir combinados), do terapeuta (p. ex., adotar postura julgadora, mostrar impaciência) e do ambiente (p. ex., familiares fazendo contatos desnecessários e exigindo que o terapeuta não comunique ao paciente sobre esse contato). O terceiro envolve abordar comportamentos que interferem gravemente na qualidade de vida. Alguns dos comportamentos de Fabiano incluíam brigar com os pais, quebrar móveis e não manter hábitos de higiene e rotina básica.

No estágio 2, iniciado quando o paciente adquire habilidades para romper com padrão geral de desregulação emocional, são abordados alvos secundários, que podem envolver tratamento de outros transtornos mentais residuais e o bloqueio da tentativa de fugir das emoções. No caso de Fabiano, o medo de ter intimidade com o filho e as tentativas de evitação de contato foram abordados. Ele também passou por três meses de encontros baseados no protocolo de exposição prolongada para tratar seus sintomas do TEPT.

O estágio 3 tem como objetivo promover uma melhora geral na qualidade de vida do paciente, ajudando-o a alcançar seus objetivos pessoais. A DBT não possui sistematização de procedimentos nessa fase, sendo necessária a adoção de recursos de outras psicoterapias baseadas em evidências. Como já mencionado na apresentação do caso clínico, nessa fase Fabiano fez ação oposta ao medo de contato com o filho (tratado no estágio 2) e buscou desenvolver contato mais sistemático com ele. Ele também se engajou ativamente na busca por estágios e iniciou a faculdade de Letras. A maior parte dos pacientes opta por encerrar o tratamento ao concluir esse estágio, que é suficiente para atender às suas necessidades gerais.

O estágio 4 é o menos investigado nos estudos e também não possui sistematização e descrição detalhada nos manuais. Para os pacientes que optam em permanecer na terapia, podem ser trabalhados aspectos como conexão com um propósito maior, desenvolvimento de espiritualidade, abertura para experiências de vida que façam sentido, alcance de sensação de liberdade e outras questões subjetivas referidas.

CONSIDERAÇÕES FINAIS

A DBT é um tratamento estruturado, no qual a ordem dos comportamentos-alvo é abordada de forma lógica e coerente, dando prioridade àquilo que é importante em um caso grave e com intenso sofrimento, ou seja, risco iminente à vida (Bohus et al, 2004). Conforme descrito anteriormente neste capítulo, a abordagem traz diferentes fases do tratamento e, em nossa opinião, as maiores contribuições para a clínica psicológica trazidas pela DBT são as fases de pré-tratamento e estágio 1, bastante sistematizadas na literatura e com boa sustentação empírica. A DBT promoveu um grande avanço científico e clínico ao tornar tratáveis indivíduos que até então obtinham resultados insuficientes em psicoterapia (Linehan, 2010).

O caso clínico apresentado ilustra os dilemas de pessoas que sofrem intensamente em razão de sua sensibilidade biológica em interação com um ambiente de profunda invalidação emocional. Como consequência, a hiper-reatividade emocional acaba levando tais indivíduos a apresentarem diversas outras disfuncionalidades, tais como a desregulação comportamental (comportamento cronicamente suicida e automutilatório), interpessoal (dificuldades com relacionamentos íntimos e familiares), self (dúvidas sobre os seus estados internos) e cognitiva (ideação paranoide transitória e sensibilidade à rejeição). O aumento dos padrões comportamentais dialéticos pode substituir e diminuir a valência desse conjunto geral de desregulação.

Ressalta-se que a DBT não é um programa antissuicídio. Mais do que um "apagador de incêndios", um terapeuta orientado pela DBT ajuda seus pacientes a serem agentes da sua vida, apropriando-se de suas próprias histórias para, assim, construir uma vida que valha a pena ser vivida, conforme seus próprios interesses, valores e prioridades.

REFERÊNCIAS

1. Bohus, M., Haaf, B., Simms, T., Limberger, M.F., Schmahl, C., Unckel, C., Lieb, K., & Linehan, M.M. (2004). Effectiveness of inpatient dialectical behavior therapy for *Borderline* personality disorder: A controlled trial. *Behavior Research and Therapy, 42*(5), 487-499.
2. Chapman A. L. (2006). Dialectical behavior therapy: current indications and unique elements. *Psychiatry, 3*(9), 62-68.
3. Critchfield, K. L. & Benjamin, L. S. (2006). Principles for psychosocial treatment of personality disorder: Summary of the APA Division 12 Task Force/NASPR review. *Journal of Clinical Psychology, 62*(6), 661-674.
4. DeCou, C. R, Comtois, K. A., & Landes, S. J. (2019). Dialectical Behavior Therapy is effective for the treatment of suicidal behavior: A Meta-Analysis. *Behavior Therapy, 50*(1), 60-72.
5. Leonardi, J. L. (2018). A terapia comportamental dialética (DBT). In A. E. A Antúnez & G. Safra (Org.), Psicologia clínica: Da graduação à pós-graduação (pp. 95-103). São Paulo: Atheneu.
6. Linehan, M. M. (1987). Dialectical behavior therapy for borderline personality disorder: Theory and method. *Bulletin of the Menninger Clinic, 51*(3), 261.
7. Linehan, M. M. (2018). *Treinamento de habilidades em DBT: Manual de terapia dialética comportamental para o terapeuta.* Porto Alegre: Artmed.
8. Linehan, M.M. (2010). Terapia cognitivo-comportamental para o transtorno da personalidade borderline. Porto Alegre: Artmed.
9. Swales, M. A., & Heard, H. L. (2016). *Dialectical behaviour therapy: distinctive features.* Routledge.

15
Realidade virtual no tratamento da fobia social

Cristiane Maluhy Gebara
Tito Paes de Barros Neto

Sentir ansiedade em situações sociais é comum e atinge a maioria das pessoas ao ter contato com uma pessoa estranha ou realizar algum tipo de desempenho diante de uma plateia. No entanto, além de algum desconforto e apreensão, não causa maiores problemas na vida das pessoas. Quando essa ansiedade se torna intensa ou mesmo irracional, passa a ser considerada fobia social.

Para aqueles que acreditam que a fobia social, também conhecida como transtorno de ansiedade social, seja um transtorno da modernidade, é importante mencionar que a ansiedade social patológica já havia sido descrita há alguns séculos por Hipócrates, ao descrever pessoas com sentimentos de constrangimento, vergonha e inadequação ao serem observadas em situações sociais (para mais detalhes, ver Marks, 1985).

A fobia social é um transtorno de ansiedade que se inicia na infância ou na adolescência e tem evolução crônica. Suas principais características são o medo de ter contato com as pessoas, de desempenhar um papel diante delas ou de apenas ser observado, causando sofrimento excessivo, esquiva e prejuízo na vida de seus portadores. Sua característica principal é o medo de ser avaliado negativamente pelos outros.

Estudos epidemiológicos sobre fobia social evidenciaram prevalência média ao longo da vida de 7% (Grant et al., 2005) e elevada comorbidade com outros transtornos mentais, como a depressão, e também com outros transtornos de ansiedade. Transtornos de personalidade também se encontram em comorbidade com a fobia social – transtornos de personalidade esquiva e de personalidade paranoide aparecem com frequência elevada nos fóbicos sociais (Barros Neto & Lotufo Neto, 2006). São descritos também, em comorbidade com a fobia social, problemas e doenças físicas como tremor essencial, gagueira, Doença de Parkinson, torcicolo espasmódico, hiperidrose e desfiguramento facial (Barros Neto, 2019).

Indivíduos com fobia social são excessivamente suscetíveis à crítica e à desaprovação e temem a rejeição. Além disso, manifestam com frequência ideias de referência (não delirantes) e sentem-se inferiores e incapazes. A percepção de incapacidade, entretanto, pode ser real, e ocorre pela deficiência em habilidades sociais, uma manifestação comum em fóbicos sociais, sobretudo naqueles que apresentam desconforto e esquiva de situações de contato interpessoal. Nos casos mais graves, com acentuada falta de habilidades sociais, o isolamento social pode ser total (Rappe & Heimberg, 1997).

CONTEXTO DA FOBIA SOCIAL

As principais situações temidas e evitadas entre os fóbicos sociais são:

- Falar ou realizar algum tipo de desempenho em público.
- Conversar: iniciar e manter conversas.
- Festas e reuniões.
- Contato com estranhos (ser apresentado a alguém).
- Falar ao telefone.
- Comer, beber e escrever diante de outras pessoas.
- Usar banheiro público.
- Atravessar uma sala em que estejam pessoas sentadas.
- Ser o centro das atenções.
- Ter um comportamento afirmativo (assertivo).
- Situações de flerte ou ansiedade de encontros.
- Falar com pessoas em posição de autoridade.

SINTOMAS

Diversos sintomas fazem parte do quadro clínico da fobia social. Entre os sintomas físicos estão a taquicardia e palpitações, sudorese, tremor, tensão muscular e o rubor facial, sendo este último bem característico da fobia social, não ocorrendo em outras fobias e outros transtornos de ansiedade.

O medo da avaliação negativa é o principal temor do fóbico social, mas outros sintomas psíquicos estão presentes, como a timidez excessiva, sentimentos de vergonha e humilhação, autorreferência e autodepreciação.

Fuga e esquiva estão entre os sintomas comportamentais mais evidentes.

ETIOLOGIA

Fatores genéticos e neurobiológicos estão relacionados às causas da fobia social. Entretanto, cabe salientar que fatores ambientais, como a influência dos pais, também contribuem para o desenvolvimento desse transtorno. Por exemplo, pais que enfatizam demais a opinião alheia ou que desencorajam os filhos a socializar e interagir com outras crianças. Outro aspecto importante é o da modelação da ansiedade social de pais fóbicos sociais pelos seus filhos. Experiências negativas de crianças com os seus pares, como humilhações recorrentes, *bullying* e outros eventos traumáticos também têm influência no desenvolvimento de ansiedade social.

TRATAMENTO MÉDICO

Embora haja tratamentos farmacológicos que tenham um papel relevante na redução da ansiedade social, estes não propiciam o desenvolvimento de estratégias ou mesmo a aquisição de ferramentas para o manejo da ansiedade social. Sua ação é mais incisiva no alívio de sintomas, sem eficácia no comportamento de esquiva, na melhora ou na aquisição de habilidades sociais, ou no sentido de tornar o paciente apto para proceder à reestruturação cognitiva. No entanto, a psicofarmacoterapia, sobretudo com alguns antidepressivos, pode ajudar o paciente a se engajar ao tratamento psicológico.

TRATAMENTO PSICOLÓGICO

Psicoterapia cognitivo-comportamental (TCC)

A exposição é o tratamento mais eficaz para as fobias. Há estudos que respaldam sua eficácia no tratamento da fobia social.

A exposição aos estímulos temidos pode ser feita ao vivo ou na imaginação. A exposição na imaginação pode facilitar a exposição ao vivo por reduzir a ansiedade, servindo como uma preparação para a exposição ao vivo. Para que se obtenha o máximo de eficácia, a exposição ao vivo deve ser gradual, repetida e prolongada. Além disso, as tarefas devem ser claramente especificadas e o paciente deve estar engajado no procedimento. Isto se aplica bem para as fobias específicas e para a agorafobia.

No caso da fobia social, esse procedimento se torna mais difícil, uma vez que as situações sociais são variáveis e imprevisíveis, o que dificulta a construção de hierarquias para a exposição gradual e repetida (Butler, 1985).

Além disso, muitas dessas situações têm uma curta duração e não podem ser prolongadas, por exemplo, entrar em uma sala com várias pessoas e cumprimentá-las, ir ao quadro-negro resolver um exercício durante uma aula, ou dar uma palestra.

Assim, fica claro que as situações sociais e de desempenho estão bem menos acessíveis para a realização da exposição quando comparadas às situações agorafóbicas e às situações que ocorrem nas fobias específicas. Isso tem como consequência a construção de hierarquias descontínuas e se reflete na menor eficácia dessa modalidade de tratamento entre os fóbicos sociais.

Outro problema que pode surgir é a esquiva dentro das situações sociais. Aqui, o paciente mesmo estando dentro da situação fóbica recorre a comportamentos de segurança. Por exemplo, um homem que se encontra em uma festa, ao ficar ansioso e apresentar sudorese, procura permanecer em uma área mais arejada, por exemplo, um terraço, para reduzir o sintoma e para que este não seja percebido pelos outros.

A maioria dos fóbicos sociais, porém, não apresenta comportamento de esquiva, permanecendo nas situações que deflagram ansiedade sem que haja a habituação, como ocorre nas outras fobias. Essa falta de habituação, de acordo com Butler (1985), se dá por uma esquiva interna ou falta de engajamento nas situações fóbico-sociais.

Exposição à realidade virtual

Alguns estudos foram realizados com terapia baseada em exposição à realidade virtual com fóbicos sociais.

No primeiro deles, com dezesseis sujeitos que se submeteram à exposição a um auditório virtual, constatou-se uma redução significativa dos sintomas de ansiedade e também maior habilidade para enfrentar situações fóbicas no mundo real (North et al., 1998).

Harris et al. (2002), em um estudo aberto com oito universitários, observaram que quatro sessões de exposição virtual levaram à redução da ansiedade de falar em público.

Em estudo semelhante ao anterior, dez sujeitos com medo de falar em público foram submetidos a oito sessões de exposição a um auditório virtual, e também houve redução da ansiedade de falar em público (Anderson et al., 2005).

No estudo de Gebara et al. (2016), 21 pacientes com diagnóstico de fobia social foram submetidos à exposição por meio um programa de realidade virtual e foi observada melhora acentuada da ansiedade social na maioria deles.

A exposição a situações que se passam dentro de ambientes virtuais é uma maneira de eliciar ansiedade, por criar a ilusão de se estar imerso em ambientes que reproduzem situações da vida real, sobretudo as de desempenho, contato interpessoal, avaliação e assertividade (Gorini & Riva, 2008).

A exposição virtual pode sanar um problema trazido à tona por Butler (1985) há mais de três décadas, ao levantar a questão da imprevisibilidade e da curta duração das situações sociais e de desempenho, que limitavam a eficácia da exposição ao vivo na fobia social. A exposição à realidade virtual, por meio da repetição das cenas, pode resolver essas limitações da exposição ao vivo.

Poucos estudos controlados foram realizados com fóbicos sociais em plataformas de realidade virtual.

Klinger et al. (2005) compararam sujeitos com fobia social submetidos à psicoterapia cognitivo-comportamental (TCC) com exposição virtual. Os sujeitos foram alocados em dois grupos, sendo que em um deles o tratamento foi realizado com TCC e no outro, com exposição virtual. Neste último grupo foram criados ambientes virtuais que apresentavam algumas situações eliciadoras de ansiedade social. Cada participante se submeteu a doze sessões de TCC ou de exposição virtual. Os resultados evidenciaram que as duas formas de tratamento foram, do ponto de vista clínico e estatístico, igualmente eficazes. Este foi o primeiro estudo controlado que atestou a eficácia da exposição virtual como tratamento da fobia social.

Wallach et al. (2009) compararam a TCC com a exposição virtual em pacientes com fobia de falar em público e observaram que as duas modalidades de tratamento foram igualmente eficazes e superiores à lista de espera. No entanto, o índice de abandono foi quase três vezes maior entre os pacientes que se submeteram à TCC, um dado que favorece a exposição virtual como um tratamento que apresenta melhor adesão.

Lister et al. (2010) utilizaram em seu estudo imagens em 3D de um auditório que eram vistas por óculos polarizados por sujeitos com fobia de falar em público, que foram aleatoriamente distribuídos em dois grupos: o grupo de realidade virtual e o grupo da lista de espera. O tratamento foi realizado com quatro sessões de exposição virtual. Os resultados demonstraram que houve a diminuição do nível de ansiedade e diminuição dos pensamentos negativos ao falar em público após a quarta sessão nos pacientes do grupo de realidade virtual.

Price et al. (2011) avaliaram a relação entre o nível de conexão sentido pelo paciente, isto é, o envolvimento que o paciente teve com o ambiente virtual, o quão realista este pareceu ser e o medo mensurado durante a exposição à realidade virtual, e se isto se relacionava à resposta ao tratamento de fóbicos sociais. Os cenários virtuais incluíram uma sala de reuniões com cinco pessoas, uma classe com trinta e cinco pessoas aproximadamente e um auditório com cerca de cem ouvintes. Os autores salientaram que o estar totalmente presente na situação de exposição virtual e o realismo que as cenas puderam propiciar correlacionaram-se com picos de ansiedade durante as sessões de exposição. Eles também chamaram a atenção sobre como alguns detalhes podem contribuir para a eficácia do tratamento como, por exemplo, escurecer o ambiente durante as sessões, tornando as cenas mais realistas. Salientaram também a importância de serem feitos mais estudos que avaliem o quesito presença no tratamento de exposição à realidade virtual, não só em situações de ansiedade de falar em público como também em situações de contato interpessoal.

Robillard et al. (2010) observaram que a TCC (esta incluiu exposição ao vivo) e a TCC combinada à exposição virtual (mas sem a exposição ao vivo) foram igualmente eficazes na redução da ansiedade social, e superiores à lista de espera.

Anderson et al. (2013) compararam a exposição ao vivo em grupo com a exposição virtual e com a lista de espera em pacientes com fobia de falar em público e observaram que tanto a exposição ao vivo quanto a exposição virtual foram igualmente eficazes e superiores à lista de espera.

Bouchard et al. (2016) compararam exposição à realidade virtual com exposição ao vivo e com uma lista de espera. Os dois tratamentos com exposição mostraram superioridade quando comparados à lista de espera. A exposição à realidade virtual, entretanto, evidenciou maior eficácia que a exposição ao vivo no pós-tratamento e no acompanhamento de seis meses.

Os ensaios clínicos controlados publicados sobre realidade virtual e fobia social indicam que esta pode ser uma boa alternativa de tratamento para pacientes com esse transtorno.

Entre os estudos que utilizaram a realidade virtual para tratar fóbicos sociais, apenas os dois últimos compararam diretamente exposição ao vivo com exposição à realidade virtual.

Em relação a questões metodológicas dos estudos citados, há pontos que merecem ser mencionados.

O estudo de Wallach comparou a TCC com exposição à realidade virtual com a lista de espera, mas incluiu apenas pacientes com fobia de falar em público, o que impediu a generalização dos resultados, uma vez que esse tipo de amostra – apenas com fobia social de desempenho – não é representativo do universo dos fóbicos sociais. Além disso, utilizou a lista de espera, um procedimento tido como controverso. Por outro lado, o estudo mostrou que a taxa de abandono no grupo da TCC foi maior que no grupo de exposição à realidade virtual, sugerindo superioridade desta no quesito adesão ao tratamento.

No estudo de Lister, apesar de contar com uma amostra grande de pacientes com fobia de falar em público (N = 150), não houve comparação da exposição virtual com outro tratamento ativo, como a TCC.

O estudo de Robillard comparou TCC tradicional, TCC tradicional com exposição virtual e lista de espera em 45 pacientes com fobia social. Esse estudo, ao contrário do de Lister, procurou inserir tratamentos ativos isoladamente e em combinação. Os autores, no entanto, perderam a oportunidade de avaliar a exposição virtual como tratamento isolado, tendo esta sido usada apenas em combinação com a TCC.

No estudo de Anderson et al. (2013), a amostra era composta somente de pacientes com fobia de falar em público, isto é, uma amostra de fóbicos sociais que também não é representativa da população de fóbicos sociais.

Ao contrário do estudo citado acima, no estudo de Bouchard os pacientes apresentavam quadros clínicos de diferentes gravidades de fobia social, não apenas da fobia social restrita ao desempenho, o que é indicador de um resultado de maior confiabilidade.

O estudo de Gebara et al. (2016) utilizou um programa de exposição à realidade virtual com cenas em três dimensões para o tratamento da fobia social (Programa RVFS). Esse programa, idealizado e desenvolvido por Cristiane Maluhy Gebara, foi o primeiro no Brasil a utilizar a realidade virtual para tratar a fobia social.

Nesse estudo, foi observada redução média da ansiedade social de 72,5% após exposição às cenas. Além disso, houve boa adesão – todos os pacientes incluídos no estudo completaram o tratamento.

Concebido para ser utilizado em notebooks com óculos 3D, o programa foi posteriormente atualizado para um aplicativo, o app SocialUP3D. As mesmas cenas são disponibilizadas por vídeos em 3D por meio de telefones celulares que são acoplados dentro de óculos próprios para visualização tridimensional, conhecidos como *cardboards*.

Personagens reais foram captados por vídeos e inseridos em cenários virtuais que simulam a realidade havendo interação e imersão. Nos vídeos, encontram-se as situações mais comuns que os fóbicos sociais evitam ou enfrentam com sofrimento. São dois cenários virtuais, que consistem em uma rua e uma festa, e seis cenas: caminhar na rua, abordagem de pessoas na rua, entrada em uma festa, diálogo na festa, recepção de convidados e discurso na festa.

As cenas são apresentadas expondo o sujeito gradual e repetidamente. Estas têm curta duração e ocorrem em um *looping*, permitindo repetições da exposição às cenas até que haja a habituação. O protocolo preconiza até doze sessões. O paciente que não apresentar ansiedade em uma determinada cena passa para a seguinte. Dessa forma, o tratamento pode ser encerrado antes das doze sessões, caso as cenas não eliciem mais ansiedade.

Esse tratamento é realizado por profissionais em consultório e pode também ser utilizado remotamente (on-line), com segurança e privacidade. Além disso, por permitir o controle da exposição, com interrupção das cenas, torna possível também a realização do treino de habilidades sociais.

CONSIDERAÇÕES FINAIS

Os estudos que utilizaram exposição à realidade virtual para tratar a fobia social, tanto os abertos quanto os controlados, evidenciaram que esta é uma ferramenta útil no tratamento desse transtorno.

REFERÊNCIAS

1. Anderson, P. L., Zimand, E., Hodges, L. F., & Rothbaum, B. O. (2005). Cognitive behavioral therapy for public-speaking anxiety using virtual reality for exposure. *Depression and Anxiety, 22,* 156-8.
2. Anderson, P. L., Price, M., Edwards, S. M., Obasaju, M. A., Schmertz, S. K., Zimand, E., & Calamaras, M. R. (2013). Virtual reality exposure therapy for social anxiety disorder: a randomized controlled trial. *Journal of Consulting and Clinical Psychology, 81*(5), 751-80.
3. Barros Neto, T. P., & Lotufo Neto F. (2006). Transtornos de personalidade em pacientes com fobia social. *Revista de Psiquiatria Clínica, 33,* 3-9.
4. Barros Neto, T. P. (2019). Diagnóstico diferencial e comorbidades clínicas no transtorno de ansiedade social. In: Bernik, M. A., Savoia M. G., & Lotufo Neto F. (org). *A clínica dos transtornos ansiosos e transtornos relacionados: a experiência do projeto AMBAN* (pp 323-327). Edmédica.
5. Bouchard, S., Dumoulin, S., Robillard, G., & Guitard, T. (2016). Virtual reality compared with *in vivo* exposure in the treatment of social anxiety disorder: A three-arm randomised controlled trial. *British Journal of Psychiatry, 210*(4), *276-283.*
6. Butler, G. (1985). Exposure as a treatment for social phobia: some instructive difficulties. *Behavior Research and Therapy, 23,* 651-7.
7. Gebara, C. M., Barros Neto, T. P., Gersheinstein L., & Lotufo Neto F. (2016). Exposure software using three-dimensional images for the treatment of social phobia. *Revista Brasileira de Psiquiatria, 38* (1), 24-29.
8. Gorini, A., & Riva, G. (2008). Virtual reality in anxiety disorders: the past and the future. *Expert Review Neurotherapeutics, 8*(2), 215–33.
9. Grant, B. F., Hasin, D. S., Blanco, C., Stinson, F. S., Chou, P., Goldestein, R. B., Dawson, D. A., Smith, S., Saha, T. D., & Huang, B. (2005). The epidemiology of social anxiety disorder in the national epidemiology survey on alcohol and related conditions. *Journal of Clinical Psychiatry, 66,* 1351-61.
10. Harris, S. R., Kemmerling, R. L., & North, M. M. (2002). Brief virtual reality therapy for public speaking anxiety, *Cyberpsychology Behavior, 5* (6), 543-50.
11. Klinger, E., Bouchard, S., Légeron, P., Roy, S., Lauer, F., Chemin, I., & Nugues, P. (2005). Virtual reality therapy versus cognitive behavior therapy for social phobia: a preliminary controlled study, *Cyberpsychology Behavior, 8*(1), 76-88.
12. Lister, H. A., Piercey, C. D., & Joordens, C. (2010) The effectiveness of 3-D video virtual reality for the treatment of fear of public speaking. *Journal of Cybertherapy and Rehabilitation, 3*(4), 375-81.
13. Marks, I. M. (1985). Behavioural treatment of social phobia. *Psychopharmacology Bulletin, 21*(3), 615-8.
14. North, M. M., North, S. M., & Coble, J. R. (1998). Virtual reality therapy: an effective treatment for phobias, *Studies in Health Technology and Informatics, 58,* 112-9.
15. Price, M., Mehta, N., Tone, E. B., & Anderson, P. L. (2011). Does engagement with exposure yield better outcomes? Components of presence as a predictor of treatment response for virtual reality exposure therapy for social phobia. *Journal of Anxiety Disorders, 25,* 763-70.

16. Rapee, R. M., & Heimberg, R. G. (1997). A cognitive-behavioral model of anxiety in social phobia. *Behavior Research and Therapy, 35*(8), 741-56.
17. Robillard, G., Bouchard, S., Dumolina, S., Guitard, T., & Klinger, E. (2010). Using virtual humans to alleviate social anxiety: preliminary report from a comparative outcome study. *Studies in Health Technoogy and Informatics, 154*, 57-80.
18. Wallach, H. S., Safir, M. P., & Bar-Zvi, M. (2009). Virtual reality cognitive behavior therapy for public speaking anxiety: a randomized clinical trial. *Behavior Modification, 33*, 314-38.

Índice remissivo

R

S

T

U

V